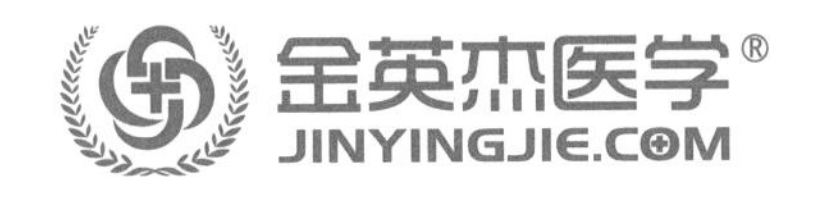

口腔执业医师资格考试

命题规律之专项夺分题典

口腔颌面外科学

赵庆乐 ◎ 主编
金英杰医学教育研究院 ◎ 组织编写

全国百佳图书出版单位
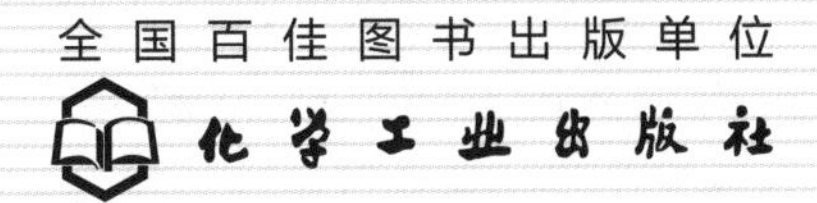

·北京·

目录

第一单元　口腔颌面外科基础知识及基本技术

1. 可扪及搏动感的肿瘤是

A. 神经纤维瘤　　B. 牙龈瘤　　C. 成釉细胞瘤

D. 骨巨细胞瘤　　E. 颈动脉体瘤

【答案】E

【解析】题干中明确指出“搏动感”，动脉才有搏动，颈动脉体瘤发生在颈动脉，故可扪及搏动感。该病诊断金标准为动脉造影。故此题答案为 E。

A 选项：神经纤维瘤是神经源性肿瘤，以在皮肤上出现棕色斑为主要表现。

B 选项：牙龈瘤为炎性增生物。

C 选项：成釉细胞瘤为颌骨上皮性肿瘤，下颌骨多发，X 线受累牙根锯齿状吸收为其典型特征。

D 选项：骨巨细胞瘤为骨源性肿瘤，由肉芽组织构成，无包膜。肿瘤膨隆颌骨变形而出现病理性骨折。X 线可见肥皂泡样或蜂房状囊性阴影。

2. 冰冻活检的标本切取后应

A. 立即放入 10% 甲醛固定液中　　B. 立即放入 3% 戊二醛固定液中

C. 立即放入 75% 酒精中脱水　　D. 立即放入 0.9% 生理盐水中

E. 不作任何处理，尽快送病理科

【答案】E

【解析】冰冻活检为术中快速判断病变性质的方法，因此新鲜标本直接送检不需固定，其他活检方法如切取活检、吸取活检、切除活检取得组织后均需立即放入固定液中固定，故本题答案为 E。

A 选项：说法本身错误，标本固定液应为 4% 甲醛或 10% 福尔马林。

B 选项：戊二醛为化学消毒液。

C 选项：75% 酒精为消毒液。

【破题思路】

10% 甲醛	用于器械消毒，浸泡 60 ～ 120min。用之前用无菌蒸馏水冲净残留
2% 戊二醛	2min 灭细菌、10min 灭真菌和结核，15 ～ 30min 灭乙肝病毒；4 ～ 12h 灭芽孢
75% 酒精	脱碘
0.9% 生理盐水	保存离体牙

3. 口腔颌面外科手术中最基本、最常用的止血方法

A. 压迫止血　　B. 阻断止血　　C. 热凝止血

D. 钳夹、结扎止血　　E. 降压止血

【答案】D

【解析】题干的重点为最基本、最常用，故此题答案为 D。

A 选项：压迫止血是指外力压迫局部，使微小血管管腔闭塞，从而达到止血效果。

B 选项：阻断止血为最可靠的止血方法。

C 选项：热凝止血是使局部组织碳化，常用于浅表部位较广泛的小出血点。

E 选项：降压止血是将收缩压降至 80mmHg。

【破题思路】

压迫止血	大面积渗血	温热盐水纱布压迫
	骨髓腔出血	骨蜡
钳夹、结扎	小出血点	钳夹
	大出血点	钳夹 + 结扎

4. 张口度是指

A. 上、下唇之间的距离
B. 上、下前牙切缘之间的距离
C. 上、下中切牙切缘之间的距离
D. 上、下切牙之间的距离
E. 上、下颌骨之间的距离

【答案】C

【解析】张口度的测量标准即为上下中切牙切缘之间的距离，故本题选项 C。

【破题思路】张口度相关考点

正常张口度	自身、三横指、3.7 ～ 4.5cm、平均 3.7cm	
张口受限	轻度	二横指、2 ～ 2.5cm
	中度	一横指、1 ～ 2cm
	重度	不足一横指，不到 1cm
张口过大	大于 5.0cm	

易错点：自身三指。

5. 哪一类物品不适用干热灭菌法

A. 棉织品和橡胶制品
B. 明胶海绵和各种粉制品
C. 凡士林和油脂
D. 玻璃和陶瓷
E. 液体石蜡

【答案】A

【解析】题干考查不能用于干热灭菌的物品。

A 选项：棉织品在干热灭菌 160 ～ 170℃温度下变焦，橡胶制品会老化，本题正确选项为 A。

选项 B、C、D、E 中物品均为干热灭菌适应证，但明胶海绵、凡士林、液体石蜡、粉剂、油脂不可用高压蒸汽灭菌。

【破题思路】关于干热灭菌其他考点

温度和时间：160℃，120min；170℃，90min；180℃，60min。

注意：明胶海绵、各种粉制品、凡士林和油脂、液体石蜡不可用高压蒸汽灭菌。

6. 用 2% 碱性戊二醛杀灭手术器械上的乙型肝炎病毒，则至少应浸泡

A. 20min 以上
B. 15min
C. 10min
D. 2min
E. 1min

【答案】B

【解析】2% 碱性戊二醛杀灭乙肝病毒应浸泡 15 ～ 30min，应注意的是题干明确指出至少浸泡多久，故本题正确答案为 B。其他选项皆不正确。

【破题思路】戊二醛灭菌其他考点

2% 碱性戊二醛	15 ～ 30min	乙肝病毒
	2min	细菌
	10min	真菌和结核
	4 ～ 12h	芽孢

7. 穿刺检查最适用于

A. 深部实体包块的诊断
B. 深部囊性包块的诊断
C. 表面实体包块的诊断
D. 表面新生物的诊断
E. 浆液期炎症的诊断和鉴别诊断

【答案】B

【解析】穿刺检查适用于对触诊有波动感或非实质性含液体的肿块，故本题正确答案为 B。选项 A，深部实体包块，一般不穿刺，如果临床怀疑恶性可考虑术中冰冻活检。

选项C、D表面实体或新生物可考虑切除或切取活检。

选项E，浆液期炎症诊断主要根据临床表现（红、肿、热、痛、功能障碍）做出诊断，无明显液态物质聚集，故穿刺不适用。

【破题思路】

表面新生物	切取活检
深部实体包块	冰冻活检
表面实体包块	切除或切取活检

8. 关于手术区的术前准备，哪种说法是不正确的

A. 患者在术前应行理发、沐浴和备皮

B. 与口腔相通的大手术，特别是需植骨、植皮者，应作洁治、充填等

C. 术前应使用1∶5000高锰酸钾或1∶1000氯己定液含漱

D. 取皮和取骨区应在术前1日彻底清洁备皮，以碘酒、酒精消毒后用无菌敷料包扎

E. 若具有强有效的消毒条件或整容手术时可免去剃发

【答案】D

【解析】题干要求选出不准确的说法，取皮和取骨区应在术前2日彻底清洁备皮，以酒精消毒后用无菌敷料包扎，故D选项正确，碘酊可以使皮肤着色，术前应用酒精消毒，而不可以使用碘酊。其他A、B、C、E说法正确。

9. 对腮腺的扪诊检查应选用

A. 双手双合诊法

B. 双指双合诊法

C. 三指平触诊

D. 双指提拉式扪诊

E. 单指扪诊

【答案】C

【解析】腮腺的扪诊正确方法为三指平触，因腮腺有很多腺小叶，若提拉式扪诊会误将腺小叶认为是肿物，故C选项正确、D选项不正确，此题选C。

A选项双手合诊适用于口底、颌下区检查。

B选项适用于唇、颊、舌触诊。

【破题思路】

检查部位	选项
唇、颊、舌	双指双合诊
口底、颌下区	双手双合诊
淋巴结	三指扪诊
腮腺	三指平触

10. 不宜行组织活检术的肿瘤为

A. 舌癌

B. 骨肉瘤

C. 黏液瘤

D. 颈动脉体瘤

E. 恶性淋巴瘤

【答案】D

【解析】颈动脉体瘤为血管性病变，活体组织检查可导致大出血，故不能活检，此题正确选项为D。

选项A舌癌位置表浅，可活检。

选项B骨肉瘤，好发部位为下颌骨，青年及儿童多见，可通过X线、CT做诊断的基本信息，最后的诊断常常依靠病理活检才能确诊。

选项C黏液瘤，发生于软组织和颌骨，前磨牙和磨牙区多发，生长缓慢，局部浸润性，可活检。

选项E恶性淋巴瘤临床表现为多型性，主要靠活组织检查确诊。

【破题思路】其他不宜活检的肿瘤

颈动脉体瘤、血管瘤、恶性黑色素瘤	不行活体组织检查
腮腺和颌下腺	不切取活检

11. 对口腔颌面部有张力创口处理的方法中，错误的是

A. 充分潜行分离　B. 减张缝合　C. 应用辅助减张法
D. 附加切口　E. 尽力拉拢缝合

【答案】E

【解析】张力创口的处理方法应为减张后缝合，故E说法错误。

选项A：为减张方法之一，适用于张力小的创口。

选项C：潜行分离后仍有张力的采用辅助减张法。

选项D：附加切口亦称松弛切口，具有减张效果。

【破题思路】

适用于	选项
张力较小创口	潜行分离
唇裂手术唇弓 纽扣减张法	辅助减张
腭裂、腭穿孔	附加切口

12. 核素诊断颌骨恶性肿瘤主要用

A. ^{99m}锝　B. ^{131}碘　C. ^{32}磷
D. ^{85}锶　E. ^{67}镓

【答案】A

【解析】颌骨恶性肿瘤用放射性核素诊断，主要用^{99m}锝，故本题答案为A。

选项B，用来鉴别甲状腺癌和异位甲状腺。

【破题思路】

适用于	选项
颌骨恶性肿瘤 唾液腺功能测定 腺淋巴瘤“热结节”现象	^{99m}锝
异位甲状腺和甲状腺癌	^{131}碘、^{125}碘

13. 口腔颌面部创伤活动性出血时，最可靠的止血方法是

A. 指压止血　B. 包扎止血　C. 填塞止血
D. 结扎止血　E. 药物止血

【答案】D

【解析】活动性出血，最可靠的止血方法应为结扎止血，因其阻断了血供的来源故最可靠，正确选项为D。其余选项A、B、C、E都不是最可靠的止血方法。

【破题思路】

适用于	选项
创伤时止血的临时措施	指压止血
毛细血管、小静脉、小动脉或创面渗血	包扎止血
腔窦出血	填塞止血
凝血机制障碍或大量输血时辅助用药	全身用药止血

14. 青年男性，左下 6 颊侧牙龈溃疡 3 个月，经两周抗炎治疗不愈。为明确诊断，应选用的检查为

A. 牙片　　B. CT　　C. B 超

D. 切取活检　　E. 细针吸活检

【答案】D

【解析】题干中经久不愈的牙龈（软组织）溃疡，明确诊断的方法即为活体组织检查，可采用切取活检，本题答案为 D。

牙片即为根尖片，可用于诊断牙体等硬组织病变，故不选 A。

CT 可用来检查软组织病变，但确诊仍需病理诊断，故不选 B。

【破题思路】

适用于	选项
牙、牙槽骨	根尖片
颞下窝、翼腭窝、鼻窦、唾液腺、颌骨、TMJ 检查	CT
软组织急慢性炎症、囊肿、肿瘤等	B 超
腮腺肿瘤、深部肿瘤、颈部大的淋巴结	细针吸活检

15. 填塞止血主要用于

A. 开放性和洞穿性创口　　B. 创口内出血的血管断端

C. 广泛的组织渗血　　D. 凝血机制障碍者的创面溶血

E. 骨断端出血

【答案】A

【解析】洞穿性、开放性创口止血方法主要是填塞止血，A 正确。

选项 B：血管断端止血——结扎止血，故不选 B。

选项 C：广泛组织渗血——压迫止血。

选项 D：凝血机制障碍者——全身应用止血药物，如氨甲苯酸或酚磺乙胺。

选项 E：骨断端出血——充填骨蜡。

【破题思路】“止血”相关考点

适用于	选项
开放性、洞穿性创口、腔窦出血	填塞止血
血管断端出血	结扎止血（断端至少是血管管径的 2 倍）
广泛的组织渗血	温热盐水纱布止血
疏松组织	荷包式缝合

16. 男，60 岁。右舌缘溃疡 3 个月，病理证实为鳞癌。临床分期为 T_3，决定行舌颌颈联合根治术，前臂皮瓣修复舌缺损，前臂皮瓣供区植以全厚皮片。前臂皮瓣供区创口的引流处理一般是

A. 片状引流　　B. 不用引流

C. 管状引流　　D. 负压引流

E. 纱条引流

【答案】B

【解析】皮瓣移植后，供皮区创面直接缝合或用中厚断层游离皮片移植（颌面部最好做全层皮片移植），不要有创面暴露引起感染，不需要引流，故 B 正确。

选项 A：片状引流——口外创口小量渗液。

选项 C：管状引流——较大创口和脓腔。

选项 D：负压引流——大手术的术后。

选项 E：纱条引流——重度和混合感染。

【破题思路】

适用于	选项		—
口外创口小量渗液或口内创口	皮片引流		开放（被动）引流
脓腔	油纱条引流	纱条引流	
重度和混合感染	碘仿纱条		
较大创口和脓腔	管状引流（可冲洗）		
颌面颈部较大手术的术后	负压引流		闭式（主动）引流

17. 对整复手术缝合的边距和针距的要求范围是

A. 边距 2 ～ 3mm，针距 3 ～ 5mm
B. 边距 2 ～ 3mm，针距 4 ～ 6mm
C. 边距 4 ～ 5mm，针距 4 ～ 6mm
D. 边距 4 ～ 5mm，针距 6 ～ 7mm
E. 边距 5 ～ 6mm，针距 6 ～ 7mm

【答案】A

【解析】皮肤缝合时，边距和针距应以保持创缘接触贴合而无裂隙为原则，一般整复手术缝合边距 2 ～ 3mm，针距 3 ～ 5mm，故选项为 A。

【破题思路】

	边距（进针点离创缘的距离）	针距（缝合间隔密度）
颈部手术	3mm	5mm
舌（组织脆）	≥ 5mm	≥ 5mm

18. 对肿瘤进行穿刺细胞学检查时通常使用

A. 5 号针头
B. 6 号针头
C. 12 号针头
D. 8 号针头
E. 9 号针头

【答案】B

【解析】唾液腺肿瘤或某些深部肿瘤用 6 号针头行穿刺细胞学检查，或称“细针吸取活检”，故本题正确答案 B。

特别注意：粗针吸取活检多不提倡，除非特殊需要，以免造成肿瘤细胞种植。

【破题思路】

血管性病变	7 号针
脓肿穿刺	8 号、9 号粗针
颈动脉体瘤、动脉瘤	禁忌穿刺
结核性病变	穿刺应避免形成窦道

19. 口腔内缝线打结应打

A. 单重结
B. 二重结
C. 三重结
D. 四重结
E. 五重结

【答案】C

【解析】口腔内打结应打三重结，以防松脱，故本题答案为 C。

【破题思路】关于打结其他考点汇总：颌面外科手术要求打方结、外科结；防止打假结、滑结。打结的方法：单手打结、双手打结、持针钳打结。

20. 骨髓腔或骨孔内的出血可用

A. 温热盐水纱布压迫止血
B. 荷包缝扎止血
C. 骨蜡填充止血
D. 碘仿纱条填塞压迫止血
E. 手指压迫知名动脉的近心端

【答案】C

【解析】骨髓腔或骨孔内出血的止血方法为骨蜡填充止血，故本题答案为C。

选项A：较大面积的静脉渗血或瘢痕组织及某些肿瘤切除时——温热盐水纱布压迫止血。

选项B：局限性出血又查不到明显出血点的疏松组织出血——荷包式缝合止血。

选项D：窦腔内出血——碘仿纱条填塞。

选项E：出血较多的紧急情况的暂时性止血——手指压迫知名动脉的近心端。

21. 属于闭式引流的是

A. 片状引流　　B. 纱条引流　　C. 管状引流

D. 药线引流　　E. 负压引流

【答案】E

【解析】主动引流通常指借助外力作用的引流，如负压引流，而其创口是封闭的，故亦称为闭式引流，故本题选E。

选项A、B、C、D属于开放、被动引流。

选项D：药线引流一般指用吸水性较强的纸搓成纸捻，外粘药物，置入窦道或漏管引流促愈合。

22. 颌面、颈部手术后，负压引流拔除的时间一般为24h引流量小于

A. 100mL　　B. 80～90mL　　C. 60～70mL

D. 40～50mL　　E. 20～30mL

【答案】E

【解析】负压引流一般24h内引流量少于20～30mL时去除。

【破题思路】引流物去除指征

污染创口或防积血、积液	24～48h后去除
脓肿或无效腔	脓液及渗出液完全消除
负压引流	24h内引流量少于20～30mL

23. 颌面部无菌创口一般的处理原则是

A. 每日更换敷料　　B. 创口湿敷　　C. 创口冲洗

D. 创口严密缝合，早期暴露　　E. 大剂量应用抗生素

【答案】D

【解析】颌面部无菌创口一般的处理原则是创口严密缝合，早期暴露，一般不轻易打开敷料观察，除非怀疑感染或拔除引流物，故D正确。

选项A：感染创口可根据情况定时更换敷料，脓多者可每天2次。

选项B：肉芽组织创面及有大量脓性分泌物的创口——湿敷。

选项C：脓腔存在的创口——抗生素或各种消毒液冲洗。

选项E：感染创口应局部和全身合理应用抗生素。

【破题思路】

每日更换敷料、创口湿敷、创口冲洗、应用抗生素	感染创口
严密缝合、一般不打开敷料观察、5～7天拆线，光刀术后14天拆线	无菌创口
清创后，严密缝合、一般不打开敷料观察、7～10天拆线，腭裂延长到10天以上	污染创口

24. 可以不放置引流的伤口是

A. 可能发生感染的污染创口　　B. 留有无效腔的创口　　C. 较浅小的无菌创口

D. 止血不全的创口　　E. 脓肿切开的创口

【答案】C

【解析】本题考查内容为引流的适应证，感染或污染创口、留有无效腔的创口、止血不全的创口、渗液多的创口均应放置引流。此题题干为不放置引流的创口，故C选项正确。

【破题思路】需放置引流情况

感染或污染创口	脓肿切开、手术本身处于污染创口
渗液多的创口	范围大的手术或部位深在的中等手术
留有无效腔的创口	术中组织缺损大、未能完全消灭无效腔的创口
止血不全的创口	术中止血不彻底或凝血功能低下者

25. 口腔黏膜消毒最宜选用

A. 0.1% 碘伏
B. 0.5% 氯己定
C. 1.0% 氯己定
D. 1.0% 碘酊
E. 2.0% 碘酊

【答案】D

【解析】口腔黏膜消毒最宜选用 1.0% 碘酊。

碘酊：口腔内 1%、面颈部 2%、头皮 3%，故本题答案是 D。

26. 男，25 岁。因口腔颌面部创伤致舌体裂伤，出血明显，口底肿胀，来院急诊，最有效合理的止血方法是

A. 注射止血针
B. 指压患侧的颈总动脉
C. 用纱布块填塞止血
D. 创口缝合止血
E. 做颈外动脉结扎术

【答案】D

【解析】此题题干关键点在舌体的裂伤，出血明显，最有效合理的止血方法应为创口缝合，故此题正确答案 D。

选项 A：应为有凝血机制障碍者，注射止血药物。

选项 B：为创伤时暂时止血方法，可以起到止血作用，但此题问的是最有效合理的止血方法，故 B 不符合题意。

选项 C：纱布填塞适用于洞穿性开放性创口，亦不符合题意。

选项 E：颈外动脉结扎术，一般为预防和处理口腔颌面部手术术中出血的重要和有效方法之一，不符合题意。

27. 男，32 岁。自觉左腮腺区有一肿块，临床上做腮腺扪诊，正确的检查方法是

A. 拇指和示指提拉式扪诊
B. 拇指和中指提拉式扪诊
C. 拇指和示指、中指相对叩诊
D. 双手口内联合触诊
E. 环指和示指、中指三指平触

【答案】E

【解析】腮腺扪诊，三指即示指、中指、环指平触，因腮腺有腺小叶，不可提拉扪诊，此法易将腺叶误认为是腮腺肿块，故本题答案为 E。选项 D，口底、颌下区——双手内外合诊。

【破题思路】

腮腺	示指、中指、环指三指平触
唇（颊）、舌	双指合诊
口底、颌下区	双手合诊
淋巴结	三指扪诊或拇指扪诊

28. 女，25 岁。因舌咬伤出现明显出血就诊，急诊应选择的止血方法是

A. 药物止血
B. 纱布填塞止血
C. 指压止血
D. 颈外动脉结扎止血
E. 缝合止血

【答案】E

【解析】题干为舌咬伤出血明显，急诊选择止血方法应为缝合止血，故本题答案是 E。

选项 A：药物止血可分为两种，全身用药止血和局部用药止血，前者常用于凝血机制障碍者，后者常用术中渗血。

选项 B：纱布填塞止血——用于开放洞穿性创口或腔窦出血。

选项 C：临时止血措施。

选项 D：颈外动脉结扎止血，一般为预防和处理口腔颌面部手术术中出血的重要和有效方法之一。

29. 换药的主要目的是

A. 清洗伤口　B. 常规要求　C. 检查和促进创口正常愈合

D. 使敷料保持整洁　E. 患者要求

【答案】C

【解析】换药的主要目的是检查和促进创口正常愈合，故本题答案是 C。

【破题思路】换药相关知识

时间	早查房前
地点	换药室
需进行换药的情况	去除引流物或怀疑有感染时；敷料脱落；创口有大量脓性分泌物；有渗血时；包扎过紧，影响呼吸时；观察皮瓣愈合情况；创口不清洁，有碍愈合等

30. 临床创口分类中包括

A. 无菌创口、污染创口和化脓创口　B. 无菌创口、感染创口和化脓创口

C. 无菌创口、污染创口和感染创口　D. 污染创口、感染创口和化脓创口

E. 无菌创口、可疑创口和感染创口

【答案】C

【解析】临床上，根据创口是否受到感染或污染可分为无菌创口、污染创口和感染创口。故本题答案是 C。

【破题思路】三类创口相关考点

概念	—	分类
未经细菌侵入的创口	如外科无菌切口、早期灼伤或某些化学型损伤已经及时处理者	无菌创口
细菌未侵入深层组织引起化脓性感染	例：与口腔、鼻相通或在口腔内手术的创口	污染创口
细菌引起急性炎症、坏死、化脓创口	如脓肿切开引流、颌骨骨髓炎病灶清除	感染创口

31. 问诊的内容应包括

A. 主诉、疾病发生情况、治疗史　B. 现病史、既往史、疾病发生过程

C. 主诉、现病史、既往史、家族史　D. 主诉、治疗史、既往史、家族史

E. 主诉、现病史、既往史、治疗史

【答案】C

【解析】问诊的内容应包括主诉、现病史、既往史、家族史。故本题答案是 C。

选项 A：疾病发生情况、治疗史属于病史，漏掉了家族史。

选项 B：丢掉了主诉，疾病的发生过程属于现病史。

选项 D：漏掉了现病史。

选项 E：漏掉了家族史。

32. 一般脓肿切开引流不用

A. 橡皮片引流　B. 盐水纱条引流　C. 乳胶管引流

D. 负压引流　E. 碘仿纱条引流

【答案】D

【解析】负压引流是封闭式引流，脓肿切开后无法形成封闭，故负压引流在脓肿切开时不用，本题正确答案为 D。

选项 A：小的脓肿可用橡皮片引流。

选项 B：盐水纱条适用于脓腔引流。

选项 C：乳胶管引流适用于较大创口和脓腔引流。

选项 E：碘仿纱条也适用于重度和混合性感染。

33. 在进行活组织检查时

A. 可使用电刀或光刀　B. 可稍微钳夹组织块　C. 勿使用染料类消毒剂消毒

D. 组织块不包括正常组织　E. 可在急性炎症期取材

【答案】C

【解析】活体组织检查是从病变部位取一小块组织制作成切片，通过适当染色后，在显微镜下观察细胞形态和结构，来确定病变性质的检查方法。故在进行活体组织检查时应尽量减少组织的损伤。因组织要染色后镜下观察，所以不能用染料消毒剂，选项C正确。

选项A：电刀会使组织变性，故不正确。

选项B：钳夹组织可导致组织损伤，故不正确。

选项D：切取部位为正常组织和肿瘤交界处，应包含正常组织，故不正确。

选项E：急性炎症期一般不取活检。

【破题思路】活体组织检查注意事项：尽量减少机械损伤、不使用染料类消毒剂、不用电刀、不在坏死部位切取。

34. 煮沸消毒法的应用，错误的是

A. 可使刀刃锋利性受损　B. 适用于耐热、耐湿物品

C. 杀灭乙肝病毒，应煮沸30min　D. 消毒时间自浸入计算，一般15～20min

E. 加入2%碳酸氢钠，可缩短消毒时间

【答案】D

【解析】煮沸消毒时间自水煮沸后开始计算，而非浸入开始计算，故本题答案是D。

选项A、B、C、E均正确。

【破题思路】煮沸消毒其他考点：加入碳酸氢钠可提高沸点至105℃，金属器械煮沸5min，可防锈。

35. 纵式或横式外翻缝合的选择根据是

A. 术者的习惯　B. 创缘血供方向

C. 创口区域皮纹方向　D. 创口内翻倾向的严重程度

E. 创口周围是否存在重要的解剖结构

【答案】B

【解析】纵式或横式外翻缝合的选择根据是创缘血供方向。故本题答案是B。

选项A：选择何种缝合方法应根据创口的情况而非术者习惯，故A不正确。

选项C：切口设计应考虑皮纹的方向。

选项D：有内卷倾向的创口可采用外翻缝合，此题的问题是考虑纵式还是横式则应考虑血供方向，故D不符合题意。

选项E：创口周围是否有重要的解剖结构是设计创口时应考虑的问题，故E不符合题意。

【破题思路】外翻缝合其他相关考点

别称	褥式缝合
适应证	创缘较薄的黏膜、松弛皮肤、有内卷现象的创缘 唇裂修复时唇红的对缝，此法可形成明显突出的唇珠
皮肤切口	纵式外翻缝合（血供与创缘垂直）
腭裂	横式外翻缝合（血供与创缘平行）

36. 中度张口受限是指切牙距

A. 小于1cm　B. 大于1cm，小于2cm　C. 大于2cm，小于3cm

D. 大于3cm，小于4cm　E. 大于4cm

【答案】B

【解析】中度张口受限是指可置入一横指，1～2cm，故B正确。

选项 A：为重度张口受限。
选项 C：轻度张口受限（2～2.5cm）。

【破题思路】张口度其他相关考点

测量部位	上下中切牙切缘之间距离	
正常值	患者自身三横指，3.7～4.5cm	
张口过大	大于 5.0cm	
张口受限分 4 度	轻度	两横指，2～2.5cm
	中度	一横指，1～2cm
	重度	不足一横指，不到 1cm
	完全性张口受限	牙关紧闭

37. 唇舌病变使用双合诊检查时，应该
A. 双手置于病变上下或两侧
B. 双手示指置于病变上下或两侧
C. 一手的示指和拇指置于病变上下或两侧
D. 一手的示指和中指置于病变上下或两侧
E. 一手的示指和另一手拇指置于病变上下或两侧
【答案】C
【解析】唇舌部位病变使用双指合诊检查，即一手的拇指和示指置于病变两侧进行检查，故本题正确答案为 C。
选项 A：双手置于病变上下或两侧——双手合诊。
选项 B：双手示指置于病变两侧描述不正确。
选项 D、E：双指合诊是指一手示指和拇指置于病变两侧，故 D、E 均错误。

【破题思路】

双指双合诊	方法	一手的拇指、示指置于病变部位的上下或两侧
	部位	唇、颊、舌部检查
双手双合诊	方法	双手置于病变部位的上下或两侧进行
	部位	口底、下颌下检查（由后向前）

38. 关于颈部淋巴结检查，哪一项是错误的
A. 患者应取坐位
B. 检查者应站在其右侧
C. 患者头稍低，略偏向被检查侧
D. 淋巴结触诊仅对浅表淋巴结有意义
E. 检查者按一定顺序，由浅入深，滑动触诊
【答案】D
【解析】淋巴结由浅入深滑动触诊，故本题正确答案为 D。
选项 A、B、C、E 均为淋巴结检查时正确的方法。

【破题思路】淋巴结检查相关考点

体位	坐位，头偏向被检查侧（局部皮肤、肌肉松弛）
检查者	患者右前或者右后方
检查方法	由浅入深滑动触诊
检查内容	淋巴结部位、大小、数目、硬度、活动度、有无压痛等

39. 关于碘伏，哪种说法是错误的
A. 是碘与表面活性剂的不定型结合物
B. 可配成水或乙醇溶液使用，乙醇溶液杀菌作用更强
C. 对细菌芽孢、真菌和病毒杀灭作用较差
D. 可杀灭各种细菌繁殖体

E. 器械消毒应以 1 ～ 2mg/mL 有效碘浓度浸泡 1 ～ 2h

【答案】C

【解析】碘伏具有广谱杀菌作用，可杀灭细菌繁殖体、真菌、原虫和部分病毒，消毒作用较强，正确答案为 C。选项 A、B、D、E 均为关于碘伏的正确描述。

【破题思路】注意：碘伏用于术区消毒浓度为 0.5%；用于器械消毒为 1 ～ 2mg/mL 有效碘浓度浸泡 1 ～ 2h，易混淆。

40. 关于手术区的消毒和铺巾哪项是错误的

A. 消毒应从中心开始，逐步向四周环绕涂布，感染创口相反

B. 三角形铺巾法适用于口腔、鼻、唇及颊部手术

C. 孔巾铺置法适用于门诊小手术

D. 与口腔相通的手术及多个术区手术可一并消毒

E. 四边形铺巾法适用于腮腺区、颌下腺区、面部及涉及多部位的大型手术

【答案】D

【解析】凡口腔内手术或手术穿通口腔者，应先消毒口内再消毒颌面部，D 描述错误，故正确答案为 D。选项 A、B、C、E 均为关于碘伏的正确描述。

【破题思路】术区消毒和铺巾相关考点

正常皮肤	中心向四周	不留空白
感染创口	四周向中心	
孔巾	门诊小手术	
三角形铺巾	口腔、鼻、唇及颊部手术	
四边形铺巾	腮腺区、颌下腺区、面部及涉及多部位的大型手术	
消毒范围	头颈部	术区外 10cm
	四肢躯干	术区外 20cm

41. 关于手术切口，哪项是错误的

A. 切口尽量与术区内重要的解剖结构相平行

B. 切口尽量与皮纹方向相一致

C. 为获得最小、最轻微的瘢痕，手术切口的形状最好是直线形

D. 手术切口应留有余地，以保留延长切口的可能性

E. 活检手术切口力求与再次手术切口相一致

【答案】C

【解析】不同部位的手术，切口的设计的形状也不尽相同，如功能部位还应避免过长直线缝合，避免瘢痕收缩，影响功能，故本题答案 C。

选项 A：与解剖结构平行，可避免意外损伤。

选项 B：颌面部切口应在隐蔽或天然皱褶的部位，且尽量与皮纹方向一致（皮肤张力方向与皮纹方向一致）减小瘢痕。

选项 D：手术切口设计时，考虑切口的形状（弧形和 S 型为好）和延长切口的可能性。

选项 E：两次切口力求一致，符合少创、美观原则。

【破题思路】关于切口设计其他考点

切口长度	适宜；过长——损伤大；过短——意外损伤
刀与组织面角度	90°进，45°切，90°出
肿瘤	光刀、电刀
皮肤、整复手术	钢刀

42. 脓肿或无效腔的引流物的去除应根据
A. 放置 24 ～ 48h 后
B. 引流物放置的深浅
C. 24h 内引流量未超过 20 ～ 30mL
D. 脓液及渗出液完全消除
E. 引流物为异物，应尽早拔除
【答案】D
【解析】脓腔引流物应在脓液和渗液完全消除后去除或脓液消除后 48h 去除，故正确答案为 D。
选项 A：污染创口或术后防积血积液应当在术后 24 ～ 48h 后去除。
选项 B：开放引流引流物应放置在创口内深处，负压引流避开重要血管神经。
选项 C：负压引流引流量 24h 内引流量未超过 20 ～ 30mL 可去除。
选项 E：引流物为异物，达到引流目的后，应尽早拔除。
43. 下列关于绷带功效的说法中，哪一项是错误的
A. 保护术区和创部，防止继发感染
B. 止血或减轻水肿
C. 防止或减轻骨折错位
D. 遮挡创口，减少对患者的不良刺激
E. 保温、止痛、固定敷料
【答案】D
【解析】绷带包扎无遮挡创口，减少对患者的不良刺激的作用，故此题正确答案 D。
选项 A、B、C、E 皆为绷带包扎作用。

【破题思路】颌面部常用的绷带为宽 8 ～ 10cm、长 5m 的绷带；最常用的为卷带。

44. 关于绷带包扎的注意事项，哪一项是不正确的
A. 包扎颌下区及颈部时，应注意保持呼吸道畅通
B. 腮腺区包扎不应有压力，以免发生面神经损伤
C. 所施压力适度，防止组织受压发生坏死
D. 脓肿切开引流后，首先应加压包扎
E. 骨折复位后，包扎时应注意防止错位
【答案】B
【解析】腮腺区创口的包扎，应施以一定的压力，并应富于弹性，以免发生涎瘘，故 B 选项描述错误，此题选 B。
选项 A、C、D、E 说法均正确。

【破题思路】绷带包扎注意事项其他相关考点

无菌创口包扎	注意无菌操作
脓肿切开引流后	第一次适当加压 以后注意引流通畅，不宜过紧
整形手术创口包扎	压力不宜过重，以免影响组织的血运

45. 氯己定液皮肤消毒浓度为
A. 0.1%
B. 0.2%
C. 0.3%
D. 0.5%
E. 1%
【答案】D
【解析】氯己定用于皮肤消毒浓度为 0.5%，此题选 D。
选项 A：氯己定用口内或创口内消毒浓度为 0.1%。
选项 E：碘酊消毒黏膜浓度为 1%。

【破题思路】消毒剂浓度大总结

氯己定	皮肤	0.5%（0.5% 氯己定 -70% 乙醇）消毒效果更佳
	黏膜	0.1%
碘酊（脱碘）	口腔内	1%
	颌面颈部	2%
	头皮部	3%
碘伏	0.5%	
乙醇	75%（消毒作用较弱，常用于脱碘）	

46. 一患者行右侧腮腺浅叶和肿物切除及面神经解剖术，术中结扎腮腺导管且术后未使用负压引流装置，应选择的绷带加压包扎方法是

A. 四头带　　B. 三角巾　　C. 交叉十字绷带
D. 单眼交叉绷带　　E. 弹性绷带

【答案】C

【解析】交叉十字绷带（环绕法），常用于颌面部（耳前区、耳后区、腮腺区、颌下区、颏下区）和上颈部术后和损伤的包扎固定，故本题正确答案为 C。

选项 A：四头带——颌骨中、小型手术后或鼻、颏部创口的包扎固定。

选项 B：三角巾——面部包扎、固定夹板、手臂悬吊。

选项 D：单眼交叉绷带（面部绷带）——上颌骨、面、颊部手术后的创口包扎。

选项 E：弹性绷带（吊颌帽或吊颌绷带）——颌骨骨折及手术后颌骨制动。

【破题思路】其他绷带包扎方法

巴唐绷带（类似十字交叉绷带）	固定下颌骨比较牢固，有使下颌骨后移的作用，下颌骨骨折以及全麻手术后慎用，避免压迫呼吸道
头部绷带（西瓜绷带）	头皮部手术，如皮瓣移植、颅颌根治术后
颈部绷带	颈中、下部手术
颈腋“8”字绷带	颈淋巴清扫术后，特别对压迫锁骨上无效腔有效
石膏绷带（石膏帽）	上颌骨骨折牵引复位，上臂皮管转移时固定
多头绷带	供组织区的创口包扎，如胸、背、腹部取皮、取肋骨等术后

47. 一患者行下颌前部根尖下囊肿刮治术后，应该采用的绷带包扎方法是

A. 四头带　　B. 单眼交叉绷带　　C. 三角巾
D. 交叉十字绷带　　E. 弹性绷带

【答案】A

【解析】四头带——颌骨中、小型手术后或鼻、颏部创口的包扎固定，故本题正确答案为 A。

选项 B：单眼交叉绷带（面部绷带）——上颌骨、面、颊部手术后的创口包扎。

选项 C：三角巾——面部包扎、固定夹板、手臂悬吊。

选项 D：交叉十字绷带（环绕法），常用于颌面部（耳前区、耳后区、腮腺区、颌下区、颏下区）和上颈部术后和损伤的包扎固定。

选项 E：弹性绷带（吊颌帽或吊颌绷带）——颌骨骨折及手术后颌骨制动。

48. 颌面外科病房中有很多需要换药的患者，作为值班医师，你应遵循的换药顺序是

A. 先感染，后污染，再无菌　　B. 先感染，后无菌，再污染　　C. 先污染，后感染，再无菌
D. 先无菌，后感染，再污染　　E. 先无菌，后污染，再感染

【答案】E

【解析】换药应严格遵循无菌操作的原则，故安排患者应按照先无菌创口、后污染创口、再感染创口的原则进行。

49. 口腔颌面部深部窦腔出血的有效止血方法为

A. 颈外动脉结扎　　B. 局部包扎止血　　C. 局部血管结扎止血

D. 填塞止血　　E. 指压止血

【答案】D

【解析】颌面部腔窦出血、开放性洞穿性创口出血止血方法为填塞止血，故本题正确答案 D。

选项 A：颈外动脉结扎——预防和处理颌面部手术术中出血的有效方法。

选项 B：局部包扎止血——毛细血管、小静脉和小动脉出血或创面渗血。

选项 C：局部血管结扎止血——预防和处理术中出血的有效方法。

选项 E：指压止血——出血较多的紧急情况。

50. 为了更准确地了解唇舌部位的病变范围和性质，临床检查时一般用

A. 口镜和敷料镊子　　B. 口镜和一手的拇指　　C. 敷料镊和一手的中指

D. 一手的拇指和示指　　E. 分别用双手的拇指和示指

【答案】D

【解析】唇、颊、舌部的病变，检查时以一手的拇指和示指置于病变部位上下或两侧进行双指合诊，故正确选项为 D。

选项 A：换药使用口镜和敷料镊。

选项 B、C、E 均不符合题意。

51. 以下关于止血的叙述中，哪项是错误的

A. 对于较大面积的静脉渗血，可用冷盐水纱布压迫止血

B. 骨髓腔或骨孔内的出血可用骨蜡填塞止血

C. 腔窦内出血及颈静脉破裂出血不能缝扎时，可用碘仿纱条填塞压迫止血

D. 对于局限性出血又查不到明显出血点的疏松组织出血区，可用荷包式或多圈式缝扎压迫止血

E. 如组织基底移动性差，不能缝合或缝合效果不佳时，可转移邻近肌肉或其他组织覆盖填塞加压止血

【答案】A

【解析】对于较大面积的静脉渗血或瘢痕组织、肿瘤切除时的渗血，用温热盐水纱布压迫止血，而不应用冷盐水纱布，故 A 选项错误，本题正确答案 A。

其余选项 B、C、D、E 止血方法均是正确的。

【破题思路】

适用于	选项
大面积的静脉渗血或肿瘤切除时广泛渗血	温热盐水纱布
骨髓腔、骨孔	骨蜡充填
腔窦内出血	碘仿纱条填塞
组织基底移动性差，不能缝合	填塞加压止血
局限出血，找不到出血点的疏松组织区	荷包式缝合或多圈式缝扎压迫止血

52. 对于手术器械、敷料的灭菌、消毒，以下哪种方法最不常用

A. 高压蒸汽灭菌法　　B. 干热灭菌法　　C. 低温冷冻灭菌法

D. 煮沸消毒法　　E. 化学消毒法

【答案】C

【解析】目前临床常用消毒方法有：高压蒸汽灭菌法、煮沸灭菌法、干热灭菌法、化学消毒法，低温冷冻灭菌法为最不常用的消毒方法，故本题答案为 C。

选项 A：高压蒸汽灭菌法 ——一般器械、布类、棉花均可使用，明胶海绵、凡士林、油脂、液体石蜡和各种粉剂不可用此法消毒。

选项 B：干热灭菌法——玻璃、陶瓷、明胶海绵、凡士林、油脂、液体石蜡和各种粉剂适用。

选项 D：煮沸消毒法——耐热、耐湿物品可用。

选项 E：化学消毒法，常用的消毒剂为乙醇、戊二醛、碘伏等。

【破题思路】

常用的化学消毒剂	特点	
乙醇（70%～80%）	醇类中最常用，良好皮肤消毒剂，用于不进入无菌组织的器械灭菌	
戊二醛	时间 30min	
	2min	灭细菌繁殖体
	10min	灭真菌和结核
	15～30min	灭乙肝病毒
	4～12h	灭芽孢
碘伏	1～2mg/mL 浸泡 1～2h	
甲醛（10%）	浸泡 60～120min	
过氧乙酸（1%）	5min	灭芽孢

53. 以下哪种创口不是引流的适应证

A. 可能发生感染的污染创口　B. 较浅小的无菌创口　C. 留有无效腔的创口

D. 止血不全的创口　E. 脓肿切开的创口

【答案】B

【解析】引流目的是将渗出液、坏死组织或其他异常增多的液体通过引流管或引流条导出体外的技术，故感染或污染创口、渗液多的创口、留有无效腔的创口、止血不全的创口应放置引流物，A、C、D、E 均为引流的适应证，较浅小的无菌创口，一般不会积存液体或血，也就不需要放置引流，故根据题意本题正确答案为 B。

54. 以下关于解剖分离和打结的叙述中，哪项是错误的

A. 锐性分离用于精细的层次解剖或分离粘连坚实的瘢痕组织

B. 锐性分离对组织的损伤较钝性分离大

C. 颌面外科手术要求打方结、外科结

D. 颌面外科手术以单手打结和持针钳打结最为常用

E. 口腔内打结应打三重结，以防松脱

【答案】B

【解析】锐性分离组织牵拉少，分离过程中断神经的可能性较小，而钝性分离往往会牵拉神经造成损伤，故钝性分离损伤较锐性分离大，故此题选择 B。

选项 A、C、D、E 说法均正确。

【破题思路】关于解剖其他相关考点

	锐性分离	钝性分离
适应证	精细的或粘连坚实的瘢痕组织	正常肌和疏松结缔组织、良性肿瘤摘除
损伤	小	大
直视	必须	不必

55. 正常人每日唾液总量为 1000～1500mL，其中腮腺和下颌下腺的分泌量占

A. 75%　B. 80%　C. 85%

D. 90%　E. 95%

【答案】D

【解析】正常人每天分泌唾液 1000～1500mL，其中 90% 为腮腺和下颌下腺所分泌，故本题正确答案为 D。

【破题思路】唾液腺检查相关考点

一般检查	腮腺：示指、中指、环指三指平触，禁忌提拉 颌下腺和舌下腺：双手合诊		
分泌功能检查	定性：2% 枸橼酸、维生素 C，判断腺体功能		
	定量	正常	1000 ～ 1500mL/d
		腮腺 + 下颌下腺	90%（下颌下腺 60% ～ 65%）
		舌下腺	3% ～ 5%
		小唾液腺	5% ～ 7%

（56 ～ 57 题共用备选答案）

A. 无菌创口　B. 延期愈合创口　C. 感染创口

D. 一期愈合创口　E. 污染创口

56. 未经细菌侵入的创口

57. 早期灼伤和某些化学性损伤已及时处理者

【答案】A、A

【解析】选项 A：无菌创口是指未经细菌侵入的创口，多见于：外科无菌切口、早期灼伤和某些化学性损伤已经及时处理者，故正确答案为均为 A。

选项 B：延期愈合亦称二期愈合，其愈合过程往往是经过肉芽组织增生，周围上皮爬行覆盖的过程，故不符合题意。

选项 C：感染创口是指细菌侵入，繁殖并引起急性炎症、坏死、化脓的创口和在此情况下进行手术的创口，故不符合题意。

选项 D：一期愈合（初期愈合）创口为缝合的创口，一般在 7 ～ 10 天内全部愈合，故不符合题意。

选项 E：污染创口为非无菌条件下发生的创口，但细菌仍未侵入深层组织引起化脓性炎症，故不符合题意。

【破题思路】创口处理相关考点

愈合方式		一期愈合（初期愈合）	无肉芽、7 ～ 10 天愈合
		二期愈合（延期愈合）	肉芽增生、上皮覆盖；拔牙创口属于该二期愈合
创口分类	无菌创口	细菌未侵入的创口	外科无菌切口、早期灼伤或某些化学型损伤已经及时处理者
	污染创口	细菌未侵入深层组织引起化脓性感染	与口腔、鼻相通或在口腔内手术的创口
	感染创口	细菌引起急性炎症、坏死、化脓创口	脓肿切开引流、颌骨骨髓炎病灶清除

58. 感染创口去除引流的时间一般是无脓液排出

A. 即可去除　B. 12h 后　C. 24h 后

D. 36h 后　E. 48h 后

【答案】E

【解析】感染创口应在感染被控制后考虑缝合，初期应放置引流物，并应在无脓液排出后 48h 后或脓和渗液都没有后去除引流物。故本题正确答案为 E。

59. 创缘两侧厚薄不等，缝合时要

A. 厚侧进针深些　B. 多做褥式缝合　C. 做适当的附加切口

D. 两侧进针取同样的厚度　E. 薄侧缝合稍多而深些，厚侧缝合稍少并浅些

【答案】E

【解析】创缘两侧厚薄不等时，为将两侧创缘调整到同一水平面上，对薄、低侧组织要多而深缝，而厚、高侧组织要少而浅缝，故本题正确答案 E。

选项 A：厚侧进针应浅一些，故 A 错误。

选项 B：创缘较薄的黏膜、松弛的皮肤以及有内卷现象的创缘缝合多采用褥式缝合，故 B 不符合题意。

选项 C：附加切口往往用于张力创口的减张，故 C 不符合题意。

选项 D：创缘厚薄一致的创口两侧进针应采用同样的厚度，故 D 不符合题意。

【破题思路】缝合相关考点

基本要求	严密无无效腔 不夹其他组织 整复手术：边距为 2～3mm、针距为 3～5mm 颈部手术：边距为 3mm、针距为 5mm 舌：边距为 5mm、针距为 5mm	无张力或最小 先游离，后固定
特殊情况	张力过大的创口缝合	潜行分离、减张缝合，附加切口减张法
	功能部位	避免过长的直线缝合，采用“Z”曲线缝合
	两侧厚薄不均	薄、低——多，厚、高——少
	三角形皮瓣缝合	角在 90°以上：间断缝合 角在 90°以下：皮肤——皮下——皮肤缝合

60. 活检时，切取活检组织的部位是

A. 肿瘤组织内　　B. 肿瘤边缘与正常组织交界处　　C. 肿瘤边缘处

D. 切取肿瘤深层组织　　E. 切取肿瘤表面组织

【答案】B

【解析】切取活检部位应为肿瘤边缘与正常组织交界处，目的是有利于镜下将病变组织和正常组织进行对比，故本题正确答案应为 B。

61. 以下关于手术切口的叙述中，哪项是错误的

A. 切口应尽量与术区内重要解剖结构的行径相平行

B. 切口应选择在较隐蔽部位和天然皱褶处

C. 切口方向尽量与皮纹方向一致

D. 活检手术的切口力求与再次手术的切口一致

E. 肿瘤手术宜使用电刀，而整复手术宜使用光刀

【答案】E

【解析】肿瘤手术多采用电刀，也可采用光刀，电刀、光刀可使蛋白质变性，减少肿瘤细胞种植或转移，但皮肤层仍应使用钢刀，以减少瘢痕；而面部整复手术一般使用钢刀而不使用电刀或光刀，故选项 E 中，前一句肿瘤手术宜使用电刀说法正确，但而整复手术宜使用光刀则为错误表述，故正确答案为 E。其他选项 A、B、C、D 说法均正确。

62. 男，29 岁。左下第三磨牙渐进性松动 1 年余，左下第三磨牙正位，无牙体疾病。局麻下拔除脱位牙齿后，拔牙窝内涌出大量鲜血。此时最佳止血方法是

A. 降压止血　　B. 结扎颈外动脉　　C. 指压颈外动脉

D. 纱条填塞止血　　E. 全身药物止血

【答案】D

【解析】根据题意术中拔牙创口内出血应属于开放性创口，其止血方法应为填塞止血，故本题正确答案为 D。

选项 A：降压止血，收缩压降至 80mmHg，即可有效减少术中出血量，但时间一般不超过 30min。

选项 B：结扎颈外动脉，一般为预防和处理口腔颌面部手术术中出血的重要和有效方法之一，故 B 不符合题意。

选项 C：指压止血一般用于紧急情况下的止血，颞浅动脉、颌外动脉、颈总动脉为常常进行指压止血的三条动脉，故 C 不符合题意。

选项 E：药物止血常作为凝血机制障碍或大量输血时辅助用药，故 E 不符合题意。

（63～66 题共用备选答案）

A. 现病史　　B. 既往史　　C. 个人史

D. 月经及婚育史　　E. 家族史

63. 社会经历及习惯、嗜好应记入

64. 药物不良反应及过敏史应记入

65. 起病日期、发病情况及有关发病因素等记入

66. 病情演变以及与该病有鉴别诊断的症状表现应记入

【答案】C、B、A、A

【解析】个人史——记录出生地及长期居住地、生活习惯及有无烟酒嗜好，职业与工作条件放射性物质接触史等。

既往史——是指患者过去的健康和发病情况，传染病史、预防接种史、手术外伤史、输血史、食物或药物过敏史等。

现病史——是本次疾病的发生、演变、诊疗等方面的详细情况。

选项 D：月经及婚育史——指婚姻状况、结婚年龄、配偶健康状况、有无子女。

选项 E：家族史——指父母、兄弟、姐妹健康状况，有无与患有类似疾病，有无家族遗传倾向的疾病。

【破题思路】病史记录其他相关考点

入院记录	
出院记录	24h
入院后死亡记录	
门诊病史主诉	部位、症状、时间
急诊	写错字，双线划在错字上，不得刮、粘、涂
同一疾病相隔 3 个月以上	初诊记录

67. 下列物品中禁用高压蒸汽灭菌的是

A. 金属器械　　B. 棉球敷料　　C. 明胶海绵

D. 玻璃制品　　E. 插入针头排气的瓶装液体

【答案】C

【解析】高压蒸汽灭菌法——一般器械、布类、棉花均可使用，明胶海绵、凡士林、油脂、液体石蜡和各种粉剂不可用此法消毒，明胶海绵应采用干热灭菌，故本题正确答案 C。

选项 A、B、D 均可使用高压蒸汽灭菌。

选项 E：瓶装液体插入针头以后，由于能够及时排出瓶内受热膨胀的气体，也可使用高压蒸汽灭菌法消毒。

【破题思路】消毒灭菌相关考点

方法	适用于
高压蒸汽灭菌	一般器械、布类、棉花
煮沸消毒法	耐热、耐湿物品
干热灭菌法	玻璃、陶瓷、吸收性明胶海绵、凡士林、油脂、液状石蜡和各种粉剂

68. 女，29 岁。一侧颌下区膨隆 2 个月，以“囊肿”手术切除。术后半月，术区又复肿起。检查见颌下区隆起，表面皮肤正常，膨隆区界限尚清，按压有囊性感。该患者必须做的检查是

A. 穿刺　　B. 下颌下腺造影　　C. 手术探查

D. CT　　E. MRI

【答案】A

【解析】题目中明确指出颌下区肿物“按压囊性感”，囊性肿物一般采用穿刺检查了解内容物颜色、透明度以及黏稠度等，以便进一步协助诊断，故此题正确答案 A。

选项 B：颌下腺造影一般用于颌下腺阴性结石的诊断，故不符合题意。

选项 C：手术探查为各项检查仍不能明确疾病性质，做不出正确诊断时，可行的检查，故亦不符合题意。

选项 D：CT 一般用于颌面部肿瘤，特别是面深部肿瘤的早期诊断。

选项 E：MRI 在颌面外科可用于肿瘤、颞下颌关节疾病的检查和诊断，特别是颅内和舌根部肿瘤的诊断和定位。

（69～71题共用备选答案）

A. 钳夹止血　　B. 结扎止血　　C. 温热盐水纱布压迫止血

D. 骨蜡填充压迫止血　　E. 药物止血

69. 较大面积渗血应选择的止血方法是

70. 骨髓腔或骨孔出血的止血方法是

71. 知名血管破裂的终极止血方法是

【答案】C、D、B

【解析】较大面积的静脉渗血或瘢痕组织及肿瘤切除术的渗血——温热盐水纱布压迫止血。

骨髓腔或骨孔出血——骨蜡填充。

结扎止血是指结扎知名血管，来达到防止和减少出血的目的，故也是最可靠和最有效的止血方法。

选项A：钳夹止血为最常用的止血方法。

选项E：药物止血可分为两种，全身用药止血和局部用药止血，前者常用于凝血机制障碍者，后者常用术中渗血。

【破题思路】止血其他相关考点

	适用于	选项
压迫止血	大面积的静脉渗血或肿瘤切除时广泛渗血	温热盐水纱布
	骨髓腔、骨孔	骨蜡充填
	腔窦内出血	碘仿纱条填塞
	组织基底移动性差，不能缝合	填塞加压止血
	局限出血找不到出血点的疏松组织区	荷包式缝合或多圈式缝扎压迫止血
钳夹结扎	表浅出血点	钳夹
	较大出血点	钳夹＋结扎（电凝）
	大块的肌束	钳夹，再剪断，最后缝扎

72. 病历记录时，主诉应简明扼要，一般不超过

A. 10字　　B. 20字　　C. 30字

D. 40字　　E. 50字

【答案】B

【解析】主诉是指患者就诊要求解决的主要问题，字数应精简，一般不超过20字，包括时间、性质、部位及程度，故本题正确答案为B。

【破题思路】关于主诉其他相关内容

门诊病史主诉包括三方面	患病部位、症状、时间
两种以上主诉	先记录最主要者，再记录其他次要的主诉

73. 关于活组织检查目的与方法的叙述错误的是

A. 明确肿瘤的性质与类型　　B. 与治疗时间间隔越长越好

C. 消毒时禁用碘酊　　D. 切取组织块以0.5～1.0cm为宜

E. 在病变边缘与正常组织交界处取材

【答案】B

【解析】活体组织检查原则上应争取诊断和治疗一起完成，必须先进行活检明确诊断者，活检时间和治疗时间应尽可能接近，故正确答案是B。

选项A：活体组织检查的目的是确定病变的性质、肿瘤类型及分化程度，故A说法正确。

选项C：活体组织检查时不宜使用染料类消毒剂，故C说法正确。

选项 D：切取组织块以 0.5 ～ 1.0cm 为宜，黏膜病变标本应不小于 0.2cm×0.6cm，故 D 说法正确。

选项 E：活检部位最好在病变边缘与正常组织交界处，故 E 说法正确。

【破题思路】活体组织检查相关考点

方法	说明
切取活体组织检查	表浅有溃疡的肿瘤
吸取活体组织检查	深部肿瘤或表面完整、较大的肿瘤及颈部大的淋巴结
切除活体组织检查	皮肤黏膜完整，位于深部的、可切除的小型肿瘤或淋巴结
冷冻活体组织检查	术中明确诊断
注意事项	勿用染料类消毒剂消毒、勿用电刀、勿钳夹挤压、勿在坏死处取 冷冻活检——新鲜标本，不固定

74. 确诊脓肿形成的最可靠方法是

A. 血培养
B. X 线透视
C. 触诊
D. 穿刺
E. 体温测定

【答案】D

【解析】脓肿诊断方法——浅部脓肿为波动试验；深部脓肿为穿刺，穿刺有脓液穿出可协助诊断，故本题正确答案为 D。

选项 A：怀疑有菌血症时，可多次抽血细菌培养以明确诊断，故不符合题意。

选项 B：X 线——常用于诊断颌骨骨髓炎的诊断、病变范围、破坏程度或死骨的部位，故不符合题意。

选项 C：触诊不能明确有无脓肿形成，故不符合题意。

选项 E：细菌感染性疾病体温升高，体温的变化不是确诊脓肿形成的方法，故不符合题意。

【破题思路】颌面部感染诊断相关考点

	诊断依据
初期局部	红、肿、热、痛、功能障碍和引流区淋巴结肿大
炎症局限	浅部脓肿——波动感 深部脓肿——穿刺
涂片或细菌培养	确定细菌种类
外周血白细胞计数	观察感染进展的基本方法

75. 腮腺手术后常选择的绷带包扎方法是

A. 四头带
B. 单眼交叉绷带
C. 三角巾
D. 交叉十字绷带
E. 弹性绷带

【答案】D

【解析】交叉十字绷带（环绕法），常用于颌面部（耳前区、耳后区、腮腺区、颌下区、颏下区）和上颈部术后和损伤的包扎固定，故本题正确答案为 D。

选项 A：四头带——颌骨中、小型手术后或鼻、颏部创口的包扎固定。

选项 C：三角巾——面部包扎、固定夹板、手臂悬吊。

选项 E：弹性绷带（吊颌帽或吊颌绷带）——颌骨骨折及手术后颌骨制动。

76. 男，25 岁。面部跌伤 1h 来院急诊。检查见唇部及舌部撕裂伤，唇部有明显活动性出血。应采取的止血方法是

A. 钳夹、结扎止血
B. 阻断止血
C. 压迫止血
D. 药物止血
E. 低温止血

【答案】A

【解析】钳夹、结扎止血是最基本、最常用的止血方法，本题中，外伤后活动性出血部应采用的方法即为

钳夹、结扎止血，故本题正确答案A。

选项B：阻断止血为最可靠的止血方法，但不适用于本题中出血的处理。

选项C：压迫止血是指外力压迫局部，使微小血管管腔闭塞，从而达到止血效果。

选项E：低温止血——借助局部低温冷冻技术或全身低温降压麻醉达到减少出血的目的，不符合题意。

77. 手术中遇大面积静脉渗血时宜用

A. 荷包式缝合止血　B. 缝扎止血　C. 温热盐水纱布压迫止血

D. 邻近组织覆盖压迫止血　E. 电凝止血

【答案】C

【解析】手术中遇大面积静脉渗血时宜用温热盐水纱布压迫止血。故本题答案是C。

选项A：局限出血，找不到出血点的疏松组织区——荷包式缝合或多圈式缝扎压迫止血。

选项B：大块的肌束——缝扎止血。

选项D：组织基底移动性差，不能缝合或缝合效果不佳时——邻近组织覆盖压迫止血。

选项E：电凝止血是指用高频电流凝结小血管而止血，常用于浅表部位较广泛的小出血点，有时候也可用于深部止血。

78. 肿瘤活检时合适的消毒剂为

A. 1% 碘酊　B. 2% 碘酊　C. 95% 乙醇

D. 红汞　E. 75% 乙醇

【答案】E

【解析】肿瘤活检时不宜使用染料类消毒剂，75% 乙醇为不含染料的消毒剂，故本题正确答案为E。

选项A：1% 碘酊——口内消毒。

选项B：2% 碘酊——颌面部消毒。

选项C：95% 乙醇不能作为消毒剂使用，95% 乙醇可用于三叉神经痛的注射治疗。

选项D：红汞是一种较弱的消毒防腐药，杀菌、抑菌作用较弱，是染料类消毒剂，故不符合题意。

79. 碘酊用于口腔内消毒的浓度是

A. 2.5%　B. 2.0%　C. 1.5%

D. 1%　E. 0.5%

【答案】D

【解析】碘酊用于口腔内消毒的浓度为1%，故D选项正确。

选项B：2% 碘酊——颌面颈部皮肤消毒。

选项E：0.5% 碘伏——皮肤消毒、0.5% 氯己定——皮肤消毒。

【破题思路】常用术区消毒剂总结

碘酊	口腔内——1% 颌面颈部——2% 头皮——3%	刺激性大，需脱碘
氯己定	皮肤——0.5% 口腔内和创口——0.1%	0.5% 氯己定 - 乙醇（70%）消毒效果更佳
碘伏		0.5%

80. 对于腮腺区肿物不宜进行的检查是

A. 细针吸取细胞学检查　B. CT 或 MRI　C. 唾液腺造影

D. 切取活检术　E. B 超

【答案】D

【解析】腮腺和颌下腺肿瘤禁忌活检，因为有发生肿瘤细胞种植的危险，故本题正确答案D。

选项A：腮腺区可用6号针头行细针吸取细胞学检查，可定性诊断且可避免不必要的手术。

选项B：CT 或 MRI 可用于肿瘤的定位，特别适合于腮腺深叶肿瘤的检查。

选项C：唾液腺造影对于唾液腺炎症和舍格伦综合征的诊断价值很高，亦可用于唾液腺肿瘤。

选项E：临床上腮腺良性肥大、腮腺或下颌下腺炎症性肿块等与肿瘤难以区分时，可首选B超。

【破题思路】

放射性核素	^{99m}Tc——沃辛瘤“热结节”现象
—	^{99m}Tc——测定下颌下腺功能

81. 缝合面颈部皮肤，进针时针尖与皮肤的关系

A. 针尖与皮肤呈 15°角
B. 针尖与皮肤呈 30°角
C. 切口两侧进出针间距大于皮下间距
D. 切口两侧进出针间距小于皮下间距
E. 针尖与皮肤呈 90°角

【答案】E

【解析】缝合时，要求针尖与皮肤垂直，并使皮肤切口两侧进针间距等于或略小于皮下间距，才能达到满意效果，故本题正确答案 E。

选项 A、B：均不符合题意。

选项 C：切口两侧进出针间距大于皮下间距——创缘内卷。

选项 D：切口两侧进出针间距小于皮下间距——创缘外翻。

82. 颞下窝肿瘤做活检宜用

A. 切取
B. 钳取
C. 细针吸取细胞学检查
D. 冰冻切片
E. 脱落细胞检查

【答案】C

【解析】颞下窝位于颧弓下方的深面，位置较深，细针吸取细胞学检查用于唾液腺肿瘤或某些深部肿瘤的活检，故本题正确答案为 C。

选项 A：切取活检——表浅有溃疡的肿瘤。

选项 D：冰冻切片一般用于术前不能明确诊断又怀疑是恶性的病变时，术中进行的检查，新鲜标本送检，不需固定。

选项 E：脱落细胞检查是指因人体器官黏膜上皮细胞经常有脱落更新，对其脱落的上皮细胞进行检查来确定相应器官是否患病的一种诊断方法。

83. 皮肤创口缝合后过度外翻是因为

A. 进针点距创缘过远
B. 两侧进针深度不一致
C. 皮肤切口两侧进出针间距大于皮下间距
D. 皮肤切口两侧进出针间距小于皮下间距
E. 打结过紧

【答案】D

【解析】缝合时要求进出针的间距和皮下间距应该是相等或略小，此时缝合效果满意，而当进出针间距小于皮下间距时，创缘则会过度外翻，反之创缘内卷，故本题正确答案 D。

选项 B：两侧进针深度不一致——创缘两侧组织高低不一致。

选项 C：皮肤切口两侧进出针间距大于皮下间距——创缘内翻。

选项 E：打结过紧——压迫创缘，影响血供而出现组织坏死。

【破题思路】缝合基本要求相关考点

一侧游离，一侧固定	先游离侧，后固定侧	
进出针间距大于皮下间距	皮肤创缘内卷	
进出针间距小于皮下间距	皮肤创缘外翻	
打结	松紧适度	紧——血供差，组织坏死 松——愈合后瘢痕增粗

84. 张口度的正确测量方法是

A. 上下中切牙切缘之间的距离
B. 上下磨牙𬌗面之间的距离
C. 上下尖牙的牙尖之间的距离

D. 上下侧切牙切缘之间的距离　　E. 上下前磨牙颊尖之间的距离

【答案】A

【解析】张口度的正确测量部位——上下中切牙切缘间的距离。故本题答案是A。

选项B、C、D、E均不正确。

85. 整复手术缝合时，缝合边距的允许范围是

A. 2mm　　B. 2～3mm　　C. 4～5mm

D. 6～7mm　　E. >7mm

【答案】B

【解析】皮肤缝合时，边距和针距应以保持创缘接触贴合而无裂隙为原则，一般整复手术缝合边距2～3mm，针距3～5mm，故选项为B。

86. 正常成人自然开口度平均值约

A. 5.7cm　　B. 4.7cm　　C. 3.7cm

D. 2.7cm　　E. 1.7cm

【答案】C

【解析】正常开口度平均值为3.7cm，故本题正确答案C。

87. 男，46岁，右侧腮腺区无痛性肿大4年，近半年来左侧腮腺也显肿大，两侧面部不对称，并伴口干不适。在行腮腺扪诊检查时，正确的方法是

A. 拇指、示指夹住作提拉式扪诊　　B. 示指、中指、环指作平触扪诊　　C. 拇指、示指相对触诊扪诊

D. 拇指扪诊　　E. 双合诊

【答案】B

【解析】腮腺的正确触诊方法——三指平触，禁忌提拉，因为腮腺内有腺小叶，提拉式扪诊易将腺小叶误认为是肿物，故本题正确答案B。

选项A错误。

选项C：拇指、示指相对触诊，双指合诊用于检查唇（颊）、舌部病变。

选项E：双合诊可分为双指合诊和双手合诊。

88. 女，38岁。因颌面部皮肤癌入院手术治疗。术中在做必要的组织切除后，出现创缘两侧厚薄不均，为尽量使缝合后皮肤平整，最适合的措施是

A. 采用外翻缝合　　B. 做环式（皮肤-皮下-皮肤）缝合　　C. 薄侧做附加切口调整后缝合

D. 厚侧先做潜行分离调整缝合　　E. 缝合时组织在薄侧稍多而深些，厚侧稍少而浅些

【答案】E

【解析】此题意为考查创缘两侧厚薄不均的创口缝合方法，即为薄侧多而深一些，厚侧少而浅一些，故本题正确答案为E。

选项A：创缘较薄的黏膜、松弛皮肤、有内卷现象的创缘，采用外翻缝合。

选项B：做环式（皮肤-皮下-皮肤）缝合——三角皮瓣尖端小于90°的缝合。

选项C、D说法均不正确。

【破题思路】

张力过大的创口缝合	潜行分离、减张缝合，附加切口减张法	
功能部位	避免过长的直线缝合，采用“Z”曲线缝合	
两侧厚薄不均	薄、低——多，厚、高——少	
三角形皮瓣缝合	角在90°以上	间断缝合
	角在90°以下	皮肤——皮内——皮肤缝合

89. 男，65岁。左舌缘溃疡2个月余不愈合，为明确诊断需先进行活检，此时切取活检组织的部位最好是溃疡的

A. 表面渗出物　　B. 边缘与正常组织交界处　　C. 边缘处

D. 深层组织　　E. 表面组织

【答案】B

【解析】为明确肿瘤的诊断，当肿瘤位置表浅或有溃疡时，应采用活体组织检查进行确诊，取得部位应在肿瘤的边缘与正常组织交界处，故本题正确答案B。

（90～91题共用备选答案）

A. 指压止血　　B. 包扎止血　　C. 填塞止血

D. 结扎止血　　E. 药物止血

90. 开放性和洞穿性创口选用

91. 现场无抢救器械及药品等，紧急情况可用

【答案】C、A

【解析】指压止血——多用于出血较多的紧急情况，是止血的临时措施。

包扎止血——毛细血管、小静脉和小动脉出血或创面渗血。

填塞止血——适用于开放性和洞穿性创口。

结扎止血——最为可靠的止血方法。

药物止血：可分为两种，全身用药止血和局部用药止血，前者常用于凝血机制障碍者，后者常用于局部组织渗血。

（92～96题共用备选答案）

A. 0.1%　　B. 0.5%　　C. 1%

D. 2%　　E. 3%

92. 用于消毒头皮部的碘酊浓度为

93. 用于消毒颌面、颈部的碘酊浓度为

94. 用于消毒口腔黏膜的碘酊浓度为

95. 用于消毒皮肤的氯己定浓度为

96. 用于消毒口腔及创口的氯己定浓度为

【答案】E、D、C、B、A

（97～99题共用备选答案）

A. 包头法　　B. 孔巾铺置法　　C. 三角形手术野铺巾法

D. 四边形手术野铺巾法　　E. 不铺消毒巾

97. 适用于口腔、鼻、唇和颊部手术的铺巾法

98. 适用于口腔门诊小手术的铺巾法

99. 腮腺区及涉及多部位的大型手术的铺巾法

【答案】C、B、D

【解析】三角形手术野铺巾法适用于口腔、鼻、唇和颊部手术。

孔巾铺置法——口腔门诊小手术颌面部手术。

四边形手术野铺巾法——腮腺区、颌下区、颈部及多部位的大型手术。

选项A：除门诊小手术外，应在消毒前用戴帽遮法；消毒后无菌巾包头，防污染。

（100～103题共用备选答案）

A. 大块肌束采用的止血缝扎法是　　B. 临床上止血效果最明显、最可靠的方法是

C. 有心血管疾病的患者禁用的止血方法　　D. 口腔腔窦内出血及颈静脉破裂出血不能缝合结扎时可用

E. 全身给予酚磺乙胺（止血敏）属于

100. 阻断止血法

101. 贯穿缝合法

102. 碘仿纱条填塞压迫止血

103. 降压止血

【答案】B、A、D、C

【解析】阻断止血——结扎知名血管，因此是最可靠的止血方法。

贯穿缝合法——常用于大块的肌束的缝合。

碘仿纱条填塞压迫止血——开放性洞穿性创口、腔窦出血常用。

降压止血：收缩压降至80mmHg，即可有效减少术中出血量，但时间一般不超过30min，且心血管疾病患者禁用。

（104～107 题共用备选答案）

A. 平卧头正位　　B. 平卧头侧位　　C. 平卧仰头位

D. 平卧低头位　　E. 平卧垫肩头侧位

104. 腭部手术的体位是

105. 唇部手术的体位是

106. 腮腺手术的体位是

107. 一侧颈淋巴清扫手术的体位是

【答案】C、A、E、E

【解析】选择正确的体位是为了良好地暴露术区，故应根据手术部位选择合适的体位。

手术	体位
腭部手术	平卧仰头位
唇部手术	平卧头正位
腮腺手术	平卧垫肩头侧位
一侧颈淋巴清扫手术	

注意：口腔颌面外科手术涉及颈部时，应常规垫高肩部。

（108～109 题共用备选答案）

A. HBsAg　　B. 抗-HBs　　C. 抗-HBc

D. HBeAg　　E. 抗-HBe

下述情况的血清标志物是

108. 保护性抗体是

109. 代表传染性较强的是

【答案】B、D

【解析】乙肝表面抗原——HBsAg；乙肝表面抗体——HBsAb、抗-HBs；乙肝 e 抗原——HBeAg；乙肝 e 抗体——HBeAb、抗 -HBe；乙肝核心抗体——HBcAb、抗-HBc；抗原是指能引起抗体生成的物质，这里可以理解为“病毒”；抗体是指由于抗原的刺激而产生的具有保护作用的蛋白质。乙肝表面抗体（HBsAb）是一种保护性抗体，乙肝病毒表面抗原刺激人体免疫系统后产生的抗体，能够保护人体免受乙肝病毒再度袭击，故 108 题正确答案为 B。

HBeAg 是乙肝病毒内核的一种主要结构蛋白，是急性感染的早期标志，它的检出表示肝细胞有进行性损害和高度传染性，故 109 题正确答案为 D。

【破题思路】

HBsAg	HBeAg	抗-HBc	抗-HBe	抗-HBs	临床意义
（+）	（+）	（+）	（-）	（-）	急性或慢性肝炎，HBV 复制活跃（大三阳）
（+）	（-）	（+）	（+）	（-）	急性或慢性肝炎，HBV 复制减弱或停止（小三阳）
（-）	（-）	（-）	（-）	（+）	病后或注射乙肝疫苗后获得免疫

（110～111 题共用备选答案）

A. 钳夹、结扎止血法　　B. 区域阻断止血法　　C. 填塞止血法

D. 低温、降压止血法　　E. 电灼止血法

下列出血情况应选用的正确止血方法是

110. 外伤致上颌骨骨折，鼻腔发生明显出血

111. 颌面部挫裂伤而出现活动性出血

【答案】C、A

【解析】填塞止血法——开放性洞穿性创口、腔窦出血。

外伤后活动性出血部，应采用的方法即为钳夹、结扎止血。

选项 B：对于血运丰富又不宜使用一般血管钳钳夹止血的组织，可采用区域缝扎止血预防和处理出血。

选项 D：低温止血——借助局部低温冷冻技术或全身低温降压麻醉达到减少出血的目的，降压止血——收

缩压降至80mmHg，即可有效减少术中出血量，但时间一般不超过30min；均不符合题意。

【破题思路】① 不损伤面神经下颌下缘的下颌下区切口应位于：低于下颌下缘1.5～2cm。
② 干热灭菌法消毒时温度和时间是：160℃持续120min。
③ 减少瘢痕形成的重要措施不正确的是：电刀手术创伤。
④ 口腔颌面一般检查不包括的是：咽部检查。
⑤ 口腔内缝线打结应打：三重结。
⑥ 牙周膜注射浸润麻醉适用于血友病患者的原因是：注射所致的损伤很小。
⑦ 一般24h内引流量低于多少时即可拔除负压引流：20～30mL。
⑧ 用肥皂液刷洗手和臂时浸泡范围应在肘部以上：10cm。
⑨ 用哪种消毒剂浸泡的器械使用前需用灭菌蒸馏水冲洗：甲醛溶液。
⑩ 用于皮肤消毒的氯己定溶液浓度为：0.5%。
⑪ 用于智齿冠周炎冲洗的过氧化氢溶液浓度是：1%～3%。
⑫ 在下颌下腺肿瘤的诊断中，准确率较高的定性诊断方法是：B超。

（112～115题共用备选答案）
A. 无菌创口　　B. 污染创口　　C. 感染创口
D. 一期愈合创口　　E. 延期愈合创口
112. 与口鼻腔相通或在口腔内手术的创口属于
113. 未经细菌侵入的创口属于
114. 虽有细菌侵入，但未引起化脓性炎症的创口属于
115. 细菌已侵入、繁殖，并引起急性炎症、坏死、化脓的创口属于
【答案】B、A、B、C
【解析】污染创口——细菌未侵入深层组织引起化脓性感染，故112、114题正确答案为B。
无菌创口——无细菌侵入的创口，故113题正确答案为A。
感染创口——细菌引起急性炎症、坏死、化脓创口，故115题正确答案为C。
116. 关于门诊病史记录撰写，下列描述正确的是
A. 门诊封面只填写姓名即可　　B. 实习医生可直接签名　　C. 一般不包括实验室检查
D. 体格检查应以口腔颌面部检查为主　　E. 复诊病史不用填写就诊日期
【答案】D
【解析】门诊病历封面必须逐项填写，不能只填写姓名；实习医生必须有上级医师签名；完整的门诊病历应包括实验室检查等共7项内容；体格检查应以口腔颌面部检查为主，如有全身系统疾病，应做必要的体检；患者每次就诊均应填写就诊日期。
117. 不是换药适应证的是
A. 污染创口怀疑有感染　　B. 无菌创口，检查其是否感染　　C. 创口有大量脓液、分泌物流出
D. 敷料脱落，不能保护创口　　E. 创口有渗血或疑似有血肿
【答案】B
【解析】污染创口怀疑有感染，应尽早打开敷料，检视是否有污染，并进行换药处理。无菌创口，若无疑似感染症状或非拆线需要，一般不打开敷料。创口有大量脓液、分泌物流出是换药的适应证。敷料脱落，不能保护创口时，应及时消毒创口，更换敷料。创口有渗血或疑似有血肿时，应尽早打开敷料，充分止血或引流后覆以新的敷料。
118. 关于外科换药，不正确的操作是
A. 镊子去除外层和内层敷料　　B. 消毒棉球自创口内缘向外擦拭
C. 有创面且无感染的创口，不能用乙醇棉球涂拭　　D. 脓液分泌过多时，可用消毒溶液及抗生素溶液冲洗
E. 敷料应有3～4层纱布以上
【答案】A
【解析】应用手去除外层敷料，用镊子去除内层敷料。即使是感染创口，也应自创口内缘向外消毒，防止创口感染、加重、感染。用乙醇棉球涂拭有创面且无感染的创口，刺激性大且不利于创口愈合。脓液分泌过多时，应用消毒溶液或抗生素冲洗。敷料应有3～4层纱布以上，以更好地隔绝创口。

第二单元　麻醉与镇痛

1. 下列关于局部麻醉药物的描述哪个是正确的

A. 心律失常患者常用的局麻药为酯类

B. 普鲁卡因的效能强度高于酰胺类局麻药物

C. 阿替卡因适用于所有患者

D. 丁卡因常用于浸润麻醉

E. 利多卡因的常用阻滞麻醉浓度为1%～2%

【答案】E

【解析】题干问的是局麻药物描述正确的，那先看哪些是错误的，心律失常患者常用的局麻药物是利多卡因，属于酰胺类，故A错误。

普鲁卡因的特点是穿透性和扩散性较差，不能做表面麻醉，故它的效能强度小于酰胺类局麻药物，故B错误。

阿替卡因（碧兰麻）只能用于成人及4岁以上的儿童，所以C也错误。

利多卡因的阻滞麻醉浓度就是1%～2%，故选E。

【破题思路】

题干信息	选项
口腔科应用最多；心律失常患者局麻药物首选	利多卡因（赛洛卡因）
局麻药物中不能做表面麻醉，毒副作用小，效能强度及毒性强度为1	普鲁卡因（奴佛卡因）
局麻药物容易产生过敏反应	酯类（普鲁卡因和丁卡因）
局麻药物效能及毒性最强	丁卡因（潘托卡因/地卡因）
局麻药物持续时间最长（6h以上）	布比卡因（麻卡因）
只能用于成人及4岁以上的儿童的局麻药物	阿替卡因（碧兰麻）

2. 普鲁卡因安全剂量一次不宜超过

A. 1g　　B. 1.5g　　C. 2g

D. 2.5g　　E. 3g

【答案】A

【解析】普鲁卡因（奴佛卡因）一次注射的最大剂量为1g（1000mg），安全剂量每小时不超过1g。毒副作用小，不适用于表面麻醉，属于酯类药物，偶能产生过敏反应，对有青霉素过敏史的患者也应警惕使用普鲁卡因。

【破题思路】

麻醉药	最大用量
普鲁卡因（奴佛卡因）	1000mg（6.0mg/kg）
利多卡因（赛洛卡因）	300～400mg（4.4mg/kg）
丁卡因（地卡因、潘托卡因）	40～60mg
阿替卡因（碧兰麻）	7mg/kg

3. 利多卡因的一次最大剂量是

A. 800～1000mg　　B. 100～150mg　　C. 300～400mg

D. 60～100mg　　E. ≥1000mg

【答案】C

【解析】利多卡因毒性较普鲁卡因大，用作局麻时，一次最大剂量300～400mg，使用时应分次小量注射。如果注射过快或超量都会引起患者中毒的不良反应。

4. 与 2% 普鲁卡因比较，以下哪项不是 2% 利多卡因的特点

A. 毒性较大，但可用作表面麻醉　B. 有较强的组织穿透性和扩散性　C. 药效强

D. 有抗室性心律失常作用　E. 维持时间较短

【答案】E

【解析】利多卡因又名赛洛卡因，局麻作用较普鲁卡因强，维持时间亦较长（90 ～ 120min），并有较强的组织穿透性和扩散性，故亦可用作表面麻醉。临床上主要以 1% ～ 2% 溶液（含 1 : 100000 肾上腺素）用于口腔手术的阻滞麻醉，目前是使用最多的局麻药物。利多卡因还有迅速、安全的抗室性心律失常作用，在治疗各种原因的室性心律失常时效果显著，因而对心律失常患者常作为首选的局部麻醉药。本品毒性较普鲁卡因大，用作局麻时，一次最大用量为 300 ～ 400mg，使用时应分次小量注射。普鲁卡因扩血管作用明显，持续时间短（45 ～ 60min）。

5. 普鲁卡因偶能发生过敏反应的原因是

A. 渗透性差　B. 酰胺类药物　C. 用量过大

D. 酯类药物　E. 与青霉素交叉过敏

【答案】D

【解析】酯类麻醉药的代谢产物对氨基苯甲酸易引发过敏。

6. 下列描述临床常用局麻方法正确的是

A. 表面麻醉　B. 表面麻醉、浸润麻醉

C. 表面麻醉、浸润麻醉、阻滞麻醉　D. 冷冻麻醉、表面麻醉、浸润麻醉、阻滞麻醉

E. 针刺麻醉、冷冻麻醉 + 表面麻醉、浸润麻醉、阻滞麻醉

【答案】C

【解析】表面麻醉、浸润麻醉、阻滞麻醉最常用。

7. 布比卡因麻醉时间可达

A. 1h　B. 2h　C. 4h

D. 5h　E. 6h

【答案】E

【解析】布比卡因又名麻卡因，其麻醉持续时间为利多卡因之 2 倍，一般可达 6h 以上；麻醉强度为利多卡因的 3 ～ 4 倍。常以 0.5% 的溶液与 1 : 200000 肾上腺素共用，特别适合费时较久的手术，术后镇痛时间也较长。

8. 为防止注射时针头折断不能取出，注射时针头保留在体外的长度为

A. 0.5cm　B. 1.0cm　C. 1.5cm

D. 2.0cm　E. 3.0cm

【答案】B

【解析】注射针折断：注射针的质量差、锈蚀、缺乏弹性等，均可发生断针，折断常位于针头连接处。当行上牙槽后神经、下牙槽神经阻滞麻醉时，常因进针较深，注射针刺入组织后骤然移动，或操作不当，使针过度弯曲而折断；或注射针刺入韧带、骨孔、骨管时用力不当，或患者躁动等均可使针折断。

防治原则：注射前一定要检查注射针的质量，勿用有问题的注射针。注射时，按照注射的深度选用适当长度的注射针，至少应有 1cm 长度保留在组织之外，不应使注射针全部刺入。注意操作技术，改变注射方向时不可过度弯曲注射针，在有阻力时不应强力推进。

如发生断针，立即嘱患者保持张口状态，不要做下颌骨运动，若有部分针体露在组织外可用有齿钳或镊夹取之；若针已完全进入组织内，可将另一针在同一部位刺入作标志，做 X 线定位摄片，确定断针位置后，再行手术取出。切勿盲目探查，以免使断针向深部移位，更加难于取出。

9. 下牙槽神经阻滞麻醉时出现面瘫，一般的处理方法为

A. 注射维生素 B_1、维生素 B_{12}　B. 局部热敷　C. 局部理疗

D. 口服镇静剂　E. 不做特殊处理

【答案】E

【解析】暂时性面瘫多由于进行下牙槽神经阻滞麻醉时注射针过后或过高，将麻药注入腮腺内麻醉面神经而致，待麻醉作用消失后即可恢复。

【破题思路】注射下牙槽神经阻滞麻醉可能会出现三个暂时性的并发症（暂时性面瘫、暂时性牙关紧闭、暂时性复视或失明），出现这些问题都不做特殊处理，向患者解释麻药作用消失后会自然恢复正常即可。

10. 手术患者术前12h禁食，4h禁水是为了

A. 减少术后感染　　B. 防止术后腹胀　　C. 防止吻合口瘘

D. 防止术后伤口裂开　　E. 防止麻醉或手术中呕吐

【答案】E

【解析】术前12h禁食，4h禁水为防术中呕吐误吸。

11. 肾上腺素可引起的不适中，不包括

A. 心悸　　B. 恐惧　　C. 颤抖

D. 头痛　　E. 麻木

【答案】E

【解析】肾上腺素能激动α和β两类受体，所以会引发A、B、C、D。临床应用时常将血管收缩剂加入局麻药溶液中，以延缓吸收，降低毒性反应，延长局麻时间，以及减少注射部位的出血，使术野清晰。一般是肾上腺素以1 :（50000～200000）的浓度加入局麻药溶液中，即含肾上腺素5～20μg/mL用作局部浸润麻醉和阻滞麻醉。由于肾上腺素可引起心悸、头痛、紧张、恐惧、颤抖及失眠，如用量过大或注射时误入血管，血内肾上腺素浓度上升时，可因血压骤升而发生脑出血；或因心脏过度兴奋引起心律失常，甚至心室纤颤等不良反应。因此临床上应严格限制麻药中的肾上腺素浓度和控制好一次注射量。对健康人注射含1 : 100000肾上腺素的利多卡因每次最大剂量为20mL（肾上腺素0.2mg），有心血管疾病者4mL（肾上腺素0.04mg）。

【破题思路】

局麻时肾上腺素浓度	1 :（50000～200000）
注射肾上腺素后的不良反应	心悸、头痛、紧张、恐惧、颤抖及失眠
注射麻药后一旦出现头痛	肾上腺素反应

12. 患者注射局麻药后出现头晕，胸闷，面色苍白，全身冷汗，四肢厥冷无力，脉快而弱，恶心，呼吸困难，甚至意识丧失，多为

A. 过敏反应　　B. 晕厥　　C. 中毒

D. 休克　　E. 全脊髓麻醉

【答案】B

【解析】晕厥、过敏、中毒略有相似，要分清记牢。休克是机体遭受强烈的致病因素侵袭后，由于有效循环血量锐减，组织血流灌注广泛、持续、显著减少，致全身微循环功能不良，生命重要器官严重障碍的综合症候群。全脊髓麻醉是硬膜外麻醉最严重的并发症。

【破题思路】

麻醉后反应	选项	处理
头晕，脉快而弱（细速）	晕厥	首先停止注射
脉搏又慢又微弱（细弱）	中毒（抑制型）	首先停止注射，后升压治疗
惊厥、昏迷、呼吸、心搏骤停	过敏（即刻反应）	脱敏并抢救
血管神经性水肿	过敏（延迟反应）	脱敏
牙关紧闭	癔症	休息，必要时抢救
头痛	肾上腺素反应	休息

13. 毒性最强的局麻药是

A. 普鲁卡因　　B. 卡波卡因　　C. 利多卡因

D. 丁卡因　　E. 布比卡因

【答案】D

【解析】丁卡因（潘托卡因/地卡因）麻醉效能和毒性最强，常用于表面麻醉。

14. 眶下神经阻滞麻醉口外注射法进针方向为
A. 注射针与皮肤成 45°，向下、后、外进针
B. 注射针与皮肤成 60°，向上、后、外进针
C. 注射针与皮肤成 45°，向上、后、外进针
D. 注射针与皮肤成 45°，向上、后、内进针
E. 注射针与皮肤成 60°，向上、后、内进针
【答案】C
【解析】眶下神经阻滞麻醉

—	口外法	口内法
体位	坐位	坐位
进针点	同侧鼻翼旁 1cm	上颌侧切牙相应前庭沟
进针方向、角度	与皮肤呈 45°，向上、后、外方刺入	与上颌中线呈 45° 上、后、外
深度	进针 1.5cm	—
剂量	1mL	—
麻醉区域	同侧下眼睑、鼻、眶下区、上唇，上颌前牙、前磨牙以及这些牙的唇侧或颊侧的牙槽骨、骨膜、牙龈和黏膜	

15. 暂时性牙关紧闭是由于麻药注入
A. 翼内肌或翼外肌
B. 翼内肌或咬肌
C. 翼外肌或咬肌
D. 翼内肌或颞肌
E. 翼外肌或颊肌
【答案】B
【解析】根据解剖位置可知选 B。

【破题思路】

局麻操作	并发症
用药量或单位时间内注射药量过大，以及直接快速注入血管而造成	中毒（过量反应）
注射针刺破血管所致，上牙槽后神经阻滞麻醉刺破翼静脉丛及眶下神经阻滞麻醉	血肿
注射针质量差 操作时使用暴力、技术不当或患者躁动	断针
注射针偏向后不能触及骨面，或偏上越过乙状切迹	暂时性面瘫
注入翼内肌或咬肌内	暂时性牙关紧闭
下牙槽神经阻滞麻醉时未回抽进入下牙槽动脉	暂时性复视或失明

16. 下牙槽神经阻滞麻醉的进针点及注射点错误的是
A. 下颌神经沟
B. 翼下颌皱襞中点外 3 ～ 4mm
C. 颊部三角形颊脂垫尖
D. 下颌小舌
E. 下颌小舌上方
【答案】D
【解析】下牙槽神经阻滞麻醉的注射点位于下颌小舌上方的下颌神经沟内，故 A、E 正确。B、C 均为进针点，下牙槽神经在下颌小舌上方进入下颌管，如将下颌小舌作为注射点会致麻醉失败，故 D 错。

17. 上牙槽后神经阻滞麻醉进针的方向正确的是
A. 向后、向下、向外
B. 向上、向后、向内
C. 向前、向外、向下
D. 向下、向前、向内
E. 向下、向后、向外
【答案】B
【解析】上牙槽后神经阻滞麻醉：患者取坐位，头微仰，半张口，上颌牙𬌗面与地平面呈 45°角，注射针与上颌牙的长轴成 40°，向上后内刺入，沿上颌结节表面滑动，进针深度约 1.5 ～ 1.6cm，回抽无血注入麻药。

【破题思路】

阻滞麻醉	方向
上牙槽后神经	上、后、内
眶下神经	上、后、外

18. 牙周膜注射浸润麻醉适用于血友病患者的原因

A. 注射时不痛
B. 注射所致的损伤很小
C. 注射用药量较大故止血好
D. 麻醉效能强度高
E. 麻醉作用时间长

【答案】B

【解析】血友病患者有凝血障碍，牙周膜注射浸润麻醉创伤小。

【破题思路】牙周膜注射法（牙周韧带注射法）

适用于	血友病等出血倾向疾病的患者（损伤小） 浸润或阻滞麻醉效果不好时（追加麻醉）

19. 当患者在局麻时出现晕厥时，错误的处置是

A. 应立即停止注射麻药
B. 升高椅位使患者头抬高
C. 松解衣领
D. 芳香胺乙醇或氨水刺激呼吸
E. 吸氧并静脉注射高渗葡萄糖

【答案】B

【解析】晕厥是由于一过性中枢缺血所致，故应使头处于低位，放平椅位使患者头放低。

【破题思路】

局麻并发症	防治原则
晕厥	做好术前检查及思想工作，消除紧张情绪，避免在空腹时进行手术 一旦发生晕厥，应立即停止注射，迅速放平座椅，置患者于头低位 松解衣领，保持呼吸通畅 芳香胺乙醇或氨水刺激呼吸 针刺人中穴 氧气吸入和静脉注射高渗葡萄糖液
过敏（超敏反应）	术前详细询问有无酯类局麻药，如普鲁卡因过敏史；轻症用脱敏药物，如钙剂、异丙嗪、激素肌内注射或静脉注射及吸氧；重症应迅速静注安定（地西泮）10 ～ 20mg 或分次静脉注射 2.5% 硫喷妥钠，每次 3 ～ 5mL，直至惊厥停止。注射硫喷妥钠过程中，若发生呼吸抑制，应立即面罩加压吸氧或气管插管做人工呼吸。对循环衰竭的患者应给予升压药、补液；如呼吸、心搏停止，则按心肺复苏方法迅速抢救
中毒（过量反应）	坚持回抽无血，不超过最大用量 轻症：平卧解衣扣，保持呼吸通畅，待麻药自行分解 重症：给氧、补液、抗惊厥、激素及升压药等抢救措施
血肿	注射针尖不能粗钝及有倒钩 注射时不要反复穿刺以免增加穿破血管的机会 出现血肿，可立即压迫止血，并予冷敷；48h 后改用热敷，酌情给予抗生素
注射针折断	注射前检查注射针质量，进针后针头至少在组织外保留 1cm，操作时针头不可过分弯曲，遇阻力时不应强力推进。发生断针后患者保持注射时状态，减少颌骨运动，用牙钳或镊子夹出。若针完全在组织内，切勿盲目检查，需在 X 线片定位后再行手术取出
暂时性面瘫 / 牙关紧闭 / 复视或失明	无须特殊处理

20. 常用麻醉剂 2% 普鲁卡因液，一次注射量为 2 ～ 4mL，不能超过

A. 10mL
B. 20mL
C. 30mL
D. 40mL
E. 50mL

【答案】E

【解析】2% 普鲁卡因一次最大使用剂量为 50mL，2% 利多卡因为 20mL。选 E。

21. 一年轻患者在行右上颌第三磨牙麻醉后，颊部区域迅速膨大，患者自觉局部轻微胀感不适，触诊软，无压痛，边界不清。术后予以抗炎、冷敷，数日后肿胀逐渐消退，皮肤呈现黄绿色瘀斑。出现上述症状的可能原因是

A. 注射区水肿　B. 注射区血肿　C. 注射区组织的应激反应

D. 刺破眶下神经血管束所致　E. 刺破下牙槽神经血管束所致

【答案】B

【解析】局麻注射针刺破血管所致的血肿，较常见为上牙槽后神经、眶下神经阻滞麻醉；特别是在刺破翼静脉丛后，可发生组织内出血，在黏膜下或皮下出现紫红色瘀斑或肿块。数日后，血肿处颜色逐渐变浅呈黄绿色，并缓慢吸收消失。因此该患者符合血肿的症状，该患者拔除上颌第三磨牙，应行上牙槽后神经阻滞麻醉，因此本题选 B。

【破题思路】上牙槽后神经阻滞麻醉（上颌结节注射法）

体位	上颌平面与地平面呈 45°角，半张口
进针点	上颌第二磨牙远中颊侧根部前庭沟作为进针点 对于上颌第二磨牙尚未萌出的儿童，则以第一磨牙的远中颊侧根部的前庭沟作为进针点 在上颌磨牙已缺失的患者，则以颧牙槽嵴部的前庭沟为进针点
进针方向、角度	注射针与上颌牙的长轴成 40°角，向上后内方刺入
深度	1.5 ～ 1.6cm 回抽无血
剂量	1.5 ～ 2mL
麻醉区域	同侧除第一磨牙的近中颊根外的同侧磨牙的牙髓、牙周膜、牙槽突及其颊侧的骨膜和牙龈黏膜
注意事项	刺入不宜过深，以免刺破上颌结节后方的翼静脉丛，引起血肿

22. 一男性患者欲拔除左上颌第一磨牙，病史叙述中知其患有甲状腺功能亢进 4 年余。查体：其静息脉搏为 90 次 / min，基础代谢率为 +16%，未见其他并发症状发生。下列描述正确的是

A. 为拔牙禁忌证

B. 为拔牙适应证，但应注意减少对患者的精神刺激，术后预防感染

C. 麻药中可以加少量的肾上腺素

D. 麻药可选择含肾上腺素的阿替卡因或甲哌卡因

E. 术后不必监测脉搏和血压

【答案】B

【解析】甲状腺功能亢进为甲状腺呈高功能状态，其特征为甲状腺肿大、基础代谢率增加和自主神经系统失常。拔牙应在本病控制后，静息脉搏在 100 次 / min 以下，基础代谢率在 +20% 以下方可进行。麻药勿加肾上腺素。术中、术后应监测脉搏和血压，注意术后感染。因此本题选 B。

23. 能用一针法麻醉的三条神经是

A. 下牙槽神经、舌神经、颊长神经　B. 下牙槽神经、咬肌神经、颊长神经

C. 上牙槽后神经、上牙槽中神经、上牙槽前神经　D. 上牙槽后神经、腭前神经、鼻腭神经

E. 下牙槽神经、咬肌神经、舌神经

【答案】A

【解析】一针三麻的注射点是下颌隆突，麻醉神经为：下牙槽神经、舌神经、颊（长）神经。

24. 舌神经阻滞麻醉可麻醉

A. 同侧下颌舌侧牙龈、黏骨膜、口底黏膜及舌前 2/3 部分

B. 同侧下颌磨牙舌侧牙龈、黏骨膜、口底黏膜及舌后 2/3 部分

C. 同侧下颌前牙舌侧牙龈、黏骨膜、口底黏膜及舌前 2/3 部分

D. 同侧下颌前牙及前磨牙舌侧牙龈、黏骨膜、口底黏膜及舌前 2/3 部分

E. 同侧下颌舌侧牙龈、黏骨膜、口底黏膜及舌后 2/3 部分

【答案】A

【解析】舌神经分布范围：同侧下颌舌侧牙龈、黏骨膜、口底黏膜及舌前 2/3 部分。

25. 腭前神经出自

A. 腭前孔　B. 腭大孔　C. 腭小孔

D. 蝶腭孔　E. 眶下孔

【答案】B

【解析】腭大孔发出的神经是腭前神经（腭大神经）。

【破题思路】

神经	从此孔发出
鼻腭神经	腭前孔
腭前神经（腭大神经）	腭大孔
腭中、后神经	腭小孔
鼻腭神经和鼻上神经	蝶腭孔
眶下神经	眶下孔
上颌神经	圆孔出颅
下颌神经	卵圆孔出颅
面神经	茎乳孔出颅

26. 上颌尖牙腭侧有吻合的神经是

A. 上牙槽前神经与上牙槽中神经　B. 鼻腭神经与腭中神经　C. 腭前神经与腭中神经

D. 腭中神经与腭后神经　E. 腭前神经与鼻腭神经

【答案】E

【解析】上颌 3 的腭侧有鼻腭神经、腭前神经吻合，所以上颌 3 的麻醉方式一般是颊舌侧的浸润麻醉。

27. 口腔颌面外科手术全身麻醉特点中不正确的是

A. 麻醉与手术互相干扰　B. 易于保持气道通畅　C. 小儿与老年患者多

D. 手术失血多　E. 麻醉深度要求三期一级

【答案】B

【解析】口腔颌面外科手术不易于保持气道通畅。

【破题思路】

口腔颌面外科手术全身麻醉的特点	麻醉与手术互相干扰
	保持气道通畅比较困难
	小儿与老年患者比例高，出现情况及时处理
	手术失血较多
	麻醉的深度和麻醉恢复期的要求：口腔颌面麻醉要求适度麻醉，其指征是患者安静不动，呼吸、脉搏、血压稳定在正常范围，其深度相当于乙醚吸入麻醉的三期一级

28. 上牙槽后神经阻滞麻醉注射法，注射针与上颌牙的长轴成 40°角，向何方向刺入，进针时针尖沿着上颌结节弧形表面滑动，深约 1.5 ～ 1.6cm

A. 上后外　B. 上前内　C. 上后内

D. 上前外　E. 平后内

【答案】C

【解析】上牙槽后神经阻滞麻醉即上颌结节注射法，将局麻药注射于上颌结节，以麻醉上牙槽后神经。注射麻药时注射针头需要绕过上颌结节，即针尖要沿着上颌结节弧形表面向上后内的方向滑动，故选 C。

29. 下唇麻木是哪种阻滞麻醉注射成功的标志

A. 上牙槽后神经　B. 鼻腭神经　C. 腭前神经

D. 下牙槽神经　E. 颊神经

【答案】D

【解析】此题是基本知识试题，考查考生对局部麻醉方法的认识与理解。下唇属下牙槽神经支配范围，本题正确答案为D。上牙槽后神经分布于同侧上颌磨牙（第一磨牙近中颊根除外）颊侧的黏膜及牙龈及其牙周膜、牙槽骨和上颌窦黏膜。鼻腭神经分布于上颌3～3腭侧黏骨膜及牙龈，腭前神经支配范围是同侧磨牙、前磨牙腭侧的黏骨膜、牙龈和牙槽骨，颊神经支配范围是同侧下颌第二前磨牙及磨牙颊侧牙龈、黏骨膜、颊部黏膜、颊肌和皮肤。

【破题思路】

麻醉神经	麻醉区域	麻醉后患者感受
上牙槽后神经	同侧上颌磨牙（第一磨牙近中颊根除外）颊侧的黏膜及牙龈及其牙周膜、牙槽骨和上颌窦黏膜	颊侧牙龈感觉丧失
鼻腭神经	上颌3～3腭侧黏骨膜及牙龈	上颌前牙及腭侧黏膜感觉丧失
腭前神经	同侧磨牙、前磨牙腭侧的黏骨膜、牙龈和牙槽骨	同侧磨牙、前磨牙及腭侧黏膜感觉丧失
下牙槽神经	同侧下颌骨、下颌牙、牙周膜，前磨牙至中切牙唇（颊）侧的牙龈、黏骨膜以及下唇部	同侧下唇麻木为注射成功的主要标志 同侧下颌1～4唇（颊）侧牙龈感觉丧失
颊神经	同侧下颌第二前磨牙及磨牙颊侧牙龈、黏骨膜、颊部黏膜、颊肌和皮肤	同侧脸颊麻木 同侧下颌第二前磨牙及磨牙颊侧牙龈感觉丧失
舌神经	同侧下颌舌侧牙龈、黏骨膜、口底黏膜及舌前2/3部分	同侧舌前2/3感觉及味觉丧失 同侧下颌牙舌侧黏膜感觉丧失

30. 患者，女，32岁。上颌第一磨牙死髓、劈裂，要求拔除。拔除时应采用的麻醉包括

A. 上颌结节麻醉＋腭大孔麻醉

B. 上颌结节麻醉＋腭大孔麻醉+6腭侧远中局部浸润麻醉

C. 上颌结节麻醉＋腭大孔麻醉+6颊侧近中局部浸润麻醉

D. 腭大孔麻醉＋唇颊侧局部浸润麻醉

E. 颊、腭侧局部浸润麻醉

【答案】C

【解析】拔牙的麻醉范围应包括拔除牙齿的牙髓、牙周膜、牙槽骨以及颊舌侧牙龈黏膜的神经。上颌第一磨牙的神经支配包括：远中颊根及腭根的牙槽骨及牙髓神经为上牙槽后神经支配，近中颊根牙槽骨及牙髓神经为上牙槽中神经支配；腭侧牙龈黏膜由腭前神经支配，颊侧牙龈黏膜由上牙槽后神经支配。所以拔除上颌第一磨牙要麻醉上牙槽后神经、上牙槽中神经及腭前神经，故应进行的麻醉为上颌结节麻醉、颊侧近中浸润麻醉和腭大孔麻醉。故正确答案为C。

31. 患者，男，26岁。拔牙前2%普鲁卡因局麻后，患者出现心悸、头晕、胸闷、面色苍白、全身冷汗、四肢厥冷无力、脉搏快而弱，血压不稳定。该患者情况属于

A. 中毒　　B. 晕厥　　C. 过敏反应

D. 癔症　　E. 肾上腺素反应

【答案】B

【解析】全身发麻，面色苍白，四肢无力，神志模糊，心慌，气闷，表情肌抽搐及血压下降可判断为麻醉药过敏反应；癔症常表现为牙关紧闭，患者有精神病病史；肾上腺素反应的常见症状是头昏、头痛，口唇苍白，并伴有血压升高，脉搏快而有力；晕厥的临床表现为头晕、胸闷、面色苍白、全身冷汗、四肢厥冷无力、脉搏快而弱、恶心、呼吸困难，重者甚至有短暂的意识丧失；中毒反应的表现可归纳为兴奋型和抑制型两类：兴奋型表现为烦躁不安、多话、颤抖、恶心、呕吐、气急、多汗、血压上升，抑制型迅速出现脉搏细弱、血压下降、神志不清，随即呼吸、心搏停止。

32. 关于普鲁卡因的描述，正确的是

A 亲脂性高　　B. 易穿透黏膜　　C. 不引起过敏反应

D. 可用于浸润麻醉　　E. 可与磺胺类药物同用

【答案】D

【解析】普鲁卡因是短效酯类，可用于局部浸润麻醉和阻滞麻醉。普鲁卡因的脂溶性、蛋白结合率和麻醉强度均较低；普鲁卡因的弥散能力差，故不用于表面麻醉；普鲁卡因对心肌及心肌传导系统有抑制作用，并且

会引起过敏反应；本药在体内由血浆假性胆碱酯酶水解代谢，其代谢产物对氨苯甲酸（PABA）能减弱磺胺类药的抗菌效力，故不能与磺胺类药物合用；故本题应选 D。

33. 根据药理实验，将其麻醉强度与毒性等于“1”，作为比较标准的局麻药物是

A. 普鲁卡因　　B. 丁卡因　　C. 利多卡因

D. 阿替卡因　　E. 布比卡因

【答案】A

【解析】该考点为局麻药物比较时的比较标准，规定普鲁卡因麻醉强度和毒性为 1，其他药物以此为标准进行比较。

【破题思路】

麻醉药	麻醉强度与毒性	麻醉持续时间
普鲁卡因	1	45 ～ 60min
利多卡因	2	90 ～ 120min

34. 利多卡因一次最大用量为

A. 10 ～ 50mg　　B. 80 ～ 100mg　　C. 300 ～ 400mg

D. 800 ～ 1000mg　　E. 1500mg

【答案】C

【解析】利多卡因一次最大剂量 300 ～ 400mg（4.4mg/kg），分次小量注射。

35. 局麻时，如将局麻药注入血管中可发生

A. 休克　　B. 晕厥　　C. 药物过敏

D. 药物中毒　　E. 中枢神经麻醉

【答案】D

【解析】本题主要的考点是发生麻药中毒常见的原因。当单位时间内进入血循环的局麻药量超过分解速度时，血内麻药浓度升高，达到一定浓度时就会出现中毒症状。临床上最常见的原因有三个：①用药量过大；②短时间内重复注射；③麻药快速注入血管。

36. 拔除下颌第一磨牙应采用的阻滞麻醉方法是

A. 下牙槽神经　　B 下牙槽神经、舌神经　　C. 下牙槽神经、颊神经

D. 下牙槽神经、舌神经、额神经　　E. 下牙槽神经、舌神经、颊神经

【答案】E

【解析】下颌第一磨牙拔除术应同时使用下牙槽神经阻滞麻醉、舌神经阻滞麻醉和颊神经阻滞麻醉。分别起到麻醉同侧下牙槽骨、舌侧黏膜和颊侧黏膜的作用。故答案为 E。

【破题思路】

牙位	麻醉方式
下颌 1	下牙槽神经 + 舌神经阻滞麻醉 + 唇舌侧浸润麻醉
下颌 2 ～ 4	下牙槽神经 + 舌神经阻滞麻醉
下颌 5 ～ 8	下牙槽神经 + 舌神经 + 颊神经阻滞麻醉

37. 患者，男，30 岁。左侧完全性唇裂术后继发畸形，拟行二期手术矫正，最常应采取的麻醉方法是

A. 局部浸润麻醉　　B. 双侧眶下神经阻滞麻醉　　C. 基础麻醉加局部浸润麻醉

D. 全身麻醉　　E. 鼻腭神经阻滞麻醉

【答案】B

【解析】唇裂术后畸形目前采用的麻醉方式可以为全麻也可以为局麻。对于单纯的唇裂二期修整术的成年人，因为配合度好，创伤小，手术时间短，费用低，所以最常采用局部麻醉即眶下神经阻滞麻醉。眶下神经麻醉区域：同侧下睑、鼻、眶下区、上唇、上颌前牙、前磨牙以及这些牙的唇侧或颊侧的牙槽骨、骨膜、牙龈和黏膜。眶下神经阻滞麻醉适用于切牙至前磨牙的拔除，牙槽突修整及上颌囊肿剜除术、唇裂整复术等手术，一

般采用双侧眶下神经麻醉来达到完善的麻醉效果。故答案为 B。

【破题思路】

唇腭裂手术	婴幼儿	气管插管全麻
	成人	局部麻醉（双侧眶下神经阻滞麻醉）

（38 ～ 40 题共用题干）

患者，女，51 岁。右侧下颌第二磨牙残冠，局部无炎症，拟行拔除。

38. 下牙槽神经阻滞麻醉口内法的进针点应在

A. 颊黏膜下磨牙咬合面上方 1.0cm

B. 磨牙后垫上方 1.0cm 处

C. 翼下颌韧带中央稍内侧

D. 磨牙后窝最深处

E. 颊脂垫尖

【答案】E

【解析】下牙槽神经阻滞麻醉口内法的进针标志：患者张大口时，可见磨牙后方，腭舌弓（前柱）之前，有一索条样黏膜皱襞，即翼下颌皱襞。另在颊部有一由脂肪组织突起形成的三角形颊脂垫，其尖端正居翼下颌韧带中点而稍偏外处。此二者即为注射的重要标志。若遇颊脂垫尖不明显或磨牙缺失的患者，可在大张口时，以上下颌牙槽嵴相距的中点线上与翼下颌韧带外侧 3 ～ 4mm 的交点，作为注射标志。针尖一般应达到下颌小舌平面以上的下颌神经沟附近。选项 E 是正确的。

【破题思路】

下牙槽神经阻滞麻醉	进针点	颊脂垫尖 / 上下颌牙槽嵴相距的中点线上与翼下颌韧带外侧 3 ～ 4mm 的交点
	注射点	下颌神经沟 / 下颌小舌稍上方
	一针三麻	下颌隆突

39. 如拔牙时发生断根，位置较低，根挺应置于

A. 从根断面较低的一侧插入牙槽骨与牙根之间

B. 从根断面较高的一侧插入牙槽骨与牙根之间

C. 从牙槽骨较厚的一侧插入牙槽骨与牙根之间

D. 从牙槽骨较薄的一侧插入牙槽骨与牙根之间

E. 从牙槽窝近颊侧插入牙槽骨与牙根之间

【答案】B

【解析】因使用牙挺拔除断根时主要为楔力结合小幅的旋转撬动，断根位置低处阻力比高处少，如拔牙时发生断根，位置较低，根挺应置于从根断面较高的一侧（离牙龈近处）插入牙槽骨与牙根之间，使断根易于从阻力小的断端低处挤出。

40. 拔牙后向患者交代注意事项时，错误的是

A. 咬住创口上的纱卷，30min 后取出

B. 术后 1 天内唾液中可混有少量血丝

C. 拔牙后 2h 漱口，保持口腔清洁

D. 宜吃偏冷、偏软的食物

E. 拔牙 7 天后拆线

【答案】C

【解析】考点为拔牙后注意事项，即术后医嘱。

① 24h 内不要刷牙漱口。

② 2h 后进食，避免食物过热。

③ 勿用舌头舔创口，更不能吸吮。

④ 术后应避免进食过热食物及剧烈运动。

⑤ 不能用拔牙侧咀嚼。

⑥ 术后几天唾液有血丝都很正常，应注意保持口腔卫生。

41. 患者，女，50 岁。右下后牙残冠行局麻下拔除术，在局麻药注射时突然出现头晕，胸闷，面色苍白，全身冷汗，恶心，呼吸困难，诊断为晕厥，应采取的措施是

A. 立即停止注射

B. 放平椅位，置患者于头低位

C. 松解衣领，保持呼吸通畅

D. 氧气吸入，静脉注射高渗葡萄糖

E. 以上均是

【答案】E

【解析】该题考点为拔牙时发生晕厥并发症时的处理措施。发生晕厥时的处理措施包括：

① 立即停止注射。

② 放平椅位，置患者于头低位。

③ 松解衣领，保持呼吸通畅。

④ 芳香胺乙醇或者氨水刺激呼吸。

⑤ 针刺人中穴。

⑥ 氧气吸入，静脉注射高渗葡萄糖。故答案为 E。

【破题思路】局麻的并发症首先应如何处理：停止注射。

42. 有出血倾向的患者行活髓牙牙髓治疗时常采用的局麻方法是

A. 冷冻麻醉　B. 表面麻醉　C. 骨膜上浸润麻醉

D. 牙周膜注射浸润麻醉　E. 阻滞麻醉

【答案】D

【解析】有出血倾向的患者在进行治疗麻醉时，要考虑两个因素：①有效的麻醉；②减小创伤，避免出血。答案 A 和 B 都属于表浅麻醉，起不到牙髓治疗所需要的麻醉深度。

而骨膜上浸润麻醉和阻滞麻醉容易引起深部血肿。

牙周膜浸润麻醉创伤小，不容易引起出血，麻醉效果确实，适用于血友病和类似的有出血倾向的患者，故答案为 D。

43. 下列关于普鲁卡因局麻药物的描述哪个是错误的

A. 偶能产生过敏反应

B. 应用时常加入少量肾上腺素

C. 可做皮内试验检查其过敏反应

D. 穿透性和弥散性较强，可用作表面麻醉和浸润麻醉

E. 麻醉效果确切，毒性和副作用小

【答案】D

【解析】穿透性和弥散性差，不适用于表面麻醉，故 D 错。

【破题思路】普鲁卡因（奴佛卡因）

优点	毒性和副作用小
缺点	不适用于表面麻醉 作用时间较短，与肾上腺素共用 偶能产生过敏反应 不与磺胺类抗生素共用
一次最大剂量	1000mg（6.0mg/kg）
用于	大面积软组织
持续时间	45 ～ 60min

44. 拔除上颌尖牙时需要麻醉的神经为

A. 上牙槽前神经

B. 上牙槽前神经、鼻腭神经

C. 上牙槽前神经、鼻腭神经、腭前神经

D. 上牙槽前神经、鼻腭神经、腭前神经、上牙槽中神经

E. 眶下神经、鼻腭神经

【答案】C

【解析】上颌尖牙唇侧受上牙槽前神经支配，腭侧受鼻腭神经支配。但因其腭侧有腭前神经末梢加入，拔除时需同时将其麻醉，一般用的麻醉方式是唇腭侧浸润麻醉，故 C 项正确。

45. 拔除上颌第一磨牙时需要麻醉的神经为

A. 上牙槽中神经

B. 上牙槽中神经、上牙槽后神经

C. 上牙槽中神经、上牙槽后神经、腭前神经

D. 上牙槽中神经、上牙槽后神经、腭前神经、鼻腭神经

E. 上牙槽中神经、上牙槽后神经、腭前神经、鼻腭神经、腭后神经

【答案】C

【解析】上颌第一磨牙近中颊根受上牙槽中神经支配，远中颊根受上牙槽后神经支配，腭侧受腭前神经支配，故C项正确。

【破题思路】

牙位	麻醉神经	方法
上颌 12	上牙槽前神经	浸润麻醉
	鼻腭神经	浸润麻醉 / 阻滞麻醉
上颌 3	上牙槽前神经	浸润麻醉
	鼻腭神经、腭前神经	浸润麻醉
上颌 45	上牙槽中神经	浸润麻醉
	腭前神经	阻滞麻醉
上颌 6	上牙槽后神经（上颌结节注射法）	阻滞麻醉
	上牙槽中神经（注：支配近中颊根）	浸润麻醉
	腭前神经（腭大孔注射法）	阻滞麻醉
上颌 78	上牙槽后神经	阻滞麻醉
	腭前神经	阻滞麻醉

46. 局麻药物中加入肾上腺素的临床目的不包括

A. 延缓麻药的吸收　　B. 延长局麻时间　　C. 减少术区出血

D. 降低毒性反应　　E. 升高血压

【答案】E

【解析】本题是基础知识题，考查考生对局麻药特点的理解。局麻药物中加入肾上腺素可以延缓麻药的吸收，延长局麻时间，减少注射部位出血，使术野清晰，降低毒性反应。

47. 男，30岁。双侧颞下颌关节外伤性强直致开口受限。全麻时应采取的方法是

A. 麻醉深度达Ⅲ期Ⅰ级后，给予盲探插管　　B. 乙醚开放吸入麻醉

C. 经气管切开全麻　　D. 清醒状态下经鼻盲探插管

E. 选用硫喷妥钠静脉麻醉，不插管

【答案】D

【解析】清醒经鼻盲探气管内插管是常用的插管方法，适用于张口受限或完全不能张口情况，符合此患者情况，所以D正确。

深度麻醉后会导致呼吸困难，而且由于气道附近肌肉松弛也会导致插管困难，所以A、B、E不选。

经气管切开施全麻创伤过大，所以不推荐，所以C不选。故本题选D。

48. 女，61岁。右上尖牙残根，拟拔除后修复。局部麻醉最好选择

A. 眶下孔阻滞麻醉　　B. 切牙孔阻滞麻醉　　C. 腭前神经阻滞麻醉

D. 翼腭管传导阻滞麻醉　　E. 唇、腭侧局部浸润麻醉

【答案】E

【解析】应用上下颌前牙唇、腭侧的局部浸润麻醉即可，由于浸润麻醉药药效强，足以达到无痛拔除效果，所以E正确；眶下孔麻醉用于前牙唇侧的麻醉，切牙孔麻醉用于前牙腭侧的麻醉，腭前神经麻醉用于前磨牙和磨牙腭侧的麻醉，翼腭管传导麻醉可用于上颌窦的麻醉，排除A、B、C、D，所以此题选E。

49. 女，60岁。右下颌第二磨牙残根，有冠心病病史，近2年来未发作，测血压160/90mmHg，在拔除右下颌第二磨牙时麻醉首选药是

A. 2% 含肾上腺素的普鲁卡因　　B. 1% 含肾上腺素的普鲁卡因　　C. 2% 利多卡因

D. 丁卡因　　E. 1% 丁卡因

【答案】C

【解析】此题为临床知识记忆题，考核局部麻醉药的药理。该患者有冠心病病史，测血压160/90mmHg；在上述三种局部麻醉药物中只有利多卡因最佳，肾上腺素会增高血压，普鲁卡因可能会引起过敏，丁卡因适合

拔除松动的牙齿。因此应选C。

50. 女，6岁半。左下中切牙部分牙尖萌出于左下乳中切牙舌侧，左下乳中切牙松动Ⅰ度。诊断为左下乳中切牙滞留。拟行乳牙拔除，最适宜的麻醉方法

A. 2%含肾上腺素的利多卡因下牙槽神经、颊神经、舌神经阻滞麻醉

B. 2%含肾上腺素的利多卡因下牙槽神经、舌神经阻滞麻醉

C. 2%利多卡因局部浸润麻醉

D. 2%丁卡因局部浸润麻醉

E. 2%丁卡因表面麻醉

【答案】C

【解析】此题为临床应用解剖基础和临床知识综合应用题，考核的是局部麻醉药的临床选用和下颌前牙区神经支配。

该病例特点是患者为儿童，拟拔乳中切牙，松动为Ⅰ度，因此：①从局麻方法选择角度讲，浸润麻醉和阻滞麻醉效果要好于表面麻醉；由于是拔除儿童乳牙且有Ⅰ度松动，从操作的简单和减少并发症考虑，浸润麻醉优于阻滞麻醉。②从三叉神经解剖学讲，下颌前牙拔除仅需麻醉下牙槽神经和舌神经，不需麻醉颊神经；另外下颌乳中切牙区域还可能有对侧神经交叉支配，因此对于此患者浸润麻醉优于阻滞麻醉。③从局麻药的选择上讲，丁卡因用于表面麻醉不用于浸润和阻滞麻醉。因此综合分析应选C。

51. 女，36岁。左下8近中阻生，拟在局部麻醉下拔除左下8，口内法进行下牙槽神经阻滞麻醉后患者很快出现暂时性牙关紧闭，这可能是因为

A. 肾上腺素反应　　B. 麻醉了颊长神经　　C. 麻醉了下颌舌骨肌神经

D. 麻醉药直接注入翼内肌所致　　E. 翼下颌间隙感染

【答案】D

【解析】此题为临床应用解剖基础和临床知识记忆和简单应用题，考核的是对局部麻醉药物并发症的掌握情况，同时也是对开闭口肌群功能解剖知识掌握的考核。

该题用排除法也不难得到正确答案，因为A显然是错误的。

E虽然可出现张口受限，但感染需要几天时间，不会即刻出现。

B为感觉神经。

C选项支配的肌肉与闭口无关。

因此应选D。

52. 女，56岁。左下56残根要求拔除，在行左下牙槽神经及舌神经阻滞麻醉5min后，患者觉左下唇及同侧舌尖前部有麻木感；但在分离颊侧牙龈时患者仍觉疼痛，其原因可能是

A. 患牙根尖周有炎症　　B. 未麻醉颊长神经

C. 未麻醉颏神经　　D. 局部麻醉药中未加入肾上腺素

E. 患者过度紧张

【答案】B

【解析】此题考核的是解剖基础知识在临床的简单应用，考核的是下颌5、6、7、8牙髓、牙槽骨、牙周膜、黏骨膜、牙龈颊舌的神经支配。

下牙槽神经支配同侧下颌牙的牙髓、牙周膜和牙槽骨；舌神经支配同侧下颌牙的舌侧牙龈及黏膜；颊（长）神经支配同侧下颌5～8颊侧牙龈及黏膜。颏神经为下牙槽神经从颏孔分出的一支，支配同侧下颌1～4唇、颊侧牙龈和黏膜。因此56拔除应该麻醉左下牙槽神经、舌神经和颊（长）神经，故选B。

53. 女，32岁。自述胆小怕痛，曾有晕针史。检查：残根，根尖瘘管，挤压无脓。治疗设计为局部麻醉下拔除，麻醉顺利，10min后试麻醉效果良好，开始操作，术中患者觉疼痛但可耐受，其后自述头晕、胸闷、心慌、恶心。检查患者面色苍白，四肢冷而无力，脉快而弱。此时患者出现的症状是

A. 麻醉药物中毒　　B. 麻醉药物过敏　　C. 癔症发作

D. 晕厥　　E. 肾上腺素反应

【答案】D

【解析】此题为临床知识的简单应用，考核的是对局部麻醉药物并发症的正确判断。患者的一系列症状群符合晕厥，该题还可采用排除法，首先C、E选项很容易排除，因为癔症发作时心率常常无变化或变化不明显，而肾上腺素反应脉搏应是快而强的。

A、B两个选项可根据题干中麻醉药物注射已经10min来判断，发生即刻过敏的可能性不大，延迟过敏反应时间又太短，如果是中毒病情进展也会很迅速。因此应选D。

54. 上颌第三磨牙最常用的麻醉方法是

A. 上颌结节和腭大孔麻醉　　B. 局部浸润麻醉　　C. 鼻腭神经阻滞麻醉

D. 眶下孔阻滞麻醉　　E. 翼腭管麻醉

【答案】A

【解析】上颌结节麻醉的麻醉范围为上颌同侧除第一磨牙的近中颊根外的同侧磨牙的牙髓、牙周膜、牙槽突及其颊侧的骨膜和牙龈黏膜；腭大孔麻醉的麻醉范围为上颌同侧磨牙、前磨牙腭侧的黏骨膜、牙龈和牙槽骨，所以这两种麻醉方法可以覆盖第三磨牙的颊腭侧，所以 A 正确，选 A。

55. 若选择使用的麻醉药物是 2% 普鲁卡因，术后发生延迟性过敏反应中最常见的是

A. 过敏性紫癜　　B. 哮喘　　C. 药疹

D. 荨麻疹　　E. 血管神经性水肿

【答案】E

【解析】麻醉药物是 2% 普鲁卡因，属于酯类局麻药物，可能产生过敏反应。过敏反应里延迟反应中最常见的是血管神经性水肿。偶见荨麻疹、药疹、哮喘和过敏性紫癜。此题故选 E。

【破题思路】

<table>
<tr><td rowspan="2">延迟反应</td><td>常见</td><td colspan="2">血管神经性水肿</td></tr>
<tr><td>偶见</td><td colspan="2">荨麻疹、药疹、哮喘和过敏性紫癜</td></tr>
<tr><td>即刻反应</td><td colspan="3">用极少量药后，立即发生极严重的类似中毒症状，患者突然惊厥、昏迷、呼吸、心搏骤停而死亡</td></tr>
<tr><td rowspan="3">防治原则</td><td>防</td><td colspan="2">术前详细询问有无酯类局麻药如普鲁卡因过敏史，对酯类局麻药过敏及过敏体质的患者，均改用酰胺类药物</td></tr>
<tr><td rowspan="2">治</td><td>轻症</td><td>脱敏药物如钙剂、异丙嗪、激素肌内注射或静脉注射及吸氧</td></tr>
<tr><td>重症</td><td>出现抽搐或惊厥时，应迅速静注安定（地西泮）10 ～ 20mg 或分次静脉注射 2.5% 硫喷妥钠，每次 3 ～ 5mL，直至惊厥停止。注射硫喷妥钠过程中，若发生呼吸抑制，应立即面罩加压吸氧或气管插管做人工呼吸。对循环衰竭的患者应给予升压药、补液；如呼吸、心搏停止，则按心肺复苏方法迅速抢救</td></tr>
</table>

过敏反应可表现在酯类局麻药。分为延迟反应和即刻反应。

56. 若麻醉中发生麻药中毒，其兴奋型表现中不包括

A. 烦躁、多话　　B. 恶心、呕吐　　C. 颤抖、气急

D. 血压下降　　E. 多汗

【答案】D

【解析】中毒兴奋型表现为烦躁不安、多话、颤抖、恶心、呕吐、气急、多汗、血压上升，严重者出现全身抽搐、缺氧、发绀；所以 A、B、C、E 正确，而 D 则与实际情况相反，所以 D 不包括。

（57 ～ 58 题共用题干）

女性，56 岁，因左上第一磨牙残根无法保留拟行拔除，给予 2% 利多卡因 420mg 局部麻醉后，患者出现烦躁不安、多话、颤抖、恶心、呕吐、气急、多汗等症状，予以停止注射麻药、给氧、补液后症状逐渐缓解。

57. 最有可能的诊断是

A. 晕厥　　B. 过敏反应　　C. 中毒

D. 肾上腺素反应　　E. 癔症

【答案】C

【解析】2% 利多卡因一次最大剂量应该是 300 ～ 400mg。患者注射量超过常用范围且出现了中毒症状，故 C 正确。

58. 最有可能的原因是

A. 单位时间内进入血循环的局麻药量超过分解速度，血内浓度升高

B. 局麻是在空腹时进行

C. 过敏体质

D. 肾上腺素反应

E. 受暗示，曾有反复发作史

【答案】A

【解析】局麻在空腹时进行，易致晕厥；过敏体质易致过敏反应；肾上腺素反应常见症状是头痛、头晕、血压升高等症状；癔症多为受暗示所致。故B、C、D、E不正确。

【破题思路】中毒（过量反应）

当单位时间内进入血循环的局麻药速度超过分解速度时，血内局麻药浓度升高，达到一定的浓度时就会出现中毒症状。

<table>
<tr><td>原因</td><td colspan="3">常因用药量或单位时间内注射药量过大，以及直接快速注入血管而造成</td></tr>
<tr><td rowspan="2">临床表现</td><td>兴奋型</td><td colspan="2">表现为烦躁不安、多话、颤抖、恶心、呕吐、气急、多汗、血压上升，严重者出现全身抽搐、缺氧、发绀</td></tr>
<tr><td>抑制型</td><td colspan="2">迅速出现脉搏细弱、血压下降、神志不清，随即呼吸、心搏停止</td></tr>
<tr><td rowspan="3">防治</td><td>防</td><td colspan="2">坚持回抽无血，不超过最大用量</td></tr>
<tr><td rowspan="2">治</td><td>轻症</td><td>平卧解衣扣，保持呼吸通畅，待麻药自行分解</td></tr>
<tr><td>重症</td><td>给氧、补液、抗惊厥、激素及升压药等抢救措施</td></tr>
</table>

59. 常用于表面麻醉的是

A. 丁卡因　　B. 布比卡因　　C. 利多卡因

D. 普鲁卡因　　E. 阿替卡因

【答案】A

【解析】表面麻醉亦称涂布麻醉，是将麻醉剂涂布或喷射于手术区表面，麻醉药物被吸收而使末梢神经麻痹，以达到镇痛的效果。

<table>
<tr><td>适用于</td><td>表浅的黏膜下脓肿切开引流，拔除松动的乳恒牙
行气管内插管前的黏膜表面麻醉</td></tr>
<tr><td>药物浓度</td><td>丁卡因0.25%～0.5%，利多卡因2%～5%</td></tr>
</table>

60. 上颌结节阻滞麻醉容易发生的并发症是

A. 注射区疼痛和水肿　　B. 恶心、呕吐　　C. 暂时性面瘫

D. 注射针折断　　E. 血肿

【答案】E

【解析】上颌结节阻滞麻醉是将局部麻醉药注射到上颌结节的后上内方，一般进针1.5～1.6cm，此区域内有翼静脉丛，若针头刺入太深，容易刺破翼静脉丛，引起血肿；而恶心、呕吐和暂时性面瘫一般不会发生在上颌结节阻滞麻醉中；注射区疼痛和水肿以及注射针折断在所有阻滞麻醉中都有可能发生。故选E。

61. 局麻过程中，为了预防医源性感染，以下措施中哪项可以除外

A. 注射点擦干后，用1%碘酊消毒　　B. 使用一次性注射器

C. 避免注射针头被污染　　D. 使用无菌的局麻药液

E. 术前3天大剂量应用抗生素

【答案】E

【解析】医源性感染的防治原则：注射器械、局麻药及注射区的消毒一定要严格；注射时防止注射针的污染和避免穿过或在炎症区直接注射。术前3天大剂量应用抗生素，违反了抗生素的使用原则。故此题选择E。

62. 局部麻醉术后麻木症状仍未恢复的可能原因是

A. 注射区有血肿　　B. 注射区有感染　　C. 注射区有神经损伤

D. 注射针折断　　E. 注射区有水肿

【答案】C

【解析】此题是专业知识概念与理解题，考查考生对局部麻醉并发症的认识与理解。注射区有神经损伤，可出现感觉异常、麻木和神经痛症状。注射区血肿的表现是黏膜下或皮下出现紫红色瘀斑或肿块。

63. 加入局麻药中的肾上腺素浓度一般是

A. 1∶5000　　B. 1∶（5000～10000）　　C. 1∶（10000～30000）

D. 1∶（50000～200000）　　E. 1∶（500000～600000）

【答案】D

【解析】临床应用时常将血管收缩剂加入局麻药溶液中，以延缓吸收，降低毒性反应，延长局麻时间，以及减少注射部位的出血，以使术野清晰，一般是肾上腺素以 1 :（50000 ～ 200000）的浓度加入局麻药溶液中，即含肾上腺素 5 ～ 20mg/mL。故 D 选项正确。

【破题思路】临床上常用肾上腺素以 1 :（50000 ～ 200000）的浓度加入局麻药溶液中。1 : 100000 肾上腺素的利多卡因每次最大量 20mL（0.2mg 肾上腺素）。由肾上腺素引起的心悸、头痛、紧张、恐惧、颤抖、失眠称肾上腺素反应。

临床应用局麻时常在麻药溶液中加入血管收缩剂，作用：

① 延缓局麻药物吸收。

② 加强镇痛效果。

③ 延长局麻时间。

④ 降低毒性反应。

⑤ 减少术区出血，使术野清晰。

64. 临床上对局麻药中毒的抢救措施中不包括

A. 给氧　　B. 补液　　C. 抗惊厥

D. 应用激素　　E. 应用降压药

【答案】E

【解析】在注射局部麻醉药的过程中，一旦发生中毒反应，应立即停止注射麻醉药，中毒轻微者，置患者于平卧位，松解颈部衣扣，使呼吸通畅。重者采取给氧、补液、抗惊厥、应用激素及升压药等抢救措施。故选 E。

65. 女，66 岁。欲拔除左下第二磨牙残根。既往高血压史 15 年，目前血压 140/90mmHg，最适宜的局麻药物是

A. 利多卡因　　B. 布比卡因　　C. 阿替卡因

D. 丁卡因　　E. 普鲁卡因

【答案】A

【解析】布比卡因适用于费时较长的手术，排除 B。

阿替卡因含肾上腺素不宜用于高血压患者，排除 C。

丁卡因主要用于表面麻醉，排除 D。

普鲁卡因血管扩张作用较明显，常加入少量肾上腺素，但肾上腺素会引起血压变化，排除 E。利多卡因安全性高，临床常用，因此选 A。

【破题思路】

普鲁卡因（奴佛卡因）	
优点	毒性和副作用小
缺点	不适用于表面麻醉 作用时间较短，与肾上腺素共用 偶能产生过敏反应 不与磺胺类抗生素共用
一次最大剂量	1000mg（6.0mg/kg）
用于	大面积软组织
持续时间	45 ～ 60min
利多卡因（赛洛卡因）	
优点	局麻作用较普鲁卡因强 可用作表面麻醉 具有迅速而安全的抗室性心律失常作用
缺点	毒性较普鲁卡因大
一次最大剂量	300 ～ 400mg（4.4mg/kg），分次小量注射
用于	心律失常患者常作为首选
持续时间	90 ～ 120min

续表

布比卡因（麻卡因）	
优点	持续时间为利多卡因之2倍
用于	适合费时较长的手术和术后镇痛
持续时间	6h以上
丁卡因（地卡因、潘托卡因）	
优点	穿透力强
缺点	毒性大，一般不作浸润麻醉
一次最大剂量	40～60mg
用于	主要用作表面麻醉
阿替卡因（碧兰麻）	
一次最大剂量	7mg/kg
用于	成人和4岁以上儿童

66. 女孩，6岁。有青霉素和牛奶过敏史，拟行乳牙滞留拔除术，术前利多卡因皮内试验阳性，红晕直径超过

A. 1.0cm　　B. 0.8cm　　C. 0.6cm
D. 0.4cm　　E. 0.2cm

【答案】A

【解析】利多卡因皮内试验：2%利多卡因0.1mL，稀释至1mL，皮内注射0.1mL，20min后看反应，局部红肿，红晕直径超过1cm者为阳性。

【破题思路】皮试，将1%普鲁卡因或2%利多卡因溶液0.1mL稀释至1mL，皮内注射0.1mL，观察20min。黏膜，用上述液体涂布到鼻腔黏膜。

阳性特点：皮肤红晕直径大于1cm。

黏膜充血肿胀，甚至鼻孔完全阻塞。

67. 女，64岁。高血压病史10年。牙科建议拔牙，拔除时麻醉剂最适合选用

A. 含肾上腺素普鲁卡因　　B. 利多卡因　　C. 丁卡因
D. 布比卡因　　E. 普鲁卡因

【答案】B

【解析】患者有高血压病史，因此不考虑在麻药中加入肾上腺素，防止引起血压的进一步上升。麻醉方式选择阻滞或者浸润麻醉，丁卡因用于表面麻醉，拔松动的牙；布比卡因持续时间6h以上，适合费时较长的手术和术后镇痛，排除A、C、D；普鲁卡因属于酯类麻药，易引起过敏反应，麻醉效果不如利多卡因，因此选B。

（68～70题共用备选答案）

A. 利多卡因　　B. 布比卡因　　C. 阿替卡因
D. 普鲁卡因　　E. 丁卡因

68. 目前在口腔颌面外科中应用最多的局部麻醉药物是

69. 用于表面麻醉的局部麻醉药物是

70. 适合较长时间手术的局部麻醉药物是

【答案】A、E、B

【解析】利多卡因局麻作用较普鲁卡因强，维持时间亦较长，并有较强的组织穿透性和扩散性，临床上主要以1%～2%溶液用于口腔手术的阻滞麻醉，目前是使用最多的局麻药物。

丁卡因，毒性大，穿透力强。临床上主要用作表面麻醉。

布比卡因的麻醉持续时间为利多卡因之2倍，一般可达6小时以上。常以0.5%的溶液与1∶200000肾上腺素共用，特别适合费时较长的手术，术后镇痛时间也较长。

（71～76题共用备选答案）

A. 上牙槽前神经　　B. 上牙槽中神经　　C. 上牙槽后神经
D. 鼻腭神经　　E. 腭前神经

71. 分布于 321 | 123 腭侧牙龈及黏骨膜的神经是

72. 分布于 876543 | 345678 腭侧牙龈及黏骨膜的神经是

73. 87 | 78 及 6 | 6 的腭根及远中颊根、牙周膜、牙槽骨、颊侧牙龈受哪一神经支配

74. 321 | 123 的牙周膜、牙槽骨及唇侧龈受哪一神经支配

75. 54 | 45 及 6 | 6 的近中颊根、牙周膜、牙槽骨及颊侧牙龈受哪一神经支配

76. 有时 3 | 3 腭侧牙龈为鼻腭神经与哪一神经共同分布

【答案】D、E、C、A、B、E

【解析】上颌神经分为内环神经及外环神经，内环神经为鼻腭神经及腭前神经，外环神经为上牙槽前神经、上牙槽中神经、上牙槽后神经。

鼻腭神经分布：双侧上颌123的腭侧黏骨膜及牙龈。

腭前神经的分布：同侧上颌345678的腭侧黏骨膜及牙龈。

上牙槽前神经分布：同侧上颌123的牙周膜、牙槽骨、唇侧牙龈。

上牙槽中神经分布：同侧上颌45及6的近中颊根、牙周膜、牙槽骨、颊侧牙龈。

上牙槽后神经分布：同侧上颌78及6的腭根及远中颊根、牙周膜、牙槽骨、颊侧牙龈。

（77～80题共用备选答案）

A. 注射点过高　　B. 针尖刺入过深　　C. 针尖刺入过前
D. 针尖刺入过后　　E. 麻药注射入血管内

77. 下牙槽神经阻滞麻醉时发生面瘫的主要原因是

78. 下牙槽神经阻滞麻醉时发生烦躁不安、多话思睡、循环衰竭等现象，可能是由于

79. 腭前神经阻滞麻醉时出现恶心或呕吐，可能是由于

80. 上牙槽后神经阻滞麻醉时刺破翼静脉丛引起血肿，可能是由于

【答案】D、E、D、B

【解析】下牙槽神经阻滞麻醉口内注射时，由于下牙槽神经口内阻滞麻醉时，注射针偏向后不能触及骨面，或偏上越过乙状切迹，而致麻药注入腮腺内麻醉面神经而发生暂时性面瘫。

局麻药被快速注入血管易导致局麻药中毒，兴奋型表现为烦躁不安、多话、颤抖、恶心、呕吐、气急、多汗及血压上升，抑制型出现循环衰竭。

行腭前神经阻滞麻醉时，若注射点偏后，会麻醉腭中、腭后神经，致恶心或呕吐。

上牙槽后神经阻滞麻醉时若注射针刺入过深，会刺破上颌结节后方翼静脉丛引起血肿。

81. 局部麻醉中，发生晕厥时下列处理方法错误的是

A. 停止注射　　B. 让患者坐起　　C. 松解衣领，保持呼吸道通畅
D. 氧气吸入　　E. 静脉注射高渗葡萄糖

【答案】B

【解析】此题是基本知识题，考查考生对局部麻醉并发症处置原则的掌握。

发生晕厥时应立即停止注射，迅速放平座椅，置患者于头低位，松解衣领，保持呼吸通畅；芳香胺乙醇或氨水刺激呼吸；针刺人中穴；氧气吸入和静脉注射高渗葡萄糖液。故答案是B。

【破题思路】

晕厥防治原则	做好术前检查及思想工作，消除紧张情绪，避免在空腹时进行手术 一旦发生晕厥，应立即停止注射，迅速放平座椅，置患者于头低位 松解衣领，保持呼吸通畅 芳香胺乙醇或氨水刺激呼吸 针刺人中穴 氧气吸入和静脉注射高渗葡萄糖液

82. 临床上一般不用作浸润麻醉的药物是

A. 普鲁卡因　　B. 利多卡因　　C. 布比卡因

D. 丁卡因　　E. 阿替卡因

【答案】D

【解析】此题是基本知识试题，考查考生对局部麻醉药物特点的认识与理解。

丁卡因毒性大，一般不作浸润麻醉；其易溶于水、穿透力强，临床上主要用作表面麻醉。

83. 男，26岁。左下8水平阻生，拟行拔除术，口内法行下牙槽神经、舌神经、颊长神经阻滞麻醉后5min，患者出现左侧面瘫症状。这是因为

A. 癔症　　B. 局部麻醉药注入腮腺内麻醉面神经

C. 肾上腺素反应　　D. 局部麻醉药注入颊肌内

E. 麻醉过程中损伤了下牙槽神经

【答案】B

【解析】此题为临床知识的简单应用，考核的是局部麻醉药物的并发症。根据解剖关系面瘫的直接原因肯定是表情肌或支配表情肌的面神经分支受到麻痹。因此应选B。

【破题思路】暂时性面瘫

原因	下牙槽神经口内阻滞麻醉时，注射针偏向后不能触及骨面，或偏上越过乙状切迹，而致麻药注入腮腺内麻醉面神经而发生暂时性面瘫
预防	认清解剖关系
治疗	无须特殊处理

（84～88题共用备选答案）

A. 鼻腭神经＋腭前神经＋上牙槽前神经　　B. 上牙槽后神经＋腭前神经

C. 下牙槽神经＋舌神经　　D. 上牙槽中神经＋上牙槽后神经＋腭前神经

E. 下牙槽神经＋舌神经＋颊长神经

（84～88题共用题干）

拔除下列牙时应麻醉哪组神经？

84. 上颌第三磨牙

85. 下颌第一前磨牙

86. 上颌第一磨牙

87. 下颌第三磨牙

88. 上颌尖牙

【答案】B、C、D、E、A

【解析】此5题均为专业知识记忆题，要求考生对上下颌牙齿的神经支配有清晰的了解，并能与临床融会贯通。在所有牙齿中，由交叉神经支配的是上颌第一磨牙和上颌尖牙，所以考生容易出错。特别是上颌第一磨牙的颊侧是由上牙槽中神经、上牙槽后神经两支神经支配，腭侧则是由腭前神经支配；而上颌尖牙腭侧由两个神经支配，即鼻腭神经和腭前神经；下颌磨牙的神经支配切勿忘记颊神经。

89. 关于上颌结节麻醉的特点，错误的是

A. 适用于上颌磨牙的拔除　　B. 麻醉的是上牙槽中神经

C. 进针点一般在上颌第二磨牙远中颊侧前庭沟　　D. 注射针与上颌牙的长轴成40°角

E. 进针方向为向上后内方刺入

【答案】B

【解析】上牙槽后神经阻滞麻醉又称上颌结节注射法。

90. 局麻时出现暂时性面瘫，一般多见于

A. 口内法下牙槽神经阻滞麻醉　　B. 口外法下牙槽神经阻滞麻醉　　C. 上牙槽后神经阻滞麻醉

D. 腭前神经阻滞麻醉　　E. 眶下神经阻滞麻醉

【答案】A

【解析】下牙槽神经口内阻滞麻醉时，注射针偏向后不能触及骨面，或偏上越过乙状切迹，而致麻药注入腮腺内麻醉面神经而发生暂时性面瘫。故本题答案是A。上牙槽后神经阻滞麻醉注射过深可能会引起血肿；腭前神经阻滞麻醉注射过于靠后会引起患者恶心、呕吐。

91. 局麻药物中属酯类的是

A. 利多卡因　　B. 布比卡因　　C. 阿替卡因
D. 普鲁卡因　　E. 甲哌卡因

【答案】D

【解析】局麻药物中属酯类的是普鲁卡因及丁卡因，酯类麻药容易引起过敏。其他都为酰胺类麻药。故本题答案是D。

92. 普鲁卡因穿透力较弱，不宜用于

A. 硬膜外麻醉　　B. 浸润麻醉　　C. 传导麻醉
D. 表面麻醉　　E. 蛛网膜下腔麻醉

【答案】D

【解析】普鲁卡因穿透力较弱，不宜用于表面麻醉。故本题答案是D。

93. 普鲁卡因的特点不包括

A. 麻醉持续效果较差　　B. 表面渗透性很强　　C. 偶尔发生过敏反应
D. 毒副作用小　　E. 一次最大用1g

【答案】B

【解析】普鲁卡因的特点穿透性和弥散性差，不易被黏膜吸收，故不适合表面麻醉。故本题答案是B。

94. 下牙槽神经阻滞麻醉时，针尖深入组织3.0cm未触及骨面，应

A. 拔出注射针，重新注射　　B. 退出1.0cm，加大进针角度　　C. 退出1.0cm，减小进针角度
D. 退至黏膜下，加大进针角度　　E. 退至黏膜下，减小进针角度

【答案】D

【解析】下牙槽神经阻滞麻醉时，针尖深入组织3.0cm未触及骨面的原因是注射时针筒与中线夹角过小，所以应该加大针筒与中线的角度。

拔出注射针，重新注射增加患者的痛苦和感染的风险，故A不选。

减小进针角度的不选，故C和E不选。

退出1.0cm，加大进针角度，进针深度还有2cm，深部有翼内肌不好加大角度，暴力增加角度还可能出现断针，故B不选。

应退至黏膜下，加大进针角度，故选D。

【破题思路】下牙槽神经阻滞麻醉（翼下颌注射法）

体位	患者大张口，下颌平面与地面平行
进针点	翼下颌皱襞中点外侧3～4mm处 颊脂垫尖
进针方向、角度	对侧口角，即第一、第二前磨牙之间，与中线成45°角。注射针应高于下颌牙平面1cm并与之平行
深度	2～2.5cm回抽无血
剂量	1～1.5mL下唇麻木为注射成功的主要标志
麻醉区域	同侧下颌骨、下颌牙、牙周膜，前磨牙至中切牙唇（颊）侧的牙龈、黏骨膜以及下唇部
注意事项	注意无菌操作避免翼下颌间隙感染

下牙槽神经阻滞麻醉口内注射法时，为了防止注射失败，在注射麻药之前，应注意观察下颌：

① 下颌升支的宽度愈大，下颌孔到升支前缘的距离愈大，进针深度应增加。（支宽进针深）

② 下颌骨弓愈宽，注射针尖应尽量往对侧的磨牙区后靠，即加大与中线所成夹角的角度，以使针头避开下颌骨内斜嵴的阻挡，容易准确到达下颌孔。（弓宽角加大）

③ 下颌角的角度愈大，下颌孔的位置相应变高，注射时进针应适当抬高。（角大针抬高）

95. 行上牙槽后神经阻滞麻醉时，患者应头向后仰，上颌平面与地平面成

A. 90°角　　B. 75°角　　C. 60°角
D. 45°角　　E. 30°角

【答案】D

【解析】行上牙槽后神经阻滞麻醉时，患者应头向后仰，上颌平面与地平面成45°角。故本题答案是D。

96. 易造成血肿的局部麻醉是

A. 腭大神经阻滞麻醉　B. 眶下神经阻滞麻醉　C. 下牙槽神经阻滞麻醉

D. 鼻腭神经阻滞麻醉　E. 上牙槽后神经阻滞麻醉

【答案】E

【解析】易造成血肿的局部麻醉是上牙槽后神经阻滞麻醉，原因是注射过深。故本题答案是E。易误选C。

97. 局麻药物中加入的血管收缩剂，除肾上腺素外，还可以是

A. 去甲肾上腺素　B. 新福林　C. 麻黄素

D. 异丙肾上腺素　E. 升压药

【答案】B

【解析】局麻药中血管收缩剂临床应用，常将血管收缩剂加入局麻药溶液中，以延缓吸收，降低毒性反应，延长局麻时间，以及减少注射部位的出血，使术野清晰。临床上常用肾上腺素以1：(50000～200000)的浓度加入局麻药溶液中。1：100000肾上腺素的利多卡因每次最大量20mL（0.2mg肾上腺素）。由肾上腺素引起的心悸、头痛、紧张、恐惧、颤抖、失眠称肾上腺素反应。

其他的血管收缩药盐酸苯肾上腺素（新福林）和渥克他加压素也可加入局麻药中。故本题答案是B。易误选E。

98. 属于酰胺类局麻药物的是

A. 普鲁卡因和丁卡因　B. 普鲁卡因和利多卡因　C. 丁卡因和利多卡因

D. 利多卡因和布比卡因　E. 丁卡因和布比卡因

【答案】D

【解析】利多卡因（赛洛卡因）、布比卡因（麻卡因）、阿替卡因（碧兰麻）属于酰胺类局麻药。属于酯类的局麻药物就两个，普鲁卡因（奴佛卡因）和丁卡因（地卡因、潘托卡因），酯类麻药易发生过敏反应，故本题答案是D。

99. 男，41岁。左下第一磨牙残根，拟在左翼下颌传导阻滞麻醉下拔除。因患者下颌支较宽，在行局麻操作时，应该

A. 注射针与中线所成角度加大　B. 注射针与中线所成角度减小　C. 注射点适当调高

D. 注射点适当降低　E. 进针深度增加

【答案】E

【解析】下颌升支宽度愈大，下颌孔到升支前缘距离愈大，应该增加进针深度。故本题答案是E。

【破题思路】下牙槽神经阻滞麻醉口内注射法时，为了防止注射失败，在注射麻药之前，应注意观察下颌形态，考虑可能影响下颌孔位置的因素：

① 下颌升支的宽度愈大，下颌孔到升支前缘的距离愈大，进针深度应增加。（支宽进针深）

② 下颌骨弓愈宽，注射针尖应尽量往对侧的磨牙区后靠，即加大与中线所成夹角的角度，以使针头避开下颌骨内斜嵴的阻挡，容易准确到达下颌孔。（弓宽角加大）

③ 下颌角的角度愈大，下颌孔的位置相应变高，注射时进针应适当抬高。（角大针抬高）

（100～102题共用题干）

男，8岁。因舌根部血管瘤拟行手术切除。

100. 麻醉方法应为

A. 局麻　B. 针刺麻醉　C. 氯胺酮分离麻醉

D. 静脉麻醉　E. 气管内插管全麻

101. 选择该麻醉方式的优点是

A. 操作方便　B. 麻醉与手术互不干扰

C. 保证呼吸道畅通，避免误吸的危险　D. 患者镇静作用好，但意识未全丧失

E. 减少手术的出血量

102. 术后最易出现的并发症是

A. 出血　B. 恶心、呕吐　C. 感染

D. 水肿致窒息　E. 创口裂开

【答案】E、C、D

【解析】患者年龄小，不能配合，病损位于舌根，位置较特殊，故宜采用气管内插管全麻。

全麻操作没有局麻方便；麻醉与手术相互干扰；意识完全丧失；全麻对于减少术中出血量没有帮助，全麻插管可以保证呼吸道畅通，避免误吸的危险。

舌根部血管瘤术后最容易引起患者术后水肿致窒息。

（103 ～ 106 题共用备选答案）

A. 普鲁卡因　B. 利多卡因　C. 丁卡因
D. 可卡因　E. 氯乙烷

103. 比较理想的阻滞麻醉药是

104. 比较理想的表面麻醉药是

105. 比较理想的冷冻麻醉药是

106. 心律失常患者首选的局部麻醉药是

【答案】B、C、E、B

【解析】利多卡因有较强的组织穿透性和扩散性，是理想的阻滞麻醉药。利多卡因还有迅速而安全的抗室性心律失常作用，对心律失常患者常作为首选的局麻药。

丁卡因易溶于水，穿透力强，是理想的表面麻醉药。

冷冻麻醉是应用药物使局部组织迅速散热，皮肤温度骤降，以致局部感觉（首先是痛觉）消失，比较理想的冷冻麻醉药是氯乙烷。

（107 ～ 109 题共用备选答案）

A. 暂时性面瘫　B. 翼静脉丛血肿　C. 恶心、干呕
D. 瞳孔缩小　E. 颌后区血肿

107. 腭大孔麻醉最易引起的相应并发症是

【答案】C

108. 下牙槽神经阻滞麻醉最易引起的相应并发症是

【答案】A

109. 上颌结节麻醉最易引起的相应并发症是

【答案】B

【解析】腭大孔麻醉，注射麻药不可过多，注射点不可偏后，以免同时麻醉腭中、腭后神经，引起软腭、悬雍垂麻痹而致恶心或呕吐。下牙槽神经阻滞麻醉，如注射针偏向后不能触及骨面，或偏上越过乙状切迹，而致麻药注入腮腺内麻醉面神经而发生暂时性面瘫。上颌结节麻醉（上牙槽后神经阻滞麻醉），进针过深可能引起翼静脉丛血肿。颈交感神经综合征又名霍纳（Horner）综合征，是颈深神经阻滞麻醉时，麻药浸润使交感神经麻痹所致，临床表现：同侧瞳孔缩小、上睑下垂、眼裂变小、结膜充血、面色潮红、耳郭红润、面部皮肤干燥无汗、鼻黏膜充血、鼻塞等。

第三单元　牙及牙槽外科

1. 拔牙时邻牙损伤最常见的原因是

A. 用力过猛　B. 牵引方向错误　C. 去骨范围过大

D. 牙钳的钳喙过宽　E. 牙钳的钳喙过长

【答案】D

【解析】拔牙时邻牙损伤是由于牙钳的钳喙过宽或安放牙钳未与牙长轴一致造成，也可因牙挺使用不当，以邻牙做支点造成。选择合适的牙钳，遵循牙钳、牙挺使用原则是避免邻牙损伤的关键。故选 D。

【破题思路】

术中并发症	拔牙时方式不当
邻牙损伤	牙钳的钳喙过宽 安放牙钳未与牙长轴一致 牙挺使用不当，以邻牙做支点
对颌牙损伤	牙钳撞击而损伤，术中未保护 （拔下前牙时常见）
牙根折断（最常见）	拔牙钳位置和方向错误；钳子选择不当；牙冠有广泛龋坏；牙体过脆；牙根外形变异；根尖骨过度致密或粘连；暴力拔牙
牙龈损伤，多为撕裂	分离牙龈不彻底 安放牙钳时夹住牙龈
下牙槽神经损伤	术前未仔细观察 X 线片，了解牙根与下颌管的关系，术中向神经管用力
舌神经损伤	下颌阻生齿远中切口过于偏舌
颞下颌关节损伤	开口过大时间过长而发生脱位
下颌骨骨折	用力过大或不正确的力，下颌骨解剖上就已较薄弱

2. 牙拔除术的基本步骤不包括

A. 安放牙钳　B. 挺松患牙　C. 分离牙龈

D. 去骨　E. 处理拔牙窝

【答案】D

【解析】牙拔除术的基本步骤：①分离牙龈；②挺松患牙；③安放拔牙钳；④拔除病牙；⑤拔除后的检查及拔牙创的处理；⑥拔牙术后医嘱。故选 D。

3. 干槽症可发生在拔牙术后的几天

A. 马上　B. 1 天　C. 3 天

D. 5 天　E. 10 天

【答案】C

【解析】干槽症主要症状：发生在术后 2～3 天后的持续性疼痛，可向耳颞部、下颌区或头顶放射。一般镇痛药不能止痛；拔牙窝空虚或有腐败血凝块，棉球蘸取有恶臭味。

【破题思路】干槽症

好发牙位： 下颌智齿、第一磨牙、第二磨牙 （常考诊断标准和处理方法）	感染学说 创伤学说：创伤和感染为主要病因 解剖因素学说 纤维蛋白溶解学说 主要症状：发生在术后 3～4 天（指导用书 3～4 天，人卫版、北医版教材都是 2～3 天）后的持续性疼痛，可向耳颞部、下颌区或头顶放射。一般镇痛药不能止痛；拔牙窝空虚或有腐败血凝块，棉球蘸取有恶臭味	局麻下彻底清创，3% 双氧水棉球反复擦拭至无臭味，再用生理盐水冲洗后填入碘仿纱条

4. 以下关于肝炎患者拔牙的叙述中，哪项是错误的

A. 在肝炎急性期和慢性期均可拔牙
B. 拔牙前应作凝血酶原时间检查
C. 术中应加用止血药物
D. 肝功损害严重者会导致术后出血
E. 术中应注意防止医源性交叉感染

【答案】A

【解析】慢性肝炎肝功能有明显损害者，拔牙后易出血，故术前应做凝血功能检查，异常者应在术前 2 ～ 3 天给予维生素 K 及维生素 C，术中还应加用局部止血药物，术中应注意病毒防护，避免院内感染，而急性肝炎期应暂缓拔牙。故此题选择 A。

5. 以下关于拔牙器械的叙述中哪项是错误的

A. 牙钳由钳喙、关节及钳柄三部分构成
B. 钳喙的位置必须在牙根部，并尽可能插向根方
C. 钳喙的长轴必须与牙长轴平行
D. 牙挺由刃和柄两部分组成
E. 牙挺作用的原理有杠杆原理、楔原理和轮轴原理

【答案】D

【解析】牙钳由钳柄、关节、钳喙构成，钳喙是牙钳夹持患牙的部位，钳喙的长轴须与牙长轴平行，以防断根及伤及邻牙，位置须在牙根部。牙挺由刃、柄、杆三部分构成，其作用原理有杠杆原理、楔原理和轮轴原理。故此题选择 D。

6. 以下关于涡轮钻拔牙法特点的叙述中，哪项是错误的

A. 振动小
B. 创伤较大
C. 手术视野清楚
D. 手术时间短
E. 术后并发症少

【答案】B

【解析】涡轮钻拔牙的优点有：手术时间短；拔牙振动小，痛苦小；自动喷水将血液和碎末冲出，配合吸引器，使术野更清晰；创伤小，避免了锤凿导致的骨折和颞下颌关节损伤；术后并发症少。缺点是可能出现皮下气肿。故此题选 B。

7. 阻生牙最常发生于

A. 上颌第三磨牙
B. 上颌尖牙
C. 上颌中切牙
D. 下颌第三磨牙
E. 下颌尖牙

【答案】D

【解析】阻生牙好发于下颌第三磨牙、上颌第三磨牙和上颌尖牙，其中以下颌第三磨牙阻生最为常见。

8. 拔牙时可能损伤的神经不包括

A. 颏神经
B. 舌神经和颊神经
C. 上牙槽后神经
D. 鼻腭神经
E. 下牙槽神经

【答案】C

【解析】拔牙时可能损伤的神经包括颏神经、舌神经、鼻腭神经、颊神经和下牙槽神经。鼻腭神经和颊神经有时会在翻瓣手术时被切断，颏神经损伤发生在下颌前磨牙区手术时，多由于切开翻瓣或器械滑脱造成，下牙槽神经损伤多为拔下颌阻生支持造成，舌神经损伤易发生于舌侧骨板折断或器械滑脱的情况。上牙槽后神经在翼腭窝内自上颌神经主干发出，在上颌结节后面发出上牙龈支，另有分支经上颌窦后壁的牙槽管下行上牙槽后神经，一般不会受损。

9. 一般近中倾斜移位的阻生牙主要阻力在

A. 近中颊侧骨板
B. 近中舌侧骨板
C. 远中软组织
D. 颌骨升支
E. 近中邻牙

【答案】E

【解析】近中阻生是指阻生牙长轴向近中倾斜，近中冠常顶在邻牙上，故阻力常来自近中邻牙，本题正确答案 E。

10. 行牙齿拔除术时，对患者体位描述错误的是

A. 多采用半坐位
B. 头后仰，使张口时上颌牙的平面与地平面成 45° 角
C. 拔除上颌牙时，患者的高度大约为上颌与术者的肩部在同一水平
D. 拔除下颌牙时，应使患者在张口时，上颌的平面与地平面平行，下颌与术者的肘关节在同一高度或更低
E. 术者一般应位于患者的右前方，拔下前牙时应立于患者的右后方

【答案】D

【解析】拔除下颌牙时，下颌𬌗平面与地面平行，下颌与术者的肘关节在同一高度或稍低。

11. 单纯性高血压无其他合并症，血压高于多少时应先进行治疗再拔牙

A. 21.3/12.7kPa（160/95mmHg） B. 22.7/12.7kPa（170/95mmHg）
C. 24/13.3kPa（180/100mmHg） D. 25.3/13.3kPa（190/100mmHg）
E. 25.3/14kPa（190/105mmHg）

【答案】C

【解析】高血压

拔牙时机：低于 180/100mmHg（24/13.3kPa），高龄患者控制在 160/90mmHg 以下；如合并血脂异常血压应≤ 130/80mmHg
局麻药用利多卡因为宜

12. 患者除了下述何种心脏病时应禁忌拔牙

A. 充血性心力衰竭 B. 右束支传导阻滞，心功能Ⅰ级 C. 前壁心梗 5 个月
D. 频发的室性期前收缩未治疗 E. 近期心绞痛频繁发作

【答案】B

【解析】心脏病

6 个月内发生过心肌梗死
不稳定的或近期才开始的心绞痛
充血性心力衰竭
未控制的心律不齐，三度或二度Ⅱ型房室传导阻滞，双束支阻滞或阿斯综合征（突然神志丧失合并心传导阻滞）
心脏病合并高血压者，先治疗其高血压后拔牙
心功能Ⅲ～Ⅳ级者，应视为拔牙禁忌证，而对较重之心功能Ⅱ级患者，拔牙亦应慎重并有适宜的对策
牙拔除术及口腔手术能引起暂时性菌血症发生：先天性心脏病、风湿热引起瓣膜损害、曾做过心脏修补手术的患者，在有菌血症发生时，皆有导致亚急性细菌性心内膜炎的可能。引起发病的最重要因素之一是草绿色链球菌（甲型溶血性链球菌）菌血症。草绿色链球菌在正常情况下对青霉素高度敏感，但使用青霉素 24h 后，即产生耐药菌株
青霉素是预防亚急性细菌性心内膜炎的首选药物。绿色链球菌的耐药菌株产生快，但消失慢，使用青霉素后 2 周仍然存在。近 2 周内曾使用过青霉素者，不得使用青霉素预防心内膜炎，建议术前 1h 口服阿莫西林胶囊作为预防用药。对青霉素过敏的患者，可使用大环内酯类抗生素（红霉素）预防。部分患者可在术后继续使用药物 3 天
如有多个牙需拔除，较安全的方法是在青霉素正确使用控制下，一次全部拔除应拔的牙

13. 血友病患者必须拔牙时，应将凝血因子Ⅷ浓度提高到正常的

A. 30% B. 10% C. 50%
D. 20% E. 60%

【答案】A

【解析】拔牙术属于小手术，凝血因子Ⅷ提高到 30% 即可，若为大手术凝血因子Ⅷ应提高到 60%。

造血系统疾病	拔牙时机： 贫血者应血红蛋白在 80g/L 以上，血细胞比容在 30% 以上 白细胞减少者中性粒细胞（2～2.5）$\times10^9$/L 或白细胞总数在 4×10^9/L 以上，粒细胞低于 1×10^9/L 避免手术 出血性疾病：原发性血小板减少性紫癜血小板应在 50×10^9/L 以上进行，最好达到 100×10^9/L 以上 急性白血病为拔牙绝对禁忌证 血友病（Ⅷ因子达正常 30% 以上）应尽量缩小创口，拔牙创口内填塞止血药物

14. 下列关于糖尿病患者拔牙的禁忌证中哪个描述是错误的

A. 拔牙时空腹血糖应控制在 8.88mmol/L 以下
B. 接受胰岛素治疗者，拔牙最好在早餐后 1～2h 内进行
C. 应该注意预防术中感染
D. 未控制的严重的糖尿病，应暂缓拔牙
E. 对于术后能进食者，一般拔牙不影响糖尿病的原有治疗方案

【答案】C

【解析】糖尿病

未得到控制的糖尿病是拔牙禁忌证，如需拔牙，空腹血糖在 8.88mmol/L（160mg/dL）以内，且无酸中毒症状时才可进行。由于患者抗感染能力差，应在术前、术后给予抗生素。糖尿病患者接受胰岛素治疗者，拔牙最好在早餐后 1～2h 进行，术后还应注意进食情况，持续监测血糖变化

15. 系带矫正术适应证不包括
A. 成人无牙颌因牙槽骨吸收使系带附丽接近牙槽嵴顶，影响全口义齿的稳定与固位
B. 儿童上唇系带附着过低，上中切牙之间有较大间隙
C. 幼儿及儿童舌系带过短，舌前伸受限呈“W”形
D. 幼儿及儿童舌系带过短，下中切牙之间摩擦发生溃疡
E. 先天性腭裂导致发音不清
【答案】E
16. 关于拔牙时患者的体位，下列哪项是错误的
A. 在拔牙过程中应使患者处于一种自然舒适的体位
B. 拔除下颌牙时，患者张口时下颌牙平面应与地面平行
C. 拔除下颌牙时，患者下颌应与术者肘关节在同一高度或稍低
D. 拔除上颌牙时，患者头稍后仰，上颌牙面与地面呈45°角
E. 拔除上颌智齿时，患者头尽量后仰，上颌牙面与地面呈60°角
【答案】E
【解析】拔除上颌牙时，患者上颌牙的殆平面约与地面成45°角，患者的上颌和术者的肩部约在同一水平，下颌牙的殆平面与地面平行。下颌与术者的肘关节在同一高度或稍低。术者位于患者右前方，拔下前牙时位于患者右后方。
17. 钳拔法时，最易损伤对颌牙的拔除牙位是
A. 下颌前牙　　B. 上颌前牙　　C. 龋坏较大的牙
D. 上颌第三磨牙　　E. 下颌第三磨牙
【答案】A

【破题思路】

钳拔法时，最易损伤对颌牙的拔除牙位是	下颌前牙
钳拔法时，最易损伤的对颌牙是	上颌前牙

18. 关于下颌切牙拔除描述哪项是正确的
A. 下颌切牙与上颌切牙牙根外形类似可使用旋转力
B. 下颌切牙牙根较细易折断，不可使用旋转力
C. 下颌切牙牙根较细易折断，可稍加旋转力
D. 下颌切牙牙根较细但不易折断，故摇动力和旋转力可同时使用
E. B+D
【答案】B
【解析】下颌切牙：牙冠窄小，牙根扁平，近远中径小，多为直根。牙槽骨壁唇侧较薄，拔牙时向唇舌向摇动，以向唇侧为主，松动后向上前方牵引，不能扭转。
19. 在下列何种情况下可暂不拔除阻生齿
A. 阻生齿有反复发生冠周炎病史　　B. 阻生齿近中出现食物嵌塞　　C. 完全骨埋伏阻生齿无临床症状
D. 正畸要求　　E. 阻生齿大面积龋坏
【答案】C
【解析】

下颌阻生牙拔除适应证	不需要拔除的牙（不属于适应证）
阻生智齿反复引起冠周炎症者，应予拔除 阻生智齿本身有龋坏，或引起第二磨牙牙体、牙周病变时，应予拔除 因正畸需要时，可考虑拔除 可能为颞下颌关节紊乱综合征诱因的阻生智齿，应该拔除 因完全骨阻生而被疑为原因不明的神经痛者或疑为病灶牙者，也应拔除	无症状的骨阻生 乳牙滞留、不松动、位置正常且无恒牙胚 额外牙，没有萌出，对其他牙无影响

20. 下颌第三磨牙阻生，什么情况下适宜做龈瓣切除术
A. 水平阻生，冠周炎反复发作　　B. 垂直阻生，升支前方有足够空隙，对颌牙位置正常

C. 前倾阻生，前方邻牙远中龋坏
D. 前倾阻生，龈瓣上有咬痕
E. 颊向阻生，对颌牙位置正常

【答案】B

【解析】

有足够萌出位置，自身牙位正常，对颌牙位置正常，有龈瓣	急性炎症消退后冠周龈瓣切除术
不符合以上条件	慢性期拔除

21. 牙槽窝颊侧骨板折断易出现在拔除
A. 上颌中切牙
B. 下颌中切牙
C. 上下颌尖牙
D. 上颌前磨牙
E. 下颌前磨牙

【答案】C

【解析】前牙颊侧骨板较薄，上下颌尖牙唇舌径最宽，颊侧骨板更薄，所以在拔除时颊侧骨板易折断。

22. 下列对进入上颌窦内的牙根描述错误的是
A. 常见于上颌第一磨牙的腭侧根
B. 亦常见于上颌第二磨牙的近中颊根
C. 因受入路限制，翻瓣去骨法仅适用于进入的颊根
D. 冲洗法适于进入的颊根或腭根
E. 牙挺放置不当或用力没有控制所致

【答案】C

【解析】进入上颌窦的牙根拔除法

常见于上颌第一磨牙腭根和上颌第二磨牙近中颊根。首先拍X线片确认，术中可用鼻腔鼓气法检查（有气体溢出——牙根进入上颌窦内；无气体溢出——牙根进入上颌窦黏膜下）

已有穿孔时，如小的穿孔（直径2mm左右），可按拔牙后常规处理，待其自然愈合
中等大小的穿孔（直径2～6mm）也可按上述方法处理后，将两侧牙龈拉拢后缝合
穿孔大于7mm，需用邻位组织瓣关闭创口
取出方法：翻瓣去骨法（牙根未进入上颌窦）；冲洗法（牙根进入上颌窦）

23. 预防干槽症，下列哪项是错误的
A. 减少手术创伤
B. 尽量延长局部压迫止血的时间
C. 注意无菌操作
D. 注意口腔卫生
E. 保护拔牙创口内凝血块

【答案】B

【解析】预防干槽症的发生应重视减少手术创伤，保护血凝块，注意口腔卫生和术后注意休息。

24. 对于干槽症的处理，下列哪项是不必要的
A. 局麻下彻底清除牙槽窝内坏死组织
B. 隔离外界刺激，保持骨创面
C. 促进牙槽窝内肉芽组织生长
D. 必要时给予止痛药
E. 静脉给予大剂量抗生素治疗

【答案】E

【解析】干槽症不是单纯的细菌性感染，所以不必静脉给予大剂量抗生素治疗。

25. 腭黏骨膜旋转瓣修补口腔上颌窦瘘最适宜的部位是
A. 靠腭侧的较大瘘孔
B. 靠颊侧的较大瘘孔
C. 靠近腭大孔的瘘孔
D. 靠近腭小凹的瘘孔
E. 局部无炎症时方可进行

【答案】A

【解析】靠颊侧时可选用颊侧滑行瓣修补术，故B不确切。腭大孔及腭小凹不会成为断根所在位置，故以C、D不正确。无论什么手术，原则上都应在炎症消退后进行，这里说的是部位而不是炎性状态，故E错误。

26. 粒细胞缺乏症易引起感染，其中性粒细胞绝对计数低于多少时属拔牙禁忌证
A. 6×10^9/L
B. 1×10^9/L
C. 5×10^9/L
D. 3×10^9/L
E. 2×10^9/L

【答案】B

【解析】中性粒细胞低于 1×10^9/L 易引发严重感染和影响创口愈合，应避免拔牙和手术。

27. 下列不属于拔牙绝对禁忌证的是

A. 急性白血病　　B. 急性肾炎和肾炎重症　　C. 急性肝炎和慢性活动性肝炎

D. 贫血：血红蛋白 > 80g/L　　E. 恶性肿瘤化疗后 1 年

【答案】D

【解析】贫血者应血红蛋白在 80g/L 以上，血细胞比容在 30% 以上进行牙拔除术。

【破题思路】拔牙的禁忌证也是相对的（记准绝对禁忌证和具体数值）

禁忌证	问题和拔牙时机处理
炎症和肿瘤	急性炎症：感染扩散。恶性肿瘤：肿瘤扩散 放疗后时机：（放疗前 7 ～ 10 天拔牙，放疗后 3 ～ 5 年后拔牙） 必须拔牙时，术前、术后应给大剂量抗生素，以预防感染
造血系统疾病	拔牙时机： 贫血者应血红蛋白在 80g/L 以上，血细胞比容在 30% 以上 白细胞减少者中性粒细胞（2 ～ 2.5）$\times10^9$/L 或白细胞总数在 4×10^9/L 以上，中性粒细胞低于 1×10^9/L 避免手术 出血性疾病：原发性血小板减少性紫癜血小板应在 50×10^9/L 以上进行，最好达到 100×10^9/L 以上 急性白血病为拔牙绝对禁忌证 血友病（Ⅷ因子达正常 30% 以上）应尽量缩小创口，拔牙创口内填塞止血药物
肾炎	肾功能衰竭或肾病严重者，均不宜行拔牙手术
肝炎	问题：出血（与感染无关），乙肝防交叉感染，术前 2 ～ 3 天补充维生素 C、维生素 K

28. 下列疾病患者在拔牙前后应给予抗生素以预防并发症，但不包括

A. 糖尿病　　B. 先天性心脏病　　C. 慢性肝炎

D. 风湿性心脏病　　E. 曾做过房间隔缺损修补术的患者

【答案】C

【解析】糖尿病作为代谢内分泌疾病，术后感染的可能性高于正常人，伤口的愈合因蛋白合成障碍可能延迟；牙拔除术及口腔手术能引起暂时性菌血症发生，先天性心脏病、风湿热引起瓣膜损害、曾做过心脏修补手术的患者，在有菌血症发生时，皆有导致亚急性细菌性心内膜炎的可能。慢性肝炎有凝血功能异常，主要是预防术后出血，术前凝血酶原时间异常，则应在术前 2 ～ 3 天开始给予足量维生素 K、维生素 C 及保肝药物，术中还应加局部止血药物。所以此题选 C。

29. 下列对下颌第三磨牙描述错误的是

A. 颊侧骨板较厚，手术入路及去骨均较困难

B. 内侧面有舌神经，通常位于根尖下，其位置有的较高，拔除时应避免对其造成损伤

C. 位于下颌体后部与下颌支交界处，骨由厚变薄，拔除时应防止该部位发生骨折

D. 形态变异较大，牙根可为 2 根、3 根等

E. 双侧阻生时，两侧的牙位、形态等彼此相似者在 70% 以上

【答案】B

【解析】舌神经一般位于舌骨骨板和舌侧黏膜之间，通常位于黏膜下，其位置有的较高，拔除时应避免对其造成损伤，故 B 错。

30. 关于切开拔除阻生智齿的切口设计。错误的是

A. 远中切口尽量偏舌侧

B. 颊侧切口一般不必超过前庭沟

C. 如仅用远中切口就可以消除阻力，可不做颊侧切口

D. 应做黏骨膜全层切开，紧贴骨面将瓣翻起

E. 缝合后切口下应有足够骨支持

【答案】A

【解析】远中切口从远中龈缘正中斜向外后方，不可偏舌侧。

【破题思路】拔除阻生智齿术中注意事项：

①远中切口勿偏舌侧，以免损伤舌神经。

②颊侧切口与远中切口的末端成45°角向下，勿超过前庭沟，否则将引起颊部肿胀。

③应做黏骨膜全层切开，紧贴骨面将瓣翻起。

④用锤凿法去骨时，为避免暴露第二磨牙牙根，应首先在第二磨牙颊侧远中角之后，与牙槽嵴垂直，凿透密质骨形成一个沟。

⑤用锤凿法劈开时，牙冠应有足够的显露，且牙不松，在颊面近中发育沟处，用锐利而合适的器械劈开。

⑥涡轮钻拔牙法是近年来较常使用的方法，具有无振动、创伤小、手术视野清楚、手术时间短、术后并发症减少等明显优点。

⑦颊侧切口不能切在牙齿龈缘的中间（张力过大）、不能切在龈乳头（引起坏死）。

31. 关于阻生齿的错误概念是

A. 阻力可来源于邻牙　B. 阻力可来源于骨

C. 阻力可来源于软组织　D. 只能部分萌出或完全不能萌出

E. 常见阻生齿为下颌第三磨牙及上颌前磨牙

【答案】E

【解析】由于邻牙、骨或软组织的阻碍而只能部分萌出或完全不能萌出，且以后也不可能萌出的牙，称为阻生牙。常见的阻生牙为下颌第三磨牙、上颌第三磨牙及上颌尖牙。故本题正确答案为E。

32. 关于拔牙窝的处理，哪项是错误的

A. 撕裂的牙龈组织应予缝合　B. 扩大的牙槽窝需要复位

C. 与骨膜牙龈相连的骨折片应复位保留　D. 拔除乳牙残根后应彻底搔刮

E. 拔牙创内的肉芽应彻底刮净

【答案】D

【解析】拔除的牙应检查牙根是否完整、牙龈有无撕裂、拔牙创口内有无残留物，牙槽窝应做压迫复位，修整过高的牙槽中隔、骨嵴或牙槽骨壁，棉卷压迫止血。刮匙可用作探查（主要），除去异物，刮除病变组织。急性炎症、有脓、拔乳牙均不能用刮匙，本题正确答案D。

33. 拔除上颌第三磨牙时，牙挺的支点应置于

A. 远中牙槽嵴　B. 近中牙槽嵴　C. 第二、三磨牙之间

D. 颊侧骨板　E. 腭侧骨板

【答案】B

【解析】拔除上颌第三磨牙时，牙挺自近中颊角插入，将牙向颊侧、远中方向挺出。

34. 需要劈冠以解除邻牙阻力的阻生牙类型为

A. 垂直阻生　B. 近中阻生　C. 远中阻生

D. 颊向阻生　E. 舌向阻生

【答案】B

【解析】阻力分析：阻生牙拔除的阻力有软组织阻力（切开）、牙冠部骨阻力（去骨）、牙根部骨阻力（分根、去骨、增隙）、邻牙阻力（分冠、去骨）。近中阻生是指阻生牙长轴向近中倾斜，近中冠常顶在邻牙上，故阻力常来自近中邻牙，解除阻力时应采用劈冠的方法。

35. 妊娠期妇女可拔牙的时间段为

A. 整个妊娠期　B. 妊娠第1～3个月　C. 妊娠第4～6个月

D. 妊娠第7～9个月　E. 整个妊娠期均不能拔牙

【答案】C

【解析】怀孕的第4～6月进行较为安全；妊娠第1～3个月容易流产；妊娠第7～9个月容易早产。

36. 对于第Ⅱ类近中位颊侧移位阻生智齿，下列描述错误的是

A. 阻生智齿大部分位于下颌支内　B. 阻生智齿的长轴向近中倾斜

C. 阻生智齿的最高点低于𬌗平面　D. 阻生智齿的最高点高于第二磨牙颈部

E. 阻生智齿偏向正常牙列中线的颊侧

【答案】A

【解析】阻生第三磨牙的全部或大部位于下颌升支内，属于第Ⅲ类，故本题正确答案A。

根据牙与下颌升支及第二磨牙的关系，阻生牙与下颌支前缘的关系可分为以下三类。

第Ⅰ类	下颌升支前缘和第二磨牙远中面之间，有足够的间隙容纳阻生第三磨牙牙冠的近远中径
第Ⅱ类	下颌升支前缘与第二磨牙远中面间的间隙小，不能容纳阻生第三磨牙牙冠的近远中径
第Ⅲ类	阻生第三磨牙的全部或大部位于下颌升支内

37. 牙槽骨修整术的手术时间应选择在拔牙后

A. 1 周　　B. 2 周　　C. 3 周

D. 6 个月　　E. 2～3 个月

【答案】E

【解析】

适应证	时机
拔牙后牙槽骨吸收不全，骨尖、嵴有压痛者	拔牙后 2～3 个月

38. 患者，男，50 岁。行断根拔除术，术中断根突然消失，此时首先应做的是

A. 冲水吸根　　B. 开窗取根　　C. 拍 X 线片

D. 服抗生素　　E. 扩大牙槽窝掏根

【答案】C

39. 25 岁，初孕，妊娠第 8 周牙痛。检查：右下 6 牙体破坏大，需拔除，消炎后拔除的时间应为

A. 1 周内　　B. 1 周后　　C. 2 周后

D. 3 周后　　E. 4 周后

【答案】E

【解析】妊娠 8 周开始牙痛，说明妊娠已 2 个月，怀孕的第 4、5、6 月期间进行较为安全，再加 4 周后（1 个月后），就进入第 4 个月。

40. 拔牙术后拔牙创内血凝块开始和最后形成的时间分别是

A. 15min，1 天　　B. 6h，5 天　　C. 12h，10 天

D. 15min，30min　　E. 48h，28 天

【答案】D

【解析】拔牙创愈合可分为：

① 拔牙创出血及血块形成。

15～30min 形成血凝块，作用：保护创口，防止感染，促进创口正常愈合。

② 血块机化、肉芽组织形成。

约 24h 开始机化（最早表现），大约 7 天后完成。

③ 结缔组织和上皮组织替代肉芽组织。

拔牙后 3～4 天开始，20 天基本完成。5～8 天开始形成新骨。

④ 原始的纤维样骨替代结缔组织。

⑤ 成熟的骨组织替代不成熟骨质。

牙槽突功能性改建术后 3 天开始，3～6 个月重建完成。

41. 拔牙术引发亚急性细菌性心内膜炎的致病菌是

A. 金黄色葡萄球菌　　B. 大肠埃希菌

C. 甲型溶血性链球菌　　D. 乙型溶血性链球菌

E. 肺炎球菌

【答案】C

【解析】拔牙术引发亚急性细菌性心内膜炎的致病菌是甲型溶血性链球菌。故本题答案是 C。

【破题思路】牙拔除术及口腔手术能引起暂时性菌血症发生。先天性心脏病、风湿热引起瓣膜损害、曾做过心脏修补手术的患者，在有菌血症发生时，皆有导致亚急性细菌性心内膜炎的可能。引起发病的最重要因素之一是草绿色链球菌（甲型溶血性链球菌）菌血症。草绿色链球菌在正常情况下对青霉素高度敏感，但使用青霉素 24h 后，即产生耐药菌株。

青霉素是预防亚急性细菌性心内膜炎的首选药物。绿色链球菌的耐药菌株产生快，但消失慢，使用青霉素后2周仍然存在。近2周内曾使用过青霉素者，不得使用青霉素预防心内膜炎，建议术前1h口服阿莫西林胶囊作为预防用药。对青霉素过敏的患者，可使用大环内酯类抗生素（红霉素）预防。部分患者可在术后继续使用药物3天。如有多个牙需拔除，较安全的方法是在青霉素正确使用控制下，一次全部拔除应拔的牙。

42. 不符合干槽症表现的是

A. 以疼痛为主要症状　　B. 疼痛为阵发性　　C. 拔牙窝常有腐败坏死物

D. 拔牙窝内有明显腐臭味　　E. 骨壁常有明显触痛

【答案】B

【解析】干槽症疼痛为持续性。故本题答案是B。

43. 哪种乳牙不应该拔除

A. 牙冠破坏严重，已无法修复的乳牙

B. 根尖周炎症已涉及继承恒牙牙胚

C. 乳牙有牙髓炎症可治疗，但离替换时间很近

D. 受继承恒牙萌出力的推压，使根尖露出龈外常致局部黏膜创伤性溃疡

E. 有病灶感染迹象但能彻底治愈

【答案】E

【解析】过早拔除乳牙，会使恒牙失去萌出间隙，影响乳恒牙替换，所以应通过治疗，尽量将乳牙保留至替换时间。但破坏严重的乳牙或难以治疗的乳牙炎症也会影响恒牙萌出，需尽早拔除，并安置间隙保持器。所以选择E。

44. 牙及牙槽外科手术时，将局麻药液注射到牙根尖部位骨膜外面的是

A. 骨膜下浸润　　B. 黏膜下浸润　　C. 骨膜上浸润

D. 表面麻醉　　E. 阻滞麻醉

【答案】C

【解析】骨膜上浸润是将局麻药注射到牙根尖部位骨膜外面。故本题答案是C。

选项A：骨膜下浸润是将麻药注射在骨膜下，疼痛较明显，临床应用较少。

选项B：黏膜下浸润属于软组织浸润麻醉。

选项D：表面麻醉是将麻药涂布或喷在组织的表面，药物进入组织内引起神经末梢的麻醉。

选项E：阻滞麻醉是将麻药注射在神经干的附近，以阻断神经末梢传入的刺激。

45. 牙挺使用时的规则，正确的是

A. 可代替牙钳且更有效　　B. 可代替骨凿用于增隙　　C. 只能用于下后牙

D. 拔残根时不宜使用　　E. 保护不当，易造成邻近组织损伤

【答案】E

【解析】使用牙挺时应注意保护邻近组织。故本题答案是E。

46. 男，25岁。左下颌智齿反复冠周炎，检查见该牙垂直位，大部分牙冠被牙龈覆盖，咬合面较下颌第二磨牙略低，分析其拔除阻力主要是

A. 邻牙阻力　　B. 牙根部骨阻力　　C. 牙冠部骨阻力

D. 软组织阻力　　E. 外斜线处骨阻力

【答案】D

【解析】左下颌智齿反复冠周炎，检查见该牙垂直位，大部牙冠被牙龈覆盖，咬合面较下颌第二磨牙略低，分析其拔除阻力主要是软组织阻力。故本题答案是D。

47. 男，31岁。右下颌智齿阻生拟拔除，术前拍摄X线片的目的中不了解

A. 阻生情况　　B. 软组织粘连情况　　C. 牙根形态

D. 牙根与下颌管的关系　　E. 周围骨质情况

【答案】B

【解析】右下颌智齿阻生拟拔除，术前拍摄X线片的目的对于了解阻生状况、牙根形态、牙根与下颌管的关系、周围骨质情况等有重要意义；不包括了解软组织粘连情况。故本题答案是B。

48. 男，55岁。右下后牙因龋坏反复充填治疗，现仍余牙根存留于口腔，要求拔除后修复。该牙称为

A. 残根　　B. 断根　　C. 残冠

D. 残片　　E. 不良修复体

【答案】A

【解析】残根是指遗留牙槽窝中时间较久的牙根，一般为龋病、根尖周病等所致。右下后牙因龋坏反复充填治疗，现仍余牙根存留于口腔，要求拔除后修复。该牙称为残根。常规定义。故本题答案是A。

【破题思路】残根：遗留牙槽窝中时间较久的牙根。
断根：指拔牙术中折断的牙根，拔除较为复杂。

49. 女，23岁。左下颌智齿拔除后3h仍出血不止，否认既往全身疾病史。可能的出血原因不包括

A. 牙龈撕裂　　B. 牙槽骨骨折　　C. 拔牙创感染后出血
D. 损伤下牙槽血管　　E. 患者自行漱口，血块脱落

【答案】C

【解析】左下颌智齿拔除后3h仍出血不止，否认既往全身疾病史。可能的出血原因不包括拔牙创感染后出血。拔牙创感染出现于术后48h，不可能在术后3h就出现感染问题。其他几种情况都可能造成术后出血。故本题答案是C。

50. 女，46岁。右下颌多个残根，既往曾有风湿性心脏病，现存在二尖瓣狭窄，心功能Ⅰ级，此患者最佳治疗方案为

A. 分次拔除，术前、术后预防性使用抗生素　　B. 分次拔除，术后预防性使用抗生素
C. 分次拔除，术前预防性使用抗生素　　D. 一次拔除，术前、术后预防性使用抗生素
E. 一次拔除，术前预防性使用抗生素

【答案】D

【解析】要预防术后心内膜炎并发症。故本题答案是D。

（51～53题共用题干）

男，35岁。右上第一磨牙牙髓治疗后劈裂，拔牙过程中牙冠碎裂至龈下，牙根与周围骨质粘连。

51. 此时拔除此根应先

A. 牙挺取根　　B. 牙钳拔除　　C. 分根后拔除
D. 翻瓣去骨拔除　　E. 涡轮钻拔除

52. 拔牙过程中发现其腭侧根消失，牙槽窝空虚，此时应当

A. 立即停止操作，拍X线片　　B. 立即扩大牙槽窝取根
C. 立即行上颌窦开窗取根　　D. 翻瓣去骨取根
E. 延期拔除患牙

53. 如果确定腭根已入上颌窦，经去除牙槽间隔后扩大牙槽窝将其冲出，此时上颌窦底黏膜破裂口约8mm，此时应

A. 用邻位组织瓣关闭创口　　B. 牙槽窝填塞碘仿纱条
C. 可不予处理　　D. 两侧牙龈拉拢缝合
E. 术后牙槽窝内放置碘仿海绵

【答案】C、A、A

【解析】分根后可减小拔牙阻力。拔牙中发现牙根消失，应先拍片判断，再用鼻腔鼓气法判断是否进入上颌窦。穿孔大于7mm，需用邻位组织瓣关闭创口。

（54～57题共用题干）

女，35岁。拔除下颌智齿后3天，出现持续性疼痛。

54. 病史采集时应注意以下几点，除了

A. 发热　　B. 开口度　　C. 拔牙过程
D. 咬合关系　　E. 疼痛特点

55. 检查中除拔牙窝外，还应注意

A. 邻牙　　B. 体温　　C. 开口度
D. 颞下颌关节　　E. 下颌第一磨牙颊侧

56. 如拔牙窝空虚，无明显腐败坏死物，诊断应考虑

A. 干槽症　　B. 拔牙窝感染　　C. 拔牙后反应
D. 拔牙创愈合不良　　E. 拔牙创慢性感染

57. 如拔牙窝内有腐败坏死物，有臭味，处理中不能

A. 碘条填塞　　B. 拉拢缝合牙龈　　C. 用棉球将腐败物去除干净

D. 仔细用力搔刮牙槽窝骨壁　　E. 使用抗纤维蛋白溶解药物

【答案】D、A、A、D

【解析】干槽症处理为局麻下彻底清创，3% 双氧水棉球反复擦拭至无臭味，再用生理盐水冲洗后填入碘仿纱条。不应反复搔刮牙槽骨壁，必要时可缝合两侧牙龈，故 57 题正确答案为 D。

58. 关于干槽症的治疗，不正确的是

A. 给予抗感染、止痛治疗　　B. 彻底清创　　C. 隔离外界刺激

D. 给予措施促进肉芽组织生长　　E. 局部使用止血药物

【答案】E

【解析】干槽症的治疗，不正确的是：局部使用止血药物。前四项都是干槽症的治疗原则。

59. 拔牙的绝对禁忌证是

A. 风湿性二尖瓣狭窄　　B. 先天性室间隔缺损　　C. 急性心肌梗死

D. 高血压　　E. 肺源性心脏病

【答案】C

【解析】拔牙的绝对禁忌证是急性心肌梗死。拔牙的绝对禁忌证有 6 个月内有过心肌梗死或频繁心绞痛、心功能Ⅲ～Ⅳ级、严重心律失常。故本题答案是 C。易误选 E。

60. 拔牙后出血是指拔牙后多长时间仍明显出血

A. 30min　　B. 45min　　C. 60min

D. 90min　　E. 120min

【答案】A

【解析】拔牙后出血是指拔牙后 30min 仍明显出血。故本题答案是 A。

【破题思路】

术后并发症	原因	防治
拔牙后出血（半小时后仍有明显出血）	局部因素：槽窝内残留炎性肉芽组织、软组织撕裂、牙槽骨骨折、牙槽内小血管破裂、较大知名血管破损 创口感染：血块分解后产生，多发生在拔牙 48h 以后，称为继发性出血，所以术后几小时不可能是创口感染 全身因素：较少见，如应用抗凝药物等	处理应同时从局部及全身两方面着手，必要时应会同内科医生协同诊治

61. 刮匙的作用不包括

A. 探查拔牙窝　　B. 刮除异物　　C. 刮除根尖炎性肉芽

D. 搔刮根尖瘘管　　E. 刮净根尖脓肿及脓液

【答案】E

【解析】脓肿时禁止使用刮匙，防止感染扩散。故本题答案是 E。易误选 C。

【破题思路】刮匙可用作探查（主要），除去异物，刮除病变组织。急性炎症、有脓、拔乳牙均不能用刮匙。

62. 关于拔牙术中分离牙龈，正确的做法是

A. 分离牙龈的目的是避免牙钳夹伤牙龈　　B. 应分离至釉牙骨质交界

C. 乳牙拔除时可不用分离牙龈　　D. 可减少拔牙时软组织的阻力

E. 正畸减数时可不用分离牙龈

【答案】A

【解析】分离牙龈的目的是避免牙钳夹伤牙龈。故本题答案是 A。分离牙龈应分离至牙槽嵴顶，故选项 B 不正确。目的是防止牙龈与牙体的不分离，从而导致牙龈撕裂。

63. 下列为上颌第三磨牙拔除的适应证，除了

A. 埋伏无症状　　B. 导致邻牙牙根吸收　　C. 反复发生冠周炎

D. 形成颌骨囊肿　　E. 常咬伤颊黏膜

【答案】A

【解析】上颌第三磨牙拔除的适应证不包括埋伏无症状。故本题答案是A。易误选E。

【破题思路】不需要拔除的牙（不属于适应证）：
① 无症状的骨阻生。
② 乳牙滞留、不松动、位置正常且无恒牙胚。
③ 额外牙，没有萌出，对其他牙无影响。

64. 在拔除下颌低位阻生智齿时最易损伤的神经为
A. 下牙槽神经　B. 颊神经　C. 舌神经
D. 颏神经　E. 下颌神经
【答案】A
【解析】拔除下颌低位阻生智齿时最易损伤下牙槽神经。故本题答案是A。

65. 主要用扭转力拔除的牙是
A. 上颌第三磨牙　B. 下颌中切牙　C. 上颌中切牙
D. 上颌前磨牙　E. 下颌前磨牙
【答案】C
【解析】主要用扭转力拔除的牙是上颌中切牙。可以使用扭转力的牙根横剖面应为圆形。故本题答案是C。易误选E。

【破题思路】扭转：用于圆锥形根的牙，撕裂牙周膜纤维并扩大牙槽窝。可以使用扭转力拔除的牙：上颌123，下颌345。

66. 属于拔牙相对禁忌证的是
A. 放射治疗前3周　B. 糖尿病患者血糖150mg/dL、尿糖（+）、无酸中毒
C. 急性智齿冠周炎伴咬肌间隙感染　D. 甲状腺功能亢进治疗后心率低于100次/min
E. 高血压患者血压控制在160/100mmHg
【答案】C
【解析】属于拔牙相对禁忌证的是急性智齿冠周炎伴咬肌间隙感染。故本题答案是C。易误选E。

【破题思路】

禁忌证	问题和拔牙时机处理
心脏病	6个月内发生过心肌梗死 不稳定的或近期才开始的心绞痛 充血性心力衰竭 未控制的心律不齐，三度或二度Ⅱ型房室传导阻滞，双束支阻滞或阿斯综合征（突然神志丧失合并心传导阻滞） 心脏病合并高血压者，先治疗其高血压后拔牙 心功能Ⅲ～Ⅳ级者，应视为拔牙禁忌证，而对较重之心功能Ⅱ级患者，拔牙亦应慎重并有适宜的对策 牙拔除术及口腔手术能引起暂时性菌血症发生。先天性心脏病、风湿热引起瓣膜损害、曾做过心脏修补手术的患者，在有菌血症发生时，皆有导致亚急性细菌性心内膜炎的可能。引起发病的最重要因素之一是草绿色链球菌（甲型溶血性链球菌）菌血症。草绿色链球菌在正常情况下对青霉素高度敏感，但使用青霉素24h后，即产生耐药菌株 青霉素是预防亚急性细菌性心内膜炎的首选药物。绿色链球菌的耐药菌株产生快，但消失慢，使用青霉素后2周仍然存在。近2周内曾使用过青霉素者，不得使用青霉素预防心内膜炎，建议术前1h口服阿莫西林胶囊作为预防用药。对青霉素过敏的患者，可使用大环内酯类抗生素（红霉素）预防。部分患者可在术后继续使用药物3天 如有多个牙需拔除，较安全的方法是在青霉素正确使用控制下，一次全部拔除应拔的牙
高血压	拔牙时机：低于180/100mmHg（24/13.3kPa），高龄患者控制在160/90mmHg以下；如合并血脂异常血压应≤130/80mmHg 局麻药用利多卡因为宜

续表

禁忌证	问题和拔牙时机处理
炎症和肿瘤	急性炎症：感染扩散。恶性肿瘤：肿瘤扩散 放疗后时机：（放疗前 7 ～ 10 天拔牙，放疗后 3 ～ 5 年后拔牙） 必须拔牙时，术前、术后应给大剂量抗生素，以预防感染
糖尿病	拔牙时机：空腹血糖在 8.88mmol/L（160mg/dL）以内，接受胰岛素治疗者，拔牙最好在早餐后 1 ～ 2h 进行
造血系统疾病	拔牙时机： 贫血者应血红蛋白在 80g/L 以上，血细胞比容压积在 30% 以上 白细胞减少者中性粒细胞（2 ～ 2.5）$\times10^9$/L 或白细胞总数在 4×10^9/L 以上，中性粒细胞低于 1×10^9/L 避免手术 出血性疾病：原发性血小板减少性紫癜血小板应在 50×10^9/L 以上进行，最好达到 100×10^9/L 以上 急性白血病为拔牙绝对禁忌证 血友病（Ⅷ因子达正常 30% 以上）应尽量缩小创口，拔牙创内填塞止血药物
甲状腺功能亢进症	拔牙时机：基础代谢率控制在＋ 20% 以下，脉搏不超过 100 次 /min 时进行，局麻药中不应加肾上腺素
肾炎	肾功能衰竭或肾病严重者，均不宜行拔牙手术
肝炎	问题：出血（与感染无关），乙肝防交叉感染，术前 2 ～ 3 天补充维生素 C、维生素 K
妊娠	拔牙时机：怀孕的第 4、5、6 月期间进行较为安全
月经期	处理：暂缓拔牙，防止出血
长期抗凝药物治疗	对长期服用小剂量阿司匹林者，术前可不停药，拔牙前通常可以不停药，如需停药应在术前 3 ～ 5 天开始，术后拔牙床内可置放碘仿海绵等止血药，并密切观察无活动性出血即可离开
精神疾患	问题：合作问题

67. 阻生牙最常见的是下颌第三磨牙，其次是

A. 上颌尖牙　B. 上颌中切牙　C. 额外牙
D. 下颌第二前磨牙　E. 上颌第三磨牙

【答案】E

【解析】常见的阻生牙为下颌第三磨牙、上颌第三磨牙及上颌尖牙。故本题答案是 E。易误选 C。

68. 男，40 岁。拟拔除上颌第二磨牙，调整椅位时应

A. 头后仰至上颌牙𬌗平面与地面成 90°角　B. 头后仰至上颌牙𬌗平面与地面成 45°角
C. 头直立，利用口镜反光操作　D. 头偏向右侧，以便面对术者
E. 头略后仰，利用口镜协助操作

【答案】B

【解析】拔除上颌第二磨牙，调整椅位时应头后仰至上颌牙𬌗平面与地面成 45°角。故本题答案是 B。易误选 E。

【破题思路】医患体位：上颌牙，患者取半坐位，患者头部应稍后仰，使上颌牙的𬌗平面约与地面成 45°角，患者的上颌和术者的肩部约在同一水平，下颌牙的𬌗平面与地面平行。下颌与术者的肘关节在同一高度或稍低。术者位于患者右前方，拔下前牙时位于患者右后方。

69. 男，66 岁。下颌无牙颌，双侧下颌隆突，伴轻度压痛，行下颌义齿修复前最好应

A. 局部按摩　B. 局部理疗　C. 牙槽骨修整术
D. 前庭沟加深术　E. 观察，无须处理

【答案】C

【解析】下颌无牙颌，双侧下颌隆突，伴轻度压痛，行下颌义齿修复前最好应牙槽骨修整术。故本题答案是 C。易误选 E。

70. 女，18 岁。五天前出现右下颌智齿冠周炎，已行抗感染治疗三天。检查见开口度正常，智齿正位，远中龈瓣覆盖部分牙面，上颌智齿正位萌出。该患者的最佳处理方法是

A. 远中龈瓣切除　　B. 拔除下颌智齿　　C. 同时拔除上、下颌智齿
D. 理疗　　E. 不处理

【答案】A

【解析】右下颌智齿冠周炎，已行抗感染治疗三天，属于慢性炎症。检查见开口度正常，智齿正位，远中龈瓣覆盖部分牙面，上颌智齿正位萌出，下颌智齿可保留。该患者的最佳处理方法是远中龈瓣切除。故本题答案是 A。易误选 C。

（71 ～ 73 题共用备选答案）

A. 远中用力　　B. 近中用力　　C. 唇侧用力
D. 颊侧用力　　E. 舌侧用力

71. 拔除下颌前牙，脱位时应先向

72. 拔除上颌前牙，脱位时应先向

73. 拔除下颌第三磨牙，脱位时应先向

【答案】C、C、E

【解析】下前牙唇舌侧骨板均薄弱，可摇松后向唇牙合向脱位。上前牙唇侧骨质较薄弱，唇向易于脱位。第三磨牙舌向阻力少，易于脱位。

74. 牙挺使用时的注意事项中错误的一项是

A. 当邻牙需要同时拔除时，可以其作为支点　　B. 绝不能以龈缘水平处的颊侧骨板作支点
C. 必须以手指保护，以防牙挺滑脱　　D. 用力必须有控制
E. 可以利用牙挺工作原理拔牙

【答案】B

【解析】在拔除阻生牙或颊侧需去骨者时，可以以龈缘水平处的颊侧骨板作支点。

【破题思路】牙挺由刃、柄和杆三部分组成。牙挺作用的原理有杠杆原理、楔的原理和轮轴原理（拔牙主要力量）。三种力量可以单独使用，亦可互相结合。

牙挺使用的注意事项：

① 绝不能以邻牙作支点，除非邻牙要同时拔除。

② 除拔除阻生牙或颊侧需去骨者外，龈缘水平处的颊侧骨板一般不应作为支点。

③ 龈缘水平处的舌侧骨板，也不应作为支点。

④ 必须以手指保护，以防牙挺滑脱。

⑤ 用力必须有控制，挺刃的用力方向必须正确。

75. 关于心脏病患者拔牙时错误的选项是

A. 配备必要的监测、抢救设备、药品等　　B. 配备必要的医护人员
C. 适当掌握适应证　　D. 做好各种术前准备
E. 做好各种术中准备

【答案】C

【解析】对于心脏病患者必须严格掌握适应证，以防术中、术后发生意外。

76. 拔牙创愈合过程中，新骨形成最早在什么时候开始出现

A. 24h　　B. 3 天　　C. 6 天
D. 4 周　　E. 3 个月

【答案】C

【解析】5 ～ 8 天开始形成新骨，但要到 3 ～ 6 个月后才能完全形成骨组织。所以选 C。

【破题思路】拔牙创愈合可分为：

① 拔牙创出血及血块形成。

15 ～ 30min 形成血凝块，作用：保护创口，防止感染，促进创口正常愈合。

② 血块机化、肉芽组织形成。

约 24h 开始机化（最早表现），大约 7 天后完成。

③ 结缔组织和上皮组织替代肉芽组织。
拔牙后3～4天开始，20天基本完成。5～8天开始形成新骨。
④ 原始的纤维样骨替代结缔组织。
⑤ 成熟的骨组织替代不成熟骨质。
牙槽突功能性改建术后3天开始，3～6个月重建完成。

77. 下列对一般牙拔除时的描述不正确的是
A. 指用钳、挺就能拔除的手术
B. 拔牙前必须分离牙龈
C. 拔除牙齿时需要同时使用摇动、扭转、牵引三种力
D. 拔牙后应检查拔除的牙齿是否完整
E. 拔牙2h后方可进食
【答案】C
【解析】拔牙力的应用主要有三：摇动，适用于所有牙；扭转，适用于上前牙；牵引，适用于所有牙。
78. 下列对牛角钳描述正确的是
A. 多用于拔除下颌磨牙二根者
B. 多用于拔除上颌磨牙二根者
C. 适用于拔除下颌磨牙三根者
D. 适用于拔除下颌第一磨牙远中颊根扁平、远中舌根细而圆者
E. 多用于拔除阻生齿
【答案】A
【解析】牛角钳仅适于根分叉较大的二根牙，多用于拔除下颌第一磨牙，故B、C、D、E不正确。
79. 下列对术中断根的描述正确的是
A. 遗留牙窝内较久，在根周和牙槽突骨壁间多有慢性炎症
B. 钳喙夹持牙冠过紧
C. 牙根外形变异或有弯曲或有牙骨质增生致术中断根
D. 根尖牙周膜、牙槽骨吸收致骨壁支撑力减弱所致
E. 原则上较短的断根可遗留在体内，待其自行萌出或吸收
【答案】C
【解析】遗留牙窝内较久，在根周和牙槽突骨壁间多有慢性炎症多为残根，故A错。
拔牙时如钳喙夹持牙冠过松易致断根，故B错。
根尖牙周膜、牙槽骨吸收致骨壁支撑力减弱时，牙根阻力小不易断根，故D错。
原则上任何断根都应在术中取出，故E也不正确。

【破题思路】残根：遗留牙槽窝中时间较久的牙根。
断根：指拔牙术中折断的牙根，拔除较为复杂。
牙根拔除的手术原则：原则上各种断根皆应在术中取出，但也必须全面考虑，如患者体质弱，而手术又很复杂时，可延期拔除。有的断根如甚小（5mm以下），且本身并无炎症存在，也可不予拔除。

80. 关于干槽症描述正确的是
A. 发生率为58%～92%
B. 最常发生于下颌第三磨牙
C. 常见于下颌第一磨牙
D. 下颌第二磨牙亦较常见
E. 上颌牙较下颌多发
【答案】B
【解析】干槽症最多见于下后牙，占58%～92%，发生率依次为下颌第三磨牙、下颌第一磨牙、下颌第二磨牙，其他牙少见。
81. 描述引起拔牙后出血的局部因素错误的是
A. 软组织撕裂
B. 牙槽窝内残留牙片
C. 牙槽内小血管破裂
D. 牙槽突骨折
E. 血凝块脱落
【答案】B

【解析】牙槽窝内残留炎性肉芽组织，可致术后出血而非残留牙片，故B错。

82. 男，18岁。左下第三磨牙牙龈反复肿痛，要求拔除，检查：左下第三磨牙部分萌出，前倾，远中边缘稍低于牙弓咬合平面但高于第二磨牙颈部，其阻生类型是

A. 高位近中阻生　　B. 高位远中阻生　　C. 中位近中阻生

D. 中位远中阻生　　E. 低位近中阻生

【答案】C

【解析】根据阻生第三磨牙和第二磨牙的长轴关系分为：垂直阻生、水平阻生、倒置阻生、近中阻生、远中阻生、颊舌向阻生。根据牙在颌骨内的深度分为高位、中位及低位三种位置。中位阻生是牙的最高部位低于牙弓咬合平面，但高于第二磨牙的牙颈部，排除A、B、D、E，根据该患者的表现其阻生类型是中位近中阻生，因此选C。

【破题思路】根据牙在颌骨内的深度分为：

高位	牙的最高部位平行或高于牙弓平面
中位	牙的最高部位低于牙弓平面，但高于第二磨牙的牙颈部
低位	牙的最高部位低于第二磨牙的牙颈，骨埋伏阻生也属于此类

根据阻生智齿的长轴与第二磨牙的长轴关系，可分为以下各类：

①垂直阻生；②水平阻生；③倒置阻生；④近中阻生；⑤远中阻生；⑥颊向阻生；⑦舌向阻生。

83. 男，50岁。拔除下颌第一磨牙后，新鲜血液充盈牙槽窝，但不能淹没牙根间隔。正确的处理是

A. 缝合拔牙创　　B. 咬除根间隔　　C. 碘仿纱布覆盖

D. 明胶海绵覆盖　　E. 任其吸收

【答案】B

【解析】拔牙后血凝块充满拔牙创口，以保护创口、防止感染的作用，A、C和D的处理虽然可以保护牙根间隔，但是没有被血液淹没，创口愈合缓慢，故不正确。

不作处理，易使牙根间隔骨质发生感染，故E不正确。

咬除根间隔可以彻底解决血液未充盈的问题，并且可以避免日后再进行牙槽嵴修整的可能。故选B。

84. 男，25岁。下颌全景片示右下颌第三磨牙低位阻生，检查见牙冠大部分被骨及软组织覆盖，做口内切口时，附加

A. 颊侧切口　　B. 远中切口　　C. 舌侧切口

D. 近中颊侧切口　　E. 颊侧及远中切口

【答案】E

【解析】下颌第三磨牙低位阻生常用的是角形切口，近中颊侧切口自邻牙的远中或近中颊面轴角处，与龈缘约成45°角，远中切口从远中龈缘正中斜向外后方，勿偏舌侧，切口长度以翻瓣后能适当暴露颊侧和远中的骨面。所以E正确，故此题选E。

85. 女，53岁。贫血病史10余年，全身检查未见异常。口内上颌后牙残根，不松动，需要拔除。拔除该牙时应重点预防哪项并发症

A. 软组织损伤　　B. 骨组织损伤　　C. 口腔上颌窦交通

D. 邻牙损伤　　E. 颞下颌关节脱位

【答案】C

【解析】拔牙术中并发症：软组织损伤、骨组织损伤、颞下颌关节损伤、口腔上颌窦交通等。口腔上颌窦交通多发生于上颌后牙取根致牙根移入上颌窦，窦底穿孔；也可因磨牙根尖病变致，窦底骨质缺如，搔刮病变时穿破窦底。口腔上颌窦交通可引起上颌窦感染，或以后形成口腔上颌窦瘘。该患者应重点预防口腔上颌窦交通。故选C。

86. 某怀孕9个月的高龄孕妇，近中阻生，近3天牙冠周围牙龈红肿，触痛明显，此时比较适宜的治疗方法是

A. 切除智齿冠面龈瓣　　B. 拔除智齿　　C. 局部冲洗、上药

D. 局部理疗　　E. 不作处理

【答案】C

【解析】智齿冠周炎的治疗原则：在急性期应以消炎、镇痛、切开引流、增强全身的抵抗力治疗为主。当

炎症转入慢性期后，若为不可能萌出的阻生牙则应尽早拔除，以防感染再发。该患者处于急性期，因怀孕9个月，切除智齿冠面龈瓣易致早产，所以最佳处理方式为局部冲洗、上药。故此题选择C。

87. 某患者残根需要拔除，X线片显示其腭侧根与上颌窦底影像重叠，可根据以下哪种征象判断牙根是否位于上颌窦内

A. 根尖周是否密度减低　B. 牙周膜及骨硬板是否连续　C. 上颌窦底是否突入牙根之间

D. 上颌窦是否过大　E. 垂直角度是否过大

【答案】B

【解析】正常情况下，虽然分隔上颌窦底与根之间的骨壁甚薄，牙根也并不突入上颌窦，但因拍片时受垂直角的影响常使窦与牙根相重叠，尤其是磨牙腭侧根，可依据牙周膜及骨硬板连续不断，判断牙根并非位于上颌窦内。故此题选择B。

88. 一患者因下颌第一磨牙残冠要求拔除，术前检查见牙冠大面积缺损，探诊无疼痛，叩诊阴性，X线片检查见根分叉大、根管内有根充物，牙周膜影像不清。最佳的拔除方法是

A. 钳拔法　B. 分根法　C. 挺拔法

D. 钳拔法+挺拔法　E. 钳拔法+挺拔法+分根法

【答案】E

【解析】题干显示患牙为一死髓牙，并可能出现牙与牙槽骨的固连，单纯钳拔法易致断根，单纯挺拔法可造成过多的牙槽骨的破坏。因其为根分叉较大的牙齿，将其分根后再用根钳或牙挺拔除相对容易，故E正确。

89. 一老年患者因牙周病，Ⅱ度松动，拔除了左下颌的第一前磨牙、第二前磨牙及第一磨牙，术后6h仍出现牙窝渗血，给予局部缝合、咬棉纱等处理未见好转。可能的出血原因是

A. 患者全身机体状况不佳　B. 拔除牙齿过多、牙窝过大

C. 术者操作粗暴，钳夹牙龈致其损伤　D. 牙窝内残留炎性肉芽组织

E. 牙窝内残留牙根

【答案】D

【解析】患有牙周病的牙齿，牙槽窝内往往有大量的炎性肉芽组织，在拔除患牙后如不进行彻底搔刮，会影响血凝块的形成而致术后出血，因此，D项是正确的。

90. 一患者因下颌第一磨牙断根常规难以拔除，故行翻瓣去骨法将断根取出，术后组织瓣近中缝合处出现塌陷、伤口裂开，愈合延迟。可能的原因是

A. 手术创伤较大，伤口恢复较慢　B. 瓣底窄、游离端宽　C. 瓣下无骨组织支撑

D. 瓣设计的过大　E. 复位不正确

【答案】C

【解析】在行翻瓣去骨法拔除断根或行其他手术时，要求瓣的下方必须有骨的支持，这样才能有良好的血运及减小组织瓣的张力及组织瓣与骨组织的贴敷，故C正确。

91. 一患者要求拔除左下颌第一磨牙残冠，术者采用钳拔法致其牙根折断，改用牙挺拔除，牙根再断。分析致其牙根折断最有可能的原因为

A. 钳喙安放不正确　B. 牙冠破坏较大

C. 牙根脆性增加或牙根周围骨质致密或与牙根固连　D. 牙挺使用不正确

E. 牙周病

【答案】C

【解析】前四项均为术中断根原因，但根据题干描述首先为钳拔法失败继之挺拔时又再折断，应考虑牙齿本身的解剖结构致其极易折断，因此C项正确。

92. 一患者被诊断为Ⅱ类、低位、近中倾斜颊向位阻生下颌第三磨牙。术中予以切开、翻瓣、颊侧去骨、劈开、挺出等方法将其成功拔除，术后患者出现患侧舌体麻木感，最有可能的原因是

A. 局麻时损伤了下牙槽神经　B. 切开翻瓣时损伤了舌神经

C. 劈开时损伤了舌神经　D. 劈开时损伤了下牙槽神经

E. 挺出时损伤了舌下神经

【答案】B

【解析】舌神经通常在下颌第三磨牙的舌侧黏膜下，有时其位置较高，如切开翻瓣时偏向舌侧可能会伤及而致术后舌体麻木感，故B正确。

下牙槽神经受损不会出现舌的麻木而以下唇为代表，故A、D不正确。

舌下神经为运动神经，受损后会出现舌体运动障碍而不是感觉异常，故E错。

题干给出的是下颌第三磨牙颊向位，提示舌侧骨板较厚，劈开时不易伤及舌侧骨板，故C不恰当。

93. 2岁患儿，因吐字发音不清就诊。临床检查见其伸舌时舌尖呈W字形，舌尖不能触及上前牙而被诊断为"舌系带过短"，需行手术矫治。对此下列描述正确的是

A. 应立即手术矫正

B. 观察，随着患儿的生长发育，附着过高的系带会逐渐降低而使发音改善

C. 矫治发音

D. 伸舌锻炼

E. 立即手术矫正后矫治发音

【答案】E

【解析】舌系带过短的最佳矫正时间为幼儿学说话前，因此该患儿年龄最为适合。婴儿期的患儿可以观察，有可能随着系带附丽的降低而自行矫正。但患儿一旦发音不清已形成习惯，需人为干预进行纠正，故E正确。

【破题思路】系带矫正术

适应证	时机
影响义齿就位或言语功能时，开口时舌尖能接触上前牙的舌面，有必要剪断颏舌肌	2岁时进行 1～2岁（北医版教材）

94. 一患者因左下第二前磨牙残根无法保留而要求拔除。术前X线片显示为双根牙，牙根细小。术者应用不到的器械有

A. 刮匙　　B. 根钳　　C. 牙挺

D. 圆凿　　E. 下颌前磨牙钳

【答案】E

【解析】牙钳只适用于牙冠坚强并能用其夹住的牙齿，而残根为无牙冠而仅有牙根者，所以E错。

（95～96题共用备选答案）

A. 牛角钳　　B. 根钳　　C. 右后方

D. 右前方　　E. 下颌磨牙钳

95. 下颌第一磨牙两根且根分叉较大的残冠拔除时，易选用的牙钳是

96. 拔除下颌第一磨牙术者应站在患者的

【答案】A、D

【解析】牛角钳适用于下颌双根的磨牙，且要求根分叉较大方能将牙根拔除或将近远中牙根分开达到分根的目的，故95题正确答案A。

术者一般立于患者的右前方，拔下前牙时应立于患者的右后方，故D正确。

（97～98题共用备选答案）

A. 第Ⅰ类，高位　　B. 第Ⅱ类，中位　　C. 远中阻生，低位

D. 远中阻生，中位　　E. 近中阻生，中位

97. 下颌智齿完全萌出，且其最高部位平行于骀平面，其可能的诊断为

98. 下颌智齿牙根向远中倾斜，其最高部位低于骀平面、高于第二磨牙颈部，其可能的诊断为

【答案】A、E

【解析】牙与下颌支前缘和第二磨牙远中面之间，有足够间隙可以容纳阻生第三磨牙时为Ⅰ类；牙在骨内的深度分为高位、中位、低位，当牙的最高部位平行或高于骀平面时为高位，位于骀平面与第二磨牙颈部时为中位。

【破题思路】下颌阻生牙（第三磨牙）的临床分类（几种分类综合起来选）

（1）根据牙与下颌升支及第二磨牙的关系，可分为以下三类：

第Ⅰ类	下颌升支前缘和第二磨牙远中面之间，有足够的间隙容纳阻生第三磨牙牙冠的近远中径
第Ⅱ类	下颌升支前缘与第二磨牙远中面间的间隙小，不能容纳阻生第三磨牙牙冠的近远中径
第Ⅲ类	阻生第三磨牙的全部或大部位于下颌升支内

（2）根据牙在颌骨内的深度分为：

高位	牙的最高部位平行或高于船平面
中位	牙的最高部位低于船平面，但高于第二磨牙的牙颈部
低位	牙的最高部位低于第二磨牙的牙颈部，骨埋伏阻生也属于此类

（3）根据阻生智齿的长轴与第二磨牙的长轴关系，可分为以下各类：
①垂直阻生；②水平阻生；③倒置阻生；④近中阻生；⑤远中阻生；⑥颊向阻生；⑦舌向阻生。
（4）根据牙在正常牙列中的位置，分为颊侧移位（错位）、舌侧移位及正中位三种。

（99～102题共用题干）

一主治医师为一患者拔除上颌第一磨牙，先用钳拔，致其牙根折断，后改用挺拔法，在护士助力时，突感牙挺阻力消失，检查见牙窝内空虚并有明显出血，鼻腔鼓气时，牙窝内有气泡冒出。

99. 最有可能的诊断为
A. 牙根移位
B. 牙根溢出牙槽窝以外
C. 牙根在骑在窦底黏膜上
D. 牙根进入上颌窦内
E. 牙根再次折断

100. 最有可能的错误操作是
A. 使用牙挺的楔力不当
B. 使用牙挺的轮轴原理不当
C. 使用牙挺的杠杆原理不当
D. 牙挺放在了牙根断面上
E. 护士助力不当

101. 此时首选的治疗步骤是
A. 翻瓣去骨法取出断根
B. 冲洗法取出断根
C. 投照X线片检查牙根位置及深度
D. 留在窦内待其自行吸收
E. 先用冲洗法如不能取出再用翻瓣去骨法

102. 为避免题中描述的情况发生，术者应采取的正确步骤是
A. 术前投照X线片检查牙根与上颌窦的关系
B. 正确使用牙挺
C. 对于脆性增加、单纯牙钳拔除易致断根的牙齿应先分根、增隙，切勿使用暴力
D. 对于难度较大可能会出现断根的牙齿可以采用分根的方法将其拔除
E. 以上描述均正确

【答案】D、D、C、E

【解析】当拔除断根时，由于术者操作不当可致牙根进入上颌窦内，此时表现为三种情况，即牙根溢出牙窝、牙根骑在窦底黏膜上、牙根完全进入窦内。题中描述牙窝空虚、鼻腔鼓气时牙窝内有气泡冒出则是牙根完全进入上颌窦内的表现，故第99题D正确。

利用牙挺拔牙时，其正确的放置位置应该是牙与牙槽骨之间而非牙的断面，只有这样在护士助力或自行拔除时才能保证利用牙挺的三个工作原理将断根拔除而不会将牙齿推移，故第100题D项正确。

当牙根溢出牙窝以外后，无论是否进入上颌窦内都应首先投照X线片以确定牙根所在的位置，然后才能根据牙根进入的深度及牙窝的大小采用不同的手术方法，故第101题C正确。

（103～106题共用题干）

一年轻患者因左下智齿Ⅱ类、低位、近中倾斜阻生予以拔除，术后当晚伤口轻微渗血，局部轻微肿胀、开口度略受限，术后3天出现局部剧烈疼痛，口服镇痛药物不能缓解，检查见牙窝内空虚。

103. 最有可能的诊断是
A. 拔牙术后感染
B. 拔牙术后疼痛
C. 面颊部肿胀
D. 干槽症
E. 拔牙后出血

104. 出现上述病症，最佳的治疗方法是
A. 彻底清创、隔离外界刺激、促进肉芽组织生长
B. 给予静脉滴注抗生素
C. 局部热敷以促进血液循环
D. 正常术后反应，可肌注镇痛剂，等待伤口自行愈合
E. 局部应用止血药物，伤口有凝血块覆盖后可自行缓解

105. 最易出现上述症状的牙位顺序是

A. 下颌智齿、下颌第一磨牙、下颌第二磨牙
B. 下颌智齿、下颌第二磨牙、下颌第一磨牙
C. 下颌第一磨牙、下颌智齿、下颌第二磨牙
D. 下颌第二磨牙、下颌第一磨牙、下颌智齿
E. 下颌第一磨牙、下颌第二磨牙、下颌智齿

106. 预防上述病症出现的方法是

A. 操作轻柔、准确、快速
B. 局部无炎症反应时方可手术
C. 严格无菌操作
D. 术后可置抗炎药物于拔牙创内
E. 上述描述均正确

【答案】D、A、A、E

【解析】本题干中给出了伤口轻微渗血、局部轻微肿胀及开口度略受限等提示，似乎A、B、C、D答案均正确，但题干中的“术后3天，出现局部剧烈疼痛，口服镇痛药物不能缓解，检查见牙窝内空虚。说明该患者是干槽症，故103题正确答案D。

本题干中给出的症状是干槽症的表现，因此，治疗干槽症最佳的方法就是彻底清创，隔离外界刺激，故104题正确答案A。

干槽症为局部骨创感染，予以局部治疗后症状很快好转，所以“给予静脉滴注抗生素”并非必须，所以B不是最佳答案。局部热敷、肌注镇痛剂只能配合治疗不能作为首选，故C、D也不是最佳选项。干槽症是牙窝内的血凝块脱落致牙槽骨暴露所致，止血并不能去除感染的内容物，不能起到治疗的作用，故E错。

干槽症最多见于下颌后牙，发生率依次为下颌智齿、下颌第一磨牙、下颌第二磨牙，故105题正确答案A。

由于干槽症的发生是多种因素所致，而其具体致病机制并不十分清楚，但拔牙窝内血凝块脱落是其发生疼痛及感染的关键所在，因此上述方法在阻止干槽症发生上均可起到一定的作用，故106题正确答案E。

107. 最易进入上颌窦的断根是

A. 第一磨牙近中颊根、腭根
B. 第一磨牙近中颊根、第二磨牙近中颊根
C. 第一磨牙腭根、第二磨牙近中颊根
D. 第二磨牙远中颊根、第二磨牙腭根
E. 第一磨牙腭根、第二磨牙腭根

【答案】C

【解析】进入上颌窦的牙根拔除法见22题。

108. 口腔科医师在确定拔牙适应证时首先应考虑的是

A. 患者年龄因素
B. 有无全身系统疾病
C. 对局部麻醉药是否过敏
D. 女性患者是否在月经期
E. 患牙是否能够保留

【答案】E

【解析】口腔医师在确定拔牙适应证时首先应考虑患牙是否能够保留，然后再考虑其他因素。

109. 下颌阻生牙拔除的适应证中不包括

A. 反复引起冠周炎
B. 无症状骨埋伏
C. 满足正畸需要
D. 可能成为颞下颌关节紊乱病的病因
E. 可疑为原因不明疼痛的原因

【答案】B

【解析】当阻生牙完全埋伏于骨内，与邻牙牙周无交通，无压迫神经引起疼痛症状者，可暂时保留，所以单纯的骨内埋伏不是阻生牙拔除的适应证，所以选B。

【破题思路】下颌阻生牙拔除适应证：

① 阻生智齿反复引起冠周炎症者，应予拔除。

② 阻生智齿本身有龋坏，或引起第二磨牙牙体、牙周病变时，应予拔除。

③ 因正畸需要时，可考虑拔除。

④ 可能为颞下颌关节紊乱综合征诱因的阻生智齿，应该拔除。

⑤ 因完全骨阻生而被疑为原因不明的神经痛者或疑为病灶牙者，也应拔除。

⑥ 已引起牙源性囊肿或肿瘤者。

⑦ 因压迫导致第二磨牙牙根或远中骨吸收。

⑧ 引起第二磨牙与第三磨牙之间食物嵌塞。

110. 心脏病患者拔牙应视为禁忌证的是

A. 一年前发生的前壁心肌梗死　B. 血压 170/100mmHg　C. 近期心绞痛频繁发作

D. 心功能Ⅰ级　E. 心功能正常的心脏病

【答案】C

【解析】见 66 题。

111. 拔牙钳喙与牙长轴平行是为了

A. 夹住患牙　B. 省力　C. 防止邻牙损伤

D. 避免牙龈损伤　E. 利于使用扭转力

【答案】C

【解析】拔牙时要求拔牙钳喙与牙长轴平行，这样就不会误将牙钳夹在邻牙上，从而防止邻牙损伤，同时也可防止断根，故 C 正确。

【破题思路】安放拔牙钳。

① 必须正确选用拔牙钳。

② 握钳：应握钳柄接近末端处。

③ 方向：钳喙的长轴必须与牙长轴平行。

④ 位置：钳喙的位置必须在牙根部，并尽可能插向根方。

⑤ 夹持力度：夹紧病牙，使牙钳在用力时，钳喙不会在牙骨质上滑动，否则易断根。

⑥ 邻牙：确定钳喙未侵犯邻牙，预防邻牙损伤。（原因：方向未平行或器械选择有误。）

⑦ 再次核对牙位，以免发生误拔。

112. 拔除下颌牙时，应使下颌牙𬌗面与地面

A. 平行　B. 成 25°角　C. 成 30°角

D. 成 45°角　E. 成 60°角

【答案】A

【解析】医患体位。

患者取半坐位，患者头部应稍后仰，使上颌牙的𬌗平面约与地面成 45°角，患者的上颌和术者的肩部约在同一水平，下颌牙的𬌗平面与地面平行。下颌与术者的肘关节在同一高度或稍低。术者位于患者右前方，拔下前牙时位于患者右后方。

113. 应暂缓拔牙的情况是

A. 妊娠 4、5、6 个月　B. 糖尿病的血糖 150mg/dL，尿糖（+），无酸中毒

C. 急性智齿冠周炎伴咬肌间隙感染　D. 甲状腺功能亢进治疗后心率低于 100 次 /min

E. 高血压患者血压控制在 160/100mmHg

【答案】C

【解析】见 66 题。

114. 患者，女，56 岁，拔除右上后牙后伤口愈合良好，无明显炎症。半月后常感伤口疼痛不适，尤其触碰伤口颊侧时有明显疼痛，X 线片检查无异常，常见的原因是

A. 伤口内有残根　B. 伤口内有肉芽　C. 干槽症

D. 骨尖　E. 神经损伤

【答案】D

【解析】拔牙后伤口出现疼痛，最常见伤口内有残根、伤口内有肉芽、干槽症、骨尖。其鉴别点是如果该患者是 A 或 B 选项疾病，患者感伤口轻度疼痛不适，主要表现局部伤口愈合不良，A 项疾病表现为 X 线片有遗留残根，B 项疾病表现为局部有炎性肉芽组织增生，因此 A、B 错误。

干槽症有持续性剧烈疼痛，并可向耳颞部放射，拔牙创空虚，内有腐败坏死物，有明显臭味，因此 C 错误。

骨尖表现为伤口愈合良好，无明显炎症，有骨尖处触痛明显，因此 D 正确，故选 D。

115. 男，20 岁。右下颌中位水平阻生第三磨牙拔除术后 4h，伤口仍出血，否认全身疾病史，分析出血原因，不包括

A. 未完全缝合软组织切口　B. 损伤下牙槽动脉　C. 牙槽骨内小血管破裂

D. 拔牙创感染后出血　E. 患者未遵医嘱

【答案】D

【解析】未完全缝合软组织切口、损伤下牙槽动脉、牙槽骨内小血管破裂、患者未遵医嘱都可能是右下颌中位水平阻生第三磨牙拔除术后4h伤口仍出血的原因，因此不能选A、B、C、E。而拔牙术后才4h，不可能这么快就出现伤口感染，因此D不能是出血的原因，故本题选D。

116. 女性，70岁。诉患牙不适半年余求拔除，检查：血压160/95mmHg，患牙松动，叩诊（-），牙龈无炎症。何时拔牙最妥

A. 即刻拔牙　B. 服降压药后即刻拔牙　C. 服药一天后拔牙

D. 服药控制血压后拔牙　E. 服药控制血压后也不能拔牙

【答案】D

【解析】单纯高血压在无心、脑、肾并发症的情况下，高血压患者一般对拔牙手术均可以耐受。手术的激惹，如精神紧张、疼痛、手术中的声响等，必然造成血压的骤然升高。因此术前可给予硝苯地平、地西泮类药物控制较高血压，减少血压波动，采用缓解焦虑措施，因此D正确。

117. 男，25岁。左下颌智齿反复冠周炎，检查见该牙垂直位，牙冠部牙龈覆盖，咬合面较下颌第二磨牙颈部略低，分析其拔除阻力主要是

A. 邻牙阻力　B. 牙根部骨阻力　C. 牙冠部骨阻力

D. 软组织阻力　E. 外斜线处骨阻力

【答案】C

【解析】下颌阻生智齿，特别是低位阻生智齿，拔除时的阻力主要是来自冠部、根部的和邻牙阻力。因为该牙垂直位，所以邻牙阻力较少，所以A排除。

牙根部阻力和外斜线处骨阻力并不是最主要的阻力，所以B、E排除。

牙冠部牙龈覆盖表明软组织阻力存在，但拔除时常切开龈瓣，所以拔除时此阻力可排除，所以D排除。

因为是低位阻生，牙冠部的骨阻力阻止了智齿的萌出，选C。

118. 拔除左右上7的最佳麻醉方法是

A. 颊、腭侧局部浸润

B. 颊侧近中局部浸润加上颌结节麻醉，腭侧行腭大孔麻醉

C. 颊侧行上颌结节阻滞麻醉，腭侧行腭小孔麻醉

D. 颊侧行上颌结节阻滞麻醉，腭侧行腭大孔麻醉

E. 颊侧行眶下孔阻滞麻醉，腭侧行腭大孔麻醉

【答案】D

【解析】上7受上牙槽后神经和腭前神经支配。故本题答案是D。

119. 拔牙后应考虑给予抗生素、镇痛剂及止血药物的情况不包括

A. 无全身疾病的简单拔牙患者　B. 手术损伤大　C. 手术时间长

D. 手术区存在炎症　E. 患者全身抵抗力较差

【答案】A

【解析】无全身疾病的简单拔牙患者不给予抗生素、镇痛剂及止血药物。故本题答案是A。易误选E。

120. 不属于心脏病拔牙绝对禁忌证的是

A. 前壁心肌梗死一个月　B. 充血性心力衰竭　C. 频发的室性早搏，未治疗

D. 完全性右束支传导阻滞　E. 不稳定型心绞痛

【答案】D

【解析】不属于心脏病拔牙绝对禁忌证的是完全性右束支传导阻滞。拔牙的绝对禁忌证有：6个月内有过心肌梗死或频繁心绞痛、充血性心力衰竭、心功能Ⅲ～Ⅳ级、严重心律失常。故本题答案是D。易误选E。

121. 根钳取根适用于

A. 高位残根、牙颈部断根　B. 根尖处断根　C. 所有残根或断根

D. 牙根折断1/2　E. 牙根折断2/3

【答案】A

【解析】钳取根适用于高位残根、牙颈部断根。故本题答案是A。易误选D。

【破题思路】根钳拔除法适用于高位残根，颈部折断的断根或虽折断部位低于牙槽嵴，但在去除少许牙槽骨壁后，仍能用根钳夹住的断根。

牙挺取根法适用于根的折断部位比较低，根钳无法夹住时，应使用牙挺将其挺出。应选用能进入牙槽窝并能达一定深度的牙挺，挺刃的大小、宽窄应与牙根相适应。其支点应为牙槽间隔或腭侧骨板。断端有高

有低，要从离牙龈近处的断端下梃子。支点：牙槽中隔、牙槽窝壁、腭侧骨板。斜形断根根挺从斜面较高一侧（离牙龈近处）进入。

122. 女，25 岁。右下智齿Ⅰ类中位舌倾阻生，远中少量龈瓣覆盖，拔除的最佳方法是

A. 切开去骨拔除　　B. 冲击法拔除　　C. 近中冠劈开后拔除

D. 涡轮机截冠后拔除　　E. 翻瓣去骨劈开后拔除

【答案】B

【解析】下智齿Ⅰ类中位舌倾阻生，远中少量龈瓣覆盖，拔除的最佳方法是冲击法拔除。患牙无明显骨阻力且舌向倾斜，向舌侧脱位较为简单。故本题答案是 B。

【破题思路】特殊牙位拔除：正位阻生齿用牙挺挺出，近中阻生齿需分牙拔除，舌向阻生齿用冲击法拔牙。

123. 女，28 岁。妊娠 5 个月。因右下第一磨牙反复发生牙槽脓肿，已无保留价值。现非急性炎症期，需立即拔除。所采取的措施中不包括

A. 术前使用抗生素　　B. 术前用镇静剂　　C. 术前用黄体酮

D. 麻药中不含肾上腺素　　E. 保证手术无痛

【答案】C

【解析】右下第一磨牙反复发生牙槽脓肿，已无保留价值。现非急性炎症期，需立即拔除。所采取的措施中不包括术前用黄体酮。妊娠 5 个月时，胎儿比较稳定，不必使用黄体酮来稳定胎儿。拔牙时应以预防感染、减少患者的焦虑和机体紧张为主。故本题答案是 C。易误选 E。

124. 女，30 岁。患甲状腺功能亢进多年，拔牙注意事项中，错误的是

A. 基础代谢率在 +20% 以下　　B. 必要时请内科医师监护　　C. 麻药中加少量肾上腺素

D. 脉搏 100 次 / 分以下　　E. 采取预防感染措施

【答案】C

【解析】肾上腺素可进一步加快患者脉率，故不可使用。故本题答案是 C。易误选 E。

125. 女，30 岁。右下颌后牙肿痛一周伴开口受限。检查开口度 25mm，右下颌智齿阻生，周围软组织肿胀。此时 X 线检查的目的是了解

A. 有无骨膜反应性增生　　B. 有无软组织阻力　　C. 有无边缘性骨髓炎

D. 阻生牙的牙根形态　　E. 有无瘘管形成

【答案】D

【解析】阻生牙术前 X 线检查的目的：了解阻生牙的牙根形态。智齿拔除则应从临床检查估计软组织阻力，从牙片估计邻牙、骨组织阻力。故本题答案是 D。

126. 女，36 岁。右下第一磨牙残冠，拔除时远中根折断约 5mm，与牙槽骨粘连。其余牙根完整。拔除该断根的最好方法是采用

A. 根钳　　B. 牙挺　　C. 根管扩大器

D. 去牙根间隔法　　E. 翻瓣去骨法

【答案】D

【解析】右下第一磨牙残冠，拔除时远中根折断约 5mm，与牙槽骨粘连。其余牙根完整。拔除该断根的最好方法是采用去牙根间隔法。远中根折断在 5mm 处时断面应位于骨下，根钳不容易钳夹；牙根与牙槽骨粘连，牙挺和根管扩大器使用受限；翻瓣去骨法可以取出牙根，但创伤过大；去牙根间隔法可以解除粘连骨阻力，更可以很好地暴露牙根，创伤相对也较小。故本题答案是 D。

（127 ～ 129 题共用备选答案）

A. 近中方向　　B. 近中𬌗面方向　　C. 𬌗面方向

D. 远中𬌗面方向　　E. 远中方向

127. 使用挺法时，被挺牙的移动方向是

128. 使用推法时，被挺牙的移动方向是

129. 使用楔法时，被挺牙的移动方向是

【答案】D、E、C

130. X 线片上拔牙窝的影像完全消失至出现正常骨结构的时间是在牙拔除后约

A. 6 ～ 8 周　　B. 3 ～ 6 个月　　C. 7 ～ 10 个月

D. 11 ～ 12 个月　　E. 1 年以上

【答案】B

【解析】X 线片上拔牙窝的影像完全消失至出现正常骨结构的时间是在牙拔除后约 3 ～ 6 个月。故本题答案是 B。

拔牙创愈合可分为：

① 拔牙创出血及血块形成。

15 ～ 30min 形成血凝块，作用：保护创口，防止感染，促进创口正常愈合。

② 血块机化、肉芽组织形成。

约 24h 开始机化（最早表现），大约 7 天后完成。

③ 结缔组织和上皮组织替代肉芽组织。

拔牙后 3 ～ 4 天开始，20 天基本完成。5 ～ 8 天开始形成新骨。

④ 原始的纤维样骨替代结缔组织。

38 天后拔牙窝的 2/3 被纤维样骨充填，3 个月后才能完全形成骨组织。

⑤ 成熟的骨组织替代不成熟骨质。

牙槽突功能性改建术后 3 天开始，3 ～ 6 个月重建完成。

131. 干槽症的特征性表现是

A. 开口受限　　B. 冷热痛　　C. 术后 1 ～ 3 天放射性疼痛

D. 术后 3 ～ 5 天肿痛未开始消退　　E. 拔牙创内无血凝块

【答案】E

【解析】干槽症特征性表现为拔牙后 2 ～ 3 天才出现持续性疼痛，拔牙窝内空虚、骨面暴露、牙槽壁触痛、对冷热敏感，拔牙创内无凝血块，虽有时拔牙窝内有腐败变性血块，但非正常血凝块，这是干槽症区别于其他疾病的最特征性表现。拔牙后即出现放射性疼痛与拔牙创伤大或同侧牙存在牙髓炎有关。

132. 关于拔除下颌智齿的步骤或方法，正确的说法是

A. 远中切口应偏舌侧　　B. 颊侧切口与远中切口的末端成 90° 角向下

C. 只翻起黏膜瓣，将骨膜留在骨表面　　D. 劈开牙冠时，牙冠应充分显露，且牙不松动

E. 涡轮钻拔牙术后反应较大

【答案】D

【解析】牙冠暴露不充分或牙已松动则不易劈开。故本题答案是 D。易误选 B。

133. 关于妊娠期妇女拔牙的叙述正确的是

A. 妊娠第 1、2、3 月期间可以拔牙　　B. 妊娠第 4、5、6 月期间可以拔牙

C. 妊娠第 7、8、9 月期间可以拔牙　　D. 拔牙对妊娠妇女无影响

E. 妊娠期间禁忌拔牙

【答案】B

【解析】妊娠第 4、5、6 月期间拔牙较为安全。1、2、3 月拔牙容易流产，7、8、9 月拔牙容易早产，故本题答案是 B。易误选 E。

134. 关于牙根拔除术的说法，错误的是

A. 根钳拔除法为牙根拔除术时首选的方法

B. 根钳和牙挺均不能拔除的牙根，可考虑用翻瓣去骨拔除

C. 拔除牙根时要有良好的照明

D. 应用牙挺拔除牙根时，要注意选择挺刃大小，宽度应与牙根相适应

E. 利用牙挺的楔力挺牙根时，应从牙根断面的最低点楔入

【答案】E

【解析】应从牙根断面的最高点（离牙龈最近处）楔入而非最低点。故本题答案是 E(该项的叙述是错误的)。

【破题思路】牙挺取根法（主要为楔力，支点为牙槽间隔和牙槽骨壁）。

根的折断部位比较低，根钳无法夹住时，应使用牙挺将其挺出。应选用能进入牙槽窝并能达一定深度的牙挺，挺刃的大小、宽窄应与牙根相适应。其支点应为牙槽间隔或腭侧骨板。断端有高有低，要从离牙龈近处的断端下梃子。支点：牙槽中隔、牙槽窝壁、腭侧骨板。斜形断根根挺从斜面较高一侧（离牙龈近处）进入。

135. 乳牙拔除时首要注意的是
A. 不要遗留残片　　B. 牙龈有无撕裂　　C. 牙槽骨有无骨折
D. 保护恒牙胚　　E. 牙槽窝内血凝块的保护
【答案】D
【解析】乳牙拔除时首要注意的是保护恒牙胚。拔乳牙时要注意不能伤及恒牙胚。故本题答案是D。易误选B。
136. 血友病患者必须拔牙时，首要的处理原则是
A. 拔牙创内填塞止血材料　　B. 注射止血　　C. 麻药中多加肾上腺素
D. 操作轻柔，减少创伤，缝合拔牙创　　E. 术前、术后多次输新鲜血
【答案】E
【解析】血友病多是为第Ⅷ因子缺乏的出血性疾病，属遗传性血液凝固异常。如必须拔牙，术前术后输新鲜血（或新鲜血浆）或输入抗血友病球蛋白。操作轻柔，减少创伤，缝合拔牙创，这样处理是不能解决血友病患者拔牙后造成出血不止的。
137. 牙挺使用的原则中不包括
A. 不可以邻牙作支点，除非邻牙一并拔除
B. 龈水平的颊舌侧均不能作支点，除非拔除智齿或颊舌侧需去骨
C. 必须以手指作保护，以防牙挺滑脱
D. 用力必须有控制，用力方向必须正确
E. 可兼作骨凿，用于增隙和去骨
【答案】E
【解析】牙挺不可用于去骨。故本题答案是E（该项“不包括”）。
138. 拔除上颌6腭侧断根时，牙根阻力突然消失，拔牙窝空虚，捏鼻鼓气时拔牙窝无气体溢出，可能为
A. 牙根进入腭部黏膜下　　B. 牙根进入鼻腔黏膜上　　C. 牙根进入上颌窦
D. 牙根进入上颌窦黏膜下　　E. 牙根进入颊侧黏膜下
【答案】D
【解析】由于上颌磨牙的牙根与上颌窦底邻近，因此拔牙时，尤其是在去除断根时易引起上颌窦穿孔，如拔除6|6腭侧断根时，牙根阻力突然消失，拔牙窝空虚，此时断根可能进入上颌窦或上颌窦黏膜下。这两者区别在于如进入上颌窦黏膜下捏鼻鼓气时拔牙窝无气体溢出，如果进入上颌窦气体可以从牙槽窝内冲出。
139. 女，28岁。1月前拔除右下水平低位阻生智齿，术后下唇麻木，至今未恢复，此症状产生的原因最可能是
A. 局麻时损伤神经　　B. 术后肿胀引起神经功能障碍　　C. 术中牙脱位时损伤神经
D. 术中损伤下唇造成麻木　　E. 术中损伤舌侧骨板造成麻木
【答案】C
【解析】本题考查牙拔除术的并发症。埋伏阻生的下颌智齿与下牙槽神经关系密切，拔除智齿操作过程中极有可能损伤该神经造成术后下唇麻木。局部麻醉操作虽然也有可能损伤神经，但可能性极小；术后水肿压迫造成下唇暂时性麻木将随反应消退而缓解；舌侧骨板骨折易损伤舌神经，不会造成下唇麻木。所以正确答案为C。
140. 女，30岁。右下智齿舌向倾斜，牙冠完全萌出，此牙的拔除方法宜采用
A. 冲击法拔除　　B. 劈开、分根拔除　　C. 用涡轮钻拔除
D. 用牙挺向远中挺出　　E. 翻瓣、去骨拔除
【答案】A
【解析】右下智齿舌向倾斜，牙冠完全萌出，此牙的拔除方法宜采用冲击法拔除。因为冠部无阻力。故本题答案是A。
（141～143题共用题干）
女，20岁，因左下第一磨牙严重龋坏，需拔除。
141. 最合适的麻醉方法是
A. 全麻　　B. 浸润麻醉　　C. 表面麻醉
D. 阻滞麻醉　　E. 冷冻麻醉
142. 如果需用牙挺，一般支点位于
A. 邻牙牙颈部　　B. 近中颊侧牙槽嵴　　C. 远中颊侧牙槽嵴

D. 近中颊侧骨板　　E. 远中颊侧骨板

143. 如果牙根折断，使用“丁”字挺时应用的力学原理是

A. 杠杆原理　　B. 惯性原理　　C. 斜坡原理

D. 楔原理　　E. 轮轴原理

【答案】D、B、E

【解析】下颌磨牙拔除最合适的麻醉是下牙槽神经＋舌神经＋颊神经阻滞麻醉。牙挺应放在近中颊侧牙槽嵴。若放在邻牙牙颈部，这样会造成邻牙松动或脱位的并发症。牙挺支点不应进入近中或远中颊侧骨板，因此这两个答案也是不正确的。“丁”字挺就是三角挺，力学原理就是轮轴原理。

（144 ～ 146 题共用题干）

患者，女，45 岁。右上第一磨牙残冠，拔除术中发生折断

144. 断根的原因最可能是

A. 牙钳喙长轴与牙长轴平行　　B. 牙根外形变异　　C. 牙钳喙紧贴牙面

D. 牙冠龋坏，牙的脆性减弱　　E. 牙槽骨未能与牙根固连

【答案】B

【解析】牙髓坏死后，牙齿组织变脆，容易在外力作用下折断，牙根外形变异，出现弯曲、根端肥大、粗大多根、额外根、根分叉过大等情况是拔牙时断根的最常见原因。所以选 B。

145. 若根折断位置较深，拟使用牙挺拔除，拔除中的要求不包括

A. 牙挺应能达到一定的深度　　B. 挺刃应与牙根相适应

C. 拔除支点可在颊侧骨板　　D. 支点也可选择牙槽间隔

E. 牙挺应从断面较高处进入

【答案】C

【解析】上颌磨牙颊侧骨板疏松而且较薄，不能用作牙挺支点。所以应选 C。

146. 在拔除断根之前应进行的准备工作中，错误的是

A. 考虑患者全身情况及手术复杂程度　　B. 仔细检查断根的数目、大小、部位等

C. 配置良好的照明并仔细止血　　D. 应拍摄必要的 X 线片，准备合适的器械

E. 暂不向患者作解释

【答案】E

【解析】断根后应向患者说明情况，获得患者的配合。

147. 用牙挺时，挺刃一般插入牙槽嵴的

A. 颊侧　　B. 舌侧　　C. 邻牙间

D. 近中颊侧　　E. 远中颊侧

【答案】D

【解析】牙挺应放在近中颊侧牙槽嵴。

148. 单根牙近根尖 1/3 折断时，取根应采用的器械是

A. 根尖挺　　B. 丁字挺　　C. 根钳

D. 根挺　　E. 直挺

【答案】A

【解析】根钳拔除法适用于高位残根，颈部折断的断根或虽折断部位低于牙槽嵴，但在去除少许牙槽骨壁后，仍能用根钳夹住的断根。丁字挺适用于多根牙；单根牙近根尖 1/3 折断时，应采用根尖挺。

149. 拔牙创的处理，错误的是

A. 刮除拔牙创内的碎牙片、牙石和肉芽组织　　B. 与骨膜、牙龈相连的骨折片应予复位

C. 拔牙创常规用生理盐水彻底冲洗　　D. 扩大的牙槽窝要压迫复位

E. 复位、缝合撕裂的牙龈

【答案】C

【解析】生理盐水冲洗适用于感染牙槽窝以及拔牙创伤较大时，一般牙齿拔除后无须常规做此处理。

【破题思路】拔除牙的检查及拔牙创的处理（熟记）

拔除的牙应检查牙根是否完整、牙龈有无撕裂、拔牙创内有无残留物，牙槽窝应做压迫复位，修整过高的牙槽中隔、骨嵴或牙槽骨壁，棉卷压迫止血。

150. 对牙周组织损伤最大的是

A. 牵引力　　B. 斜向力　　C. 垂直压力

D. 水平压力　　E. 扭力和旋转力

【答案】E

【解析】锥形单根牙拔除时，适当地施加旋转扭力，相比牵引力等其他用力方式，可以更为有效地撕裂牙周膜，使牙齿脱位。

（151 ～ 154 题共用备选答案）

A. 观察，局部不作处理　　B. 局部按摩　　C. 舌系带延长术

D. 牙槽突修整术　　E. 上颌结节修整术

151. 2 岁患儿，伸舌时舌尖出现切迹，但对语言进食无明显影响，此时应

152. 患者拔牙后两周创口愈合，局部有一骨楞压痛明显，最佳处理方法为

153. 患者拔牙后 3 个月局部愈合尚可，但有一骨楞压痛明显，此时应

154. 患者上颌无牙颌欲作义齿修复，但一侧上颌结节存在明显倒凹，此时应

【答案】A、B、D、A

【解析】患者伸舌时舌尖出现切迹，多因为舌系带稍短，若对语言进食无明显影响，可观察，若影响发音或舌运动障碍需行舌系带成形术，故 151 题选择 A。

拔牙后 5 ～ 8 天开始形成新骨，不成熟的纤维状骨逐渐充填拔牙窝，7 天后牙槽突开始破骨性吸收，牙槽突的高度降低，3 个月后才能完全形成新骨。拔牙后两周牙痛明显的骨楞可行局部按摩促进其吸收，故 152 题选择 B。

拔牙后 3 个月牙槽突的改建趋于稳定，愈合区有一层密质骨覆盖，若有压痛骨楞，可行牙槽突修整术，故 153 题选择 D。

上颌结节修整术常用于双侧上颌结节存在明显倒凹，修整一侧，若仅一侧存在明显倒凹，可先行观察，暂不处理，故 154 题选择 A。

【破题思路】① 拔除下颌阻生第三磨牙的意义不包括：治疗牙列拥挤。

② 拔除右侧下颌垂直阻生牙时医师应站在：患者右后方。

③ 拔牙后注意事项中错误的是：拔牙当日可刷牙或漱口。

④ 口腔医师在确定拔牙适应证时首先应考虑的是：患牙是否能够保存。

⑤ 粒细胞绝对计数低于多少时属拔牙禁忌证：1×10^9/L。

⑥ 慢性原发性血小板减少性紫癜拔牙时机应选择功能良好血小板计数在 50×10^9/L 以上。

⑦ 慢性再生障碍性贫血经治疗已缓解且血红蛋白含量高于多少时可拔牙：8g/dL。

⑧ 哪项不是牙拔除术后并发症：神经损伤。

⑨ 有关下颌切牙拔除术的描述中正确的是：下颌切牙牙根较细易折断，不可使用旋转力。

⑩ 血压高于多少时应先治疗后拔牙：180/100mmHg。

⑪ 牙槽窝颊侧骨板折断易出现在拔除：上下颌尖牙。

⑫ 牙根进入颞下间隙不能取出而需再次手术的最佳时间是：拔牙后 6 周。

⑬ 暂时性牙关紧闭是由于麻药注入：翼内肌或咬肌。

155. 近中中位阻生智齿的阻力主要在

A. 近中颊侧骨板　　B. 近中舌侧骨板　　C. 远中软组织

D. 下颌支　　E. 近中邻牙

【答案】E

【解析】近中中位的阻生牙其阻力主要在第二磨牙远中牙颈部。

156. 关于牙挺使用注意事项的描述，错误的是

A. 三种力学原理应交替使用　　B. 左手应有保护动作

C. 牙挺位置不能以邻牙作为支点　　D. 牙挺放置在近中颊，以舌侧牙槽骨为支点

E. 牙挺的用力必须有控制

【答案】D

【解析】使用牙挺时一般以牙槽突顶或牙槽中隔为支点。

157. 拔牙术中正确的做法是

A. 拔除乳牙后应彻底搔刮拔牙窝

B. 各种断根无论在何种情况下均应取出

C. 牙挺取根时，根挺应从斜面较低的一侧插入

D. 设计黏骨瓣切口时，瓣的厚度应包括覆盖于骨上的全部软组织

E. 拔除断根时，无须严格止血

【答案】D

【解析】拔除乳牙后不要搔刮拔牙窝，以免损伤恒牙胚。如断根短小，根周组织无明显病变，继续取根创伤过大，或可能引起神经损伤、上颌窦穿孔等并发症，可考虑不拔除，注意观察即可。如断根是斜面，根挺应从斜面较高的一侧插入。拔除断根时，术区应充分止血。

158. 关于拔牙前的准备，不正确的是

A. 对于高血压患者，术前应测血压

B. 如为其他科室转诊患者，仅通过阅读病历来确定牙位

C. 术前应对术中可能出现的问题进行预测并制定对策

D. 术前做好解释工作，保持患者情绪稳定

E. 术前询问病史，了解有无拔牙禁忌证

【答案】B

【解析】拔牙前要询问病史，了解有无拔牙禁忌证，对于高血压患者，术前应测血压。如为其他科室转诊患者，也应询问病史，仔细核对牙位，不可仅通过阅读病历来确定牙位，以免拔错。

159. 下列情况可以拔牙的是

A.1 年前发生过心肌梗死的患者　　B. 充血性心力衰竭患者

C. 不稳定型心绞痛患者　　D. 恶性肿瘤范围内的牙

E. 基础代谢率控制在 30% 的甲状腺功能亢进患者

【答案】A

（160 ～ 164 题共用题干）

男，30 岁。右下智齿近中阻生，反复发生冠周炎，现无明显症状要求拔除。右下第二磨牙远中探诊可疑龋坏。

160. 右下智齿拔除前应行的最重要检查是

A. 右下智齿冠周的牙龈有无炎症　　B. 右下智齿和第二磨牙的龋坏程度，有无叩痛

C. 拍摄右下智齿 X 线片进行阻力分析　　D. 检查患者开口度及关节情况

E. 询问患者有无麻醉药物过敏

161. 采用劈开法拔牙，但因牙冠龋坏未成功且患牙出现松动，此时应该

A. 继续再劈　　B. 改用挺出法　　C. 切开去骨

D. 改用涡轮机截去近中冠　　E. 延期拔除患牙

162. 拔除右下阻生智齿后 3 天，拔牙窝出现持续性疼痛并向耳颞部放射，检查见拔牙窝内空虚，此时的诊断为

A. 拔牙术后反应　　B. 舌侧骨板骨折　　C. 右下第二磨牙急性根尖周炎

D. 右下第二磨牙根折　　E. 干槽症

163. 出现上述症状后，相应的治疗是

A. 彻底清创后碘仿纱条填塞隔离刺激

B. 口服或肌内注射抗生素，防止感染扩散

C. 拍摄 X 线片，观察右下第二磨牙能否保留，必要时拔除

D. 探查右下智齿舌侧骨板，必要时将之摘除

E. 局部理疗缓解症状

164. 如患者右下智齿拔除后 3 天出现疼痛加重，吞咽痛、开口困难、发热，检查见拔牙窝舌侧黏膜充血、肿胀、压痛明显，最可能的原因为

A. 术后反应　　B. 咽颊前间隙感染　　C. 干槽症

D. 舌侧血肿　　E. 舌侧骨板骨折

【答案】C、D、E、A、B

第四单元　牙种植术

1. 牙种植体的分类中，按种植体的植入部位区分的是

A. 根型锥状种植体　　B. 牙内骨内种植体　　C. 螺旋状种植体

D. 一段式种植体　　E. 两段式种植体

【答案】B

【解析】牙种植体按种植体的植入部位可分为骨内种植体、骨膜下种植体、牙内骨内种植体、黏膜内种植体、穿下颌种植体及下颌支支架种植体等，五个选项只有B牙内骨内种植体，属此分类之一，故答案是B。

A根型锥状种植体及C螺旋状种植体属按种植体的形状分类，D一段式种植体及E两段式种植体则属于按植入方式分类。

【破题思路】本题是基础知识题，主要考查考生对种植体分类的理解与把握。

题干信息	牙种植体的分类
按种植体的植入部位分类	骨内种植体、骨膜下种植体、牙内骨内种植体、黏膜内种植体、穿下颌种植体及下颌支支架种植体等
按种植体的形状分类	叶状、螺旋形、筒状、柱状、根形锥状等
按种植体的植入方式分类	一段式种植体、两段式种植体

2. 目前口腔临床上常用的种植体材料是

A. 钛　　B. 二氧化锆

C. 羟基磷灰石　　D. 钴铬合金

E. 镍铬合金

【答案】A

【解析】种植体是一种植于颌骨内传递咬合力的装置，实现骨结合是基本的生物学保障。要求材料既应满足基本生物相容性，也应具备良好的生物力学性能，钛及钛合金由于具有良好的生物学功能和理想的力学性能，成为目前应用最广泛的种植体材料，故选A。

B二氧化锆及C羟基磷灰石，生物相容性好，色泽与天然牙接近，但机械强度低、脆性大、易折断，故临床不常采用。

D钴铬合金及E镍铬合金生物相容性较差，且易致牙龈着色，故不宜做种植材料。

【破题思路】本题主要考查考生临床常用种植材料的最佳选择。

题干信息	临床常用种植体材料
钛及钛合金	种植材料既应满足基本生物相容性，也应具备良好的生物力学性能，二者缺一不可。钛及钛合金由于具有良好的生物学功能和理想的力学性能，成为目前应用最广泛，最受青睐的种植体材料

3. 常用的牙种植体种类为

A. 骨内种植体　　B. 骨膜下种植体

C. 黏膜下种植体　　D. 牙内种植体

E. 牙内骨内种植体

【答案】A

【解析】目前临床上最常用的牙种植体是骨内种植体，故选A。

B骨膜下种植体、C黏膜下种植体、E牙内骨内种植体及D牙内种植体（又称根管内骨种植体或牙内骨内种植体），临床均趋于淘汰，极少采用。

【破题思路】本题主要考查考生临床常用种植体的选择。

题干信息	临床常用种植体
按种植体的植入部位分类	骨内种植体、骨膜下种植体、牙内骨内种植体、黏膜内种植体、穿下颌种植体及下颌支支架种植体等
按种植体的形状分类	叶状、螺旋形、筒状、柱状、根形锥状等
按种植体的植入方式分类	一段式种植体、两段式种植体
临床常用的种植体	临床最常用的种植体为骨内种植体。其外形多为柱状或螺纹柱状及根形锥状，表面均进行了粗化处理，增强了种植体的骨结合

4. 目前最佳的牙种植材料是

A. 陶瓷　　B. 钛　　C. 玻璃碳

D. 树脂　　E. 不锈钢

【答案】B

【解析】目前最佳的牙种植材料是钛。种植体是一种植于颌骨内传递咬合力的装置，是实现骨结合是基本的生物学保障。要求材料既应满足基本生物相容性，也应具备良好的生物力学性能，钛及钛合金由于具有良好的生物学功能和理想的力学性能，成为目前最佳，最常用的牙种植材料，故选 B。

A 陶瓷及 C 玻璃碳，生物相容性好，色泽与天然牙接近，但机械强度低、脆性大、易折断，故临床不常采用。

D 树脂生物相容性及机械强度均差，为非种植材料。

E 不锈钢，虽机械强度高，但生物相容性较钛差，临床亦不常用。

【破题思路】本题主要考查考生临床常用种植材料的选择。

题干信息	临床常用种植体材料
钛及钛合金	种植材料既应满足基本生物相容性，也应具备良好的生物学性能，二者缺一不可。钛及钛合金由于具有良好的生物学功能和理想的力学性能，成为目前应用最广泛，最受青睐的一种金属
陶瓷类及玻璃碳	生物相容性好，色泽与天然牙接近，但机械强度低、脆性大、易折断，故临床不常采用

5. 确定目前使用的牙种植体概念的机构是

A. ISO　　B. WHO　　C. WTO

D. IOMFS　　E. ESCFS

【答案】A

【解析】确定目前使用的牙种植体概念的机构是国际标准化组织，ISO 为该组织的英文缩写，故答案是 A。其他均非国际标准化组织的英文缩写。

如 B 选项，WHO 为世界卫生组织的英文缩写，C 选项，WTO 为世贸组织的英文缩写等。

【破题思路】确定目前使用的牙种植体概念的机构

题干信息	确定目前使用的牙种植体概念的机构
确定牙种植体概念的机构	目前确定牙种植体概念的唯一机构是国际标准化组织，英文缩写 ISO

6. 口腔种植学的指导理论是

A. 骨结合理论　　B. 纤维结合理论　　C. 骨牵张理论

D. 微创理论　　E. 骨粘连理论

【答案】A

【解析】骨结合（骨整合）理论是目前口腔种植学的唯一指导理论，故选 A。

B 纤维结合理论、C 骨牵张理论、D 微创理论、E 骨粘连理论均不是口腔种植学的指导理论。

【破题思路】口腔种植学的指导理论

题干信息	确定目前口腔种植学的指导理论
骨结合理论	目前口腔种植学的唯一指导理论为骨结合理论，因此，口腔种植学的指导理论只有选骨结合理论

7. 关于牙种植术的概念，正确的是
A. 将未发育完成的牙胚植入牙槽骨内的手术
B. 将人工牙植入牙槽骨内的手术
C. 将异体牙植入牙槽骨内的手术
D. 将自体牙植入牙槽骨内的手术
E. 将脱位牙植入牙槽骨内的手术
【答案】B
【解析】牙种植术的概念是指将人工牙植入牙槽骨内的手术，故答案 B。
C 选项将异体牙植入牙槽骨内的手术及 D 选项将自体牙植入牙槽骨内的手术为牙移植术的概念范畴。
E 将脱位牙植入牙槽骨内的手术为牙再植术的概念。

【破题思路】考查牙种植术、牙移植术、牙再植术的概念。

题干信息	确定牙种植术的概念
牙种植术	指将人工牙植入牙槽骨内的手术
牙移植术	指将自体牙或异体牙植入牙槽骨内的手术
牙再植术	指脱位的牙经处理后，原位植入牙槽窝内的手术

8. 两段式两次法种植术第 1 次和第 2 次手术间隔时间为
A. 1 个月
B. 2 个月
C. 2 ～ 3 个月
D. 3 ～ 4 个月
E. 7 ～ 9 个月
【答案】D

【破题思路】考查两段式两次法种植术第 1 次和第 2 次手术间隔时间。

题干信息	确定两段式两次法种植术第 1 次和第 2 次手术间隔时间
间隔时间	两段式两次法，第 1 次手术（第一期）是将种植体固位钉植入缺牙部位的牙槽骨内。第 1 次手术后 3 ～ 4 个月（上颌 4 个月，下颌 3 个月）种植体才能完成骨结合，即可安装与龈衔接的愈合基台，因此，第 1 次和第 2 次手术间隔应为时间 3 ～ 4 个月

9. 下列哪种情况下不能做口腔种植术
A. 活动义齿固位差，黏膜不能耐受，但患者患有严重的无法控制的糖尿病
B. 口腔内急性炎症已治愈者个别牙缺失，邻牙不宜作基牙
C. 颌骨内有肿瘤，经手术后需功能性修复者
D. 对义齿的修复要求高，常规义齿无法满足者
E. 磨牙游离端缺失者
【答案】A
【解析】患有严重的无法控制的糖尿病或已有明显并发症者，因术后易发生感染，应在糖尿病得到控制后再行手术。故答案应选 A。B、C、D、E 均为口腔种植术的适应证。

【破题思路】主要考查考生对口腔种植术适应证和禁忌证的认识与理解。

题干信息	口腔种植术的临床禁忌证
适应证	除禁忌证以外均为适应证

禁忌证	全身状况较差，不能耐受手术者 严重糖尿病术前不能或未得到有效控制者及已出现并发症者 口内有急、慢性炎症尚未治愈者 口腔或颌骨内有肿瘤者未治疗者 骨质疏松、骨质软化症及骨质硬化症 严重的习惯性磨牙症 口腔卫生不良及精神病患者

10. 下列关于瑞典 Albrektsson 种植成功评价标准（1986 年）的描述哪个是正确的

A. 临床检查单个的种植体无动度

B. 种植体在任何方向上的动度小于 1mm

C. 骨吸收不超过种植体垂直高度的 1/3

D. 种植体植入 1 年后，在垂直方向上的骨吸收小于 0.2mm/ 年

E. 5 年成功率达 90%

【答案】A

【解析】除 A 临床检查单个的种植体无动度符合瑞典 Albrektsson 种植成功评价标准外，其余均不符合瑞典 Albrektsson 种植成功评价标准，故答案选 A。

【破题思路】本题主要考核考生对牙种植术成功标准的理解与掌握。

瑞典 Albrektsson 种植成功评价标准：

瑞典 Albrektsson 种植成功评价标准
植体无动度
种植体功能负载 1 年后，垂直方向骨吸收小于 0.2mm/ 年
X 线片显示种植体周围无透射区
种植体无持续性或不可逆的症状，如疼痛、感染、麻木、坏死、感觉异常及下颌管损伤
符合上述要求者 5 年成功率应达到 85% 以上；10 年达 80% 以上

11. 下列哪种情况属于口腔种植治疗的禁忌证

A. 牙周病患者　　B. 糖尿病　　C. 嗜好烟酒者

D. 妇女和老年人的骨质疏松　　E. 颌骨囊肿刮治术后的缺牙区

【答案】D

【解析】因骨质疏松影响骨结合，为口腔种植治疗的禁忌证，故答案为 D。余均为非禁忌证。

【破题思路】本题主要考核考生对口腔种植术禁忌证的理解和把握。

题干信息	口腔种植术的临床禁忌证
禁忌证	全身状况较差，不能耐受手术者 严重糖尿病术前不能或未得到有效控制者 口内有急、慢性炎症尚未治愈者 口腔或颌骨内有肿瘤者 骨质疏松、骨质软化症及骨质硬化症 严重的习惯性磨牙症 口腔卫生不良及精神病患者

12. 下列关于种植体理想植入位置的描述哪个是不合适的

A. 保留颊侧骨板至少 2mm　　B. 保留舌侧骨板至少 1.5mm　　C. 距上颌窦底至少 1mm

D. 距下颌神经管至少 2mm　　E. 种植体之间至少保留 3mm

【答案】A

【解析】理想植入位置保留颊侧骨板至少 1.5mm 即可，A 保留颊侧骨板至少 2mm 不正确，故本题答案为 A。余均符合种植体理想植入位置的要求。

【破题思路】本题主要考核考生对种植体理想植入位置的要求。

题干信息	种植体理想植入位置
种植体唇颊、舌腭侧骨质厚度	不能少于1.5mm
种植体与种植体之间	不能少于3mm
种植体与天然邻牙之间	不能少于2mm
种植体末端距下颌管	不能少于2mm
种植体末端距上颌窦底	不能少于1～2mm

13. 下列描述不属于种植术的并发症的是

A. 上颌窦或鼻腔损伤　　B. 种植体植入位置不佳　　C. 邻牙损伤

D. 创口裂开及黏膜穿孔　　E. 神经损伤

【答案】C

【解析】种植手术并发症有：创口裂开、出血、损伤神经导致下唇麻木、窦腔黏膜穿通、感染、牙龈炎、牙龈增生、进行性边缘性骨吸收、种植体创伤、种植体机械折断。C邻牙损伤为非种植术并发症，故答案为C。

【破题思路】考核考生对种植术并发症的理解与掌握。特别注意：若题目中出现关于牙种植术中不包括的并发症首选牙龈坏死；若无牙龈坏死则选择邻牙损伤（北医版教材中邻牙损伤为牙种植术并发症）。

并发症	原因
创口裂开	缝合过紧或过松
出血	术后压迫不够
下唇麻木	术中损伤颏神经或下牙槽神经
窦腔黏膜穿通	骨量不足
感染	无菌没做好
牙龈炎	口腔卫生不良或清洁方法不当
牙龈增生	基桩穿龈过少或与桥架连接不良
进行性边缘性骨吸收	多发生在种植体颈部的骨组织，与牙龈炎、种植体周围
种植体创伤	种植体义齿被意外撞击
种植体机械折断	机械因素或应力分布不合理

14. 患者，男，30岁。左下第一磨牙拔除4个月，欲行左下第一磨牙种植修复。较为适宜的种植体为

A. 骨内种植体　　B. 穿下颌种植体　　C. 骨膜下种植体

D. 根管内骨种植体　　E. 黏膜内种植体

【答案】A

【解析】目前临床上最常用的牙种植体是骨内种植体，患者为单个牙缺失，适宜骨内种植体，故选A。余均不适宜。

【破题思路】本题主要考查考生临床常用种植体的选择。

题干信息	临床常用种植体的最佳选择
骨内种植体	临床最常用的种植体为骨内种植体。其外形多为柱状或螺纹柱状及根形锥状，表面均进行了粗化处理，增强了种植体的骨结合，临床最常用
穿下颌种植体	主要用于下颌骨严重萎缩的患者，临床已极少应用
骨膜下种植体	主要应用于伴有严重牙槽突萎缩的无牙下颌，临床已淘汰
黏膜内种植体	临床已淘汰
根管内骨种植体	由于同时位于牙根管内和骨内，故又称根管骨内种植体或牙内骨内种植体，主要用于前牙或前磨的松牙固定，临床很少使用

15. 目前种植体材料多为

A. 钴铬合金　B. 镍铬合金　C. 纯钛

D. 金合金　E. 银合金

【答案】C

【解析】种植体是一种植于颌骨内传递咬合力的装置，实现骨结合是基本的生物学保障。要求材料既应满足基本生物相容性，也应具备良好的生物力学性能，纯钛由于具有良好的生物学功能和理想的力学性能，成为目前应用最广泛的种植体材料，故选C。

A钴铬合金、B镍铬合金、D金合金、E银合金均不宜做种植体材料。

【破题思路】本题主要考查考生临床常用种植材料的最佳选择。

题干信息	选择临床常用种植体材料
钛	种植材料既应满足基本生物相容性，也应具备良好的生物力学性能，二者缺一不可。钛及钛合金由于具有良好的生物学功能和理想的力学性能，成为目前应用最广泛，最受青睐的种植体材料

16. 患有下述疾病则不能进行牙种植术，除了

A. 严重糖尿病有明显并发症　B. 口腔颌骨有良、恶性肿瘤

C. 骨质疏松、软化、硬化症　D. 活动义齿固位形差，无功能，黏膜不耐受

E. 严重习惯性磨牙症

【答案】D

【解析】除D适宜牙种植术外，A、B、C、E均为口腔种植术的禁忌证，故选D。

【破题思路】主要考查口腔种植术适应证和禁忌证的临床应用。

题干信息	口腔种植术的临床禁忌证
适应证	除禁忌证以外均为适应证
禁忌证	全身状况较差，不能耐受手术者 严重糖尿病术前不能或未得到有效控制或有并发症者 口内有急、慢性炎症尚未治愈者 口腔或颌骨内有肿瘤未治疗者 骨质疏松、骨质软化症及骨质硬化症 严重的习惯性磨牙症 口腔卫生不良及精神病患者

17. 种植体与自然邻牙、种植体与下颌管之间的距离不能少于

A. 1mm　B. 2mm　C. 3mm

D. 4mm　E. 5mm

【答案】B

【解析】种植体与种植体之间不能少于3mm、种植体与自然邻牙之间不能少于2mm、种植体与下颌管之间的距离不能少于2mm，故本题只能B。

【破题思路】本题主要考查种植体与种植体、种植体与自然邻牙、种植体与下颌管之间的最小距离。

题干信息	种植体与种植体、种植体与自然邻牙、种植体与下颌管之间的最小距离
种植体与种植体之间	不能少于3mm
种植体与天然邻牙之间	不能少于2mm
种植体末端距下颌管	不能少于2mm

18. 种植体的长度一般不少于

A. 2 ～ 4mm B. 4 ～ 6mm C. 6 ～ 8mm

D. 8 ～ 10mm E. 10 ～ 12mm

【答案】D

【解析】种植体的长度一般不少于 8 ～ 10mm，过短固位力不足。

【破题思路】记住种植体的最小长度不少于 8mm。

19. 患者若实施左下第一磨牙牙种植术成功标准，除了

A. 功能好 B. 无麻木、疼痛等不适

C. 自我感觉良好 D. 种植体周围 X 线无透射区，横行骨吸收不超过 1/2

E. 无种植体相关的感染

【答案】D

【解析】除 D 横行骨吸收不超过 1/2 不符合中华医学会牙种植术成功标准外，其余均符合中华医学会牙种植术成功标准，故答案为 D。

【破题思路】本题主要考核考生对牙种植术成功标准的理解与掌握。中华医学会成功标准：

功能好	无麻木、疼痛等不适
自我感觉良好	种植体周围 X 线无透射区；横行骨吸收不超过 1/3，种植体不松动
无与种植体相关的感染	龈炎可控制（可以有龈炎）
对邻牙支持组织无损害	美观
咀嚼效率大于 70%	5 年成功率应达到 85% 以上；10 年达 80% 以上

（20 ～ 21 题共用题干）

患者，右上 6 缺失行种植治疗，嵴顶较宽，近远中邻牙轴角处作垂直松弛切口，梯形瓣向上翻开，骨质Ⅳ级，埋入式种植，行 4/0 可吸收线严密缝合，术后三天复查见嵴顶切口裂开。

20. 导致该患者软组织瓣早期裂开最不可能的原因是

A. 患者术后进食摩擦导致黏膜穿孔

B. 种植体植入深度不够，高出骨面，造成软组织瓣的张力增大

C. 软组织瓣未做减张，术后收缩牵拉导致切口裂开

D. 缝合过紧，影响创缘血运

E. 缝合时创缘内卷，愈合不良

【答案】A

【解析】A 临床因患者术后进食摩擦导致黏膜穿孔者极少见，故本题选 A。B、C、D、E 临床相对较常见。

【破题思路】考核考生对牙种植术软组织瓣早期裂开原因的理解与掌握。

21. 该患者种植切口和缝合宜选用

A. 牙槽嵴顶正中切口，减张，褥式缝合 B. 牙槽嵴顶偏腭侧切口，减张，褥式及间断缝合

C. 前庭沟切口，减张，褥式及间断缝合 D. 牙槽嵴顶正中切口，不减张，褥式及间断缝合

E. 牙槽嵴顶偏腭侧切口，不减张，褥式及间断缝合

【答案】B

【解析】为避免术后创口裂开，术中切口应偏腭侧，以覆盖种植体，同时应减张，褥式及间断缝合创口，故本题应选 B。

选项 A：牙槽嵴顶正中切口，易致植体暴露，引起感染裂开。

选项 C：前庭沟切口，易致出血和水肿。

选项 D、E 不减张往往因张力过大而致创口裂开。

【破题思路】考核考生对牙种植术创口缝合的基本要求的掌握。

（22～23 题共用题干）

患者，女，45 岁，右下 6 缺失，有吸烟习惯，口腔卫生不佳，缺牙隙龈合距离 7mm，植入粗糙酸蚀表面种植体，扭矩值大于 35N•cm，同时安装愈合基台，高度 3mm，愈合 3 个月后开始修复，卸下愈合基台时发现种植体随同被旋出。

22. 造成该患者种植失败最可能的原因是

A. 女性颌骨质较疏松骨结合时间不足
B. 吸烟患者口腔黏膜血液微循环不良导致骨不愈合
C. 术后口腔卫生不佳导致感染
D. 种植体骨结合期过度负重
E. 种植备洞过程中产热温度过高导致种植体 - 骨界面骨坏死

【答案】E

【解析】患者有吸烟习惯，口腔卫生不佳，愈合 3 个月后即开始修复，对愈合均会产生一定影响，但植入时，扭矩值大于 35N•cm，说明早期固位良好，不至于卸下愈合基台时种植体随同被旋出，分析最可能原因应为 E 种植备洞过程中产热温度过高导致种植体 - 骨界面骨坏死，故本题答案选 E。

【破题思路】造成该患者种植失败的最可能的原因。

23. 该患者的骨质情况最可能为

A. 厚层的密质骨包绕骨小梁疏松排列的松质骨
B. 颌骨几乎完全由均质的密质骨构成
C. 薄层的密质骨包绕骨小梁密集排列的松质骨
D. 颌骨几乎完全由骨小梁疏松排列的松质骨构成
E. 薄层的密质骨包绕骨小梁疏松排列的松质骨

【答案】B

【解析】患者置入种植体时，扭矩值大于 35N•cm，说明置入时骨质较硬，颌骨几乎完全由均质的密质骨构成，不利于骨结合，故本题答案选 B。

【破题思路】颌骨的质量对种植的影响。

（24～26 题共用题干）

男，45 岁。主诉左下颌后牙出现不适 6 个月求治。口腔检查：残冠，叩诊（±），松动（-），已做过牙髓治疗，牙龈稍红，无法再修复，拟拔除。口内其他牙未见明显异常。X 线片示：远中根尖有阴影，距离下颌神经管较近。

24. 若 X 线片示：下颌神经管未见损伤影像。拔牙后出现下唇麻木的原因是损伤了

A. 舌神经
B. 颏神经
C. 咬肌神经
D. 颊神经
E. 下牙槽神经

25. 若经服用促进神经恢复的药后 3 个月，患者麻木症状明显减轻，复诊求修复。检查发现牙槽嵴颊侧有骨突，影响义齿修复，应做

A. 颊系带修整术
B. 牙槽突修整术
C. 下颌舌隆突修整术
D. 牙槽嵴增高术
E. 植骨术

26. 若可摘义齿修复后半年，咬合不适，且支架影响美观。X 线片示牙槽嵴吸收距下颌神经管较远。为不损伤邻牙，建议改做

A. 种植牙
B. 重做可摘义齿
C. 烤瓷全冠固定桥
D. 金属全冠固定桥修复
E. 全黏膜支持式可摘义齿修复

【答案】E、B、A

【解析】

24 题：下颌后牙根尖，距下颌神经管较近，拔除后出现同侧下唇麻木，首选应考虑下牙槽神经损伤的可能，故本题选 E。

25 题：义齿修复前对可能造成义齿修复后疼痛的骨尖，原则上均应手术修整，故本题选 B。

26 题：根据病历提供的情形，种植牙应为该患者的最佳选择，故本题选 A。

【破题思路】本题集解剖、牙及牙槽外科、口腔修复、口腔种植知识为一体，主要考核考生的临床综合应用能力。

（27～30题共用备选答案）

A. 3个月　　B. 4个月　　C. 6个月

D. 7个月　　E. 6～9个月

27. 上颌窦提升术后二期种植手术间隔时间为

【答案】E

【解析】上颌窦提升术后二期种植手术间隔时间为术后8个月。

28. 上颌前牙区种植骨结合时间通常至少为

【答案】B

【解析】上颌种植骨结合的时间通常至少为4个月，这主要是因为上颌骨骨质疏松，初期稳定性较差。故答案选B。

29. 下颌前牙区种植骨结合时间通常至少为

【答案】A

【解析】下颌种植骨结合的时间通常至少为3个月。

30. 缺牙区植骨后种植骨结合时间至少为

【答案】E

【解析】缺牙区植骨后种植骨结合时间至少为6至9个月。

【破题思路】口腔种植学的指导理论是：骨结合理论。
种植植入原则中错误的是：种植体植入后即可承受咬合。

第五单元　口腔颌面部感染

1. 按脓肿切开引流的目的不包括

A. 排出脓液以达消炎解毒目的　B. 减少局部疼痛肿胀　C. 预防窒息发生

D. 预防并发边缘性骨髓炎　E. 切取组织送检

【答案】E

【解析】选项A、B、C、D均为脓肿切开引流的目的。以上选项中唯有E为确定肿瘤或病变性质的病理检查方法之一，不是脓肿切开的目的，故选E。

【破题思路】主要考核考生对肿切开引流的目的理解与掌握。

脓肿切开引流的目的	使脓液和腐败物迅速排出体外以消炎解毒
	解除局部疼痛、肿胀及张力，防止发生窒息
	颌周间脓肿引流，以免并发边缘性骨髓炎
	预防感染向颅内和胸腔扩散或侵入血液循环
切取组织送检的目的（鉴别）	确定肿瘤或病变性质

2. 化脓性颌骨骨髓炎最常见的病原菌是

A. 变形杆菌　B. 金黄色葡萄球菌　C. 溶血性链球菌

D. 肺炎链球菌　E. 大肠埃希菌

【答案】B

【解析】化脓性颌骨骨髓炎的病原菌主要为金黄色葡萄球菌，故选B。其余均为非常见病原菌。

【破题思路】此题主要考核考生对化脓性颌骨骨髓炎最常见的病原菌的记忆。

最常见的病原菌	金黄色葡萄球菌
其次	溶血性链球菌
非常见	肺炎链球菌、变形杆菌、大肠埃希菌

3. 口腔颌面部间隙的正确定义为

A. 正常情况下，颌面部各组织之间存在的间隙　B. 颌面部肌肉和唾液腺之间存在的间隙

C. 颌面部间隙感染不易扩散　D. 颌面部各间隙之间无沟通

E. 正常情况下，颌面部各组织之间解剖结构上的潜在间隙

【答案】E

【解析】间隙是指被致密筋膜包绕的解剖结构之间存在数量不等而又彼此连续的疏松结缔组织或脂肪组织充填，故正确答案为E。

选项A、B、C、D：均不是间隙定义。

选项A，说法不准确。

选项C，间隙是感染容易扩散的通道，说法不正确。

选项D，间隙之间是相通的，化脓性炎症可局限于一个间隙内，可波及相邻的间隙。

4. 颌面部化脓性感染的局部表现一般为

A. 局部红、肿、热、痛、功能障碍　B. 局部软组织广泛性水肿

C. 局部产生皮下气肿，有捻发音　D. 局部剧烈疼痛，有脓肿形成

E. 张口受限，影响语言、咀嚼

【答案】A

【解析】局部红、肿、热、痛、功能障碍为颌面部化脓性局部感染的典型症状和基本特征，故选A。选项B、C、D、E均不能全面反映局部感染的基本特征。

【破题思路】主要考核颌面部化脓性感染的局部基本临床特征。

一般化脓性感染	局部红、肿、热、痛、功能障碍
腐败坏死性感染	弥漫性水肿，无弹性，明显凹陷性水肿，可触及捻发音

5. 下列关于口腔颌面部感染，错误的是
A. 口腔颌面部血运丰富，有利于炎症的吸收和愈合
B. 口腔颌面部血运丰富，感染易向颅内扩散引起严重并发症
C. 口腔颌面部有众多的潜在筋膜间隙，是控制感染发展的有效屏障
D. 口腔颌面部有多数体腔与外界相通，其表面的常驻菌是感染的易发因素
E. 口腔颌面部感染最常见的原因是牙源性感染
【答案】C
【解析】口腔颌面间隙多，感染易沿间隙扩散、蔓延，不利于感染的控制。故 C 选项错误。其他选项均为口腔颌面部感染的特点。

【破题思路】主要考核口腔颌面部感染的解剖生理特点与感染的关系。

感染特点	腔窦多	常驻菌是感染的易发因素
	牙病多	最常见途径及病因
	间隙多	感染易扩散、蔓延
	毛囊多	抵抗力下降，毛囊可感染→疖痈
	静脉缺少瓣膜	感染易逆行至颅内，导致海绵窦血栓性静脉炎
	血液循环丰富	利：抗感染能力强，利于炎症的吸收和愈合 弊：感染易扩散引起严重并发症

6. 关于咬肌间隙感染，下列说法错误的是
A. 感染多来自下磨牙冠周炎和根尖周炎
B. 临床表现为下颌角区红、肿、痛
C. 常伴张口困难
D. 脓肿形成后，常在下颌升支外侧触及波动感
E. 切开引流时作位于下颌角下缘下 2cm 的弧形切口
【答案】D
【解析】咬肌较厚，咬肌间隙较深，难以触及波动感。故 D 选项错误。其他说法均正确。

【破题思路】主要考核考生对咬肌间隙感染知识的全面理解与把握。

感染来源	主要是下颌智齿冠周炎及下颌磨牙的急性化脓性根尖周脓肿（牙槽脓肿）
临床特点	以下颌角及下颌支为中心的红肿，明显张口受限 咬肌间隙较深，不易扪到波动感，穿刺有脓方可确诊
切开部位	以下颌角为中心，距下颌下缘 2cm，长 3 ～ 5cm 弧形切口

7. 下列有关感染的说法中，哪项是不正确的
A. 感染是微生物对宿主异常侵袭所致的微生物与宿主之间相互作用的一类疾患
B. 其表现为以防御为主的一系列全身及局部组织炎症反应
C. 除由外环境中致病性微生物引起的感染外，大多数感染由宿主机体各部位的微生态平衡失调所致
D. 口腔颌面部感染的共性表现为局部的红、肿、热、痛和功能障碍以及不同程度的全身症状
E. 感染的严重的程度是由外来致病性微生物决定的
【答案】E
【解析】感染的严重的程度主要受患者的抵抗力及细菌的毒力、数量、种类两方面影响，并非单独由外来致病性微生物决定，故 E 错误。其余对感染的描述均正确。

8. 有关口腔颌面部感染的治疗原则，哪项是错误的

A. 口腔颌面部感染的治疗应采用全身抗感染和支持疗法，结合局部治疗

B. 注意保持局部清洁，减少活动，避免不良刺激

C. 感染早期可局部外敷，炎症局限、脓肿形成时应及时切开引流

D. 在急性炎症控制后进行，要彻底控制感染，必须清除病灶，如拔除患牙、清除死骨块等

E. 对于间隙感染等比较严重的感染应该积极预防其他并发症的出现

【答案】A

【解析】口腔颌面部感染的治疗以局部为主，全身为辅，答案A本末倒置，故A描述错误。

选项B，注意保持局部清洁，减少活动，避免不良刺激——防止感染扩散。

选项C，感染早期可局部外敷，促进炎症局限——以便脓肿形成时及时切开引流。

选项D，在急性炎症控制后必须清除病灶——以彻底控制感染，防止复发。

选项E，对于较严重的间隙感染应积极预防其他并发症的出现——以免加重病情或危及患者生命。

故B、C、D、E均正确。

【破题思路】主要考核考生对感染治疗原则理解与把握。

全身治疗	增强机体抵抗力，调整紊乱的生理功能是治疗的基础
局部治疗	清除炎症产生的毒性物质，如切开排脓，清除病灶，是治疗的关键
治疗原则	局部为主，全身为辅

9. 患者下颌后牙肿痛1周后自觉吞咽时疼痛，进食困难，张口困难，并出现声音嘶哑，进食呛咳。检查可见咽侧壁红肿，腭扁桃体突出，腭垂被推向健侧。诊断为

A. 下颌第三磨牙急性冠周炎引起的颊间隙感染

B. 下颌第三磨牙急性冠周炎引起的翼下颌间隙感染

C. 下颌第三磨牙急性冠周炎引起的舌下间隙感染

D. 下颌第三磨牙急性冠周炎引起的咽旁间隙感染

E. 下颌第三磨牙急性冠周炎引起的下颌下间隙感染

【答案】D

【解析】腭扁桃体突出、声音嘶哑、腭垂被推向健侧，符合咽旁间隙感染的独有特点，故答案为D。颊间隙感染、翼下颌间隙感染、下颌下间隙感染均无腭扁桃体突出、声音嘶哑、腭垂被推向健侧的症状，与题干病例症状不符。

【破题思路】主要考核考生对不同间隙感染的鉴别诊断。通过患者口腔颌面部感染的突出症状特点，判断间隙感染的名称。

颊间隙感染	面颊皮肤红肿、波动感或磨牙区前庭沟红肿、波动感
翼下颌间隙感染	翼下颌皱襞黏膜水肿、下颌支后缘稍内侧轻度肿胀、深压痛
咽旁间隙感染	声音嘶哑、腭垂被推向健侧
下颌下间隙感染	下颌下三角区肿胀，下颌骨下缘轮廓消失
舌下间隙感染	口底肿胀、舌体抬高、语言不清

10. 腐败坏死性口底蜂窝织炎广泛切开引流的目的不包括

A. 预防呼吸困难发生　B. 改变厌氧环境　C. 促进毒素排出体外

D. 达到充分引流　E. 消除皮下气肿

【答案】E

【解析】腐败坏死性口底蜂窝织炎，往往引起口底、颌下、颏下及面颊、颈部的广泛性水肿，因此应早期、广泛切开引流，以防呼吸困难或甚至窒息发生，达到充分引流，促进毒素排出体外及暴露创面、改变厌氧环境的目的，故A、B、C、D选项均正确。E消除皮下气肿非广泛切开引流的目的，故答案选E。

【破题思路】根据腐败坏死性口底蜂窝织炎的临床特点，分析切开引流的目。
主要考核对腐败坏死性口底蜂窝织炎广泛切开引流目的的理解。

11. 关于婴幼儿化脓性颌骨骨髓炎的病因，错误的是
A. 脐带感染
B. 人工喂养奶嘴创伤
C. 中耳炎
D. 局部皮肤疖肿
E. 败血症
【答案】C
【解析】婴幼儿化脓性颌骨骨髓炎以出生时经脐带或败血症、脓毒血症引起的血源性感染最常见，但亦可因局部皮肤疖肿、牙龈损伤或母亲患化脓性乳腺炎，哺乳时病原菌直接侵入而引起。患泪囊炎或鼻泪管炎时也可伴发上颌骨骨髓炎，故 A、B、D、E 选项正确。选项 C 中耳炎非婴幼儿化脓性颌骨骨髓炎的病因，故答案选 C。

【破题思路】根据婴幼儿化脓性颌骨骨髓炎的病因，应用排除法选出答案。
主要考核婴幼儿化脓性颌骨骨髓炎的病因。

12. 瘘孔中排出颗粒状死骨的颌骨骨髓炎是
A. 中央性颌骨骨髓炎急性期
B. 中央性颌骨骨髓炎慢性期
C. 边缘性颌骨骨髓炎增生型
D. 边缘性颌骨骨髓炎溶解破坏型
E. 新生儿颌骨骨髓炎
【答案】E
【解析】各型骨髓炎中只有新生儿颌骨骨髓炎可排出颗粒状死骨，故答案选 E。其余选项无死骨排出或非颗粒状死骨排出。

【破题思路】各型骨髓炎死骨排出的时机及特点。

中央性颌骨骨髓炎急性期	无死骨排出
中央性颌骨骨髓炎慢性期	可排出死骨片、形成较大死骨且界限清楚
边缘性颌骨骨髓炎增生型	无死骨排出
缘性颌骨骨髓炎溶解破坏型	可排出小块死骨
新生儿颌骨骨髓炎	可排出颗粒状死骨

13. 下颌骨 X 线片显示有明显的骨密质增生，骨质呈致密影像的颌骨骨髓炎是
A. 中央性颌骨骨髓炎急性期
B. 中央性颌骨骨髓炎慢性期
C. 边缘性颌骨骨髓炎增生型
D. 边缘性颌骨骨髓炎溶解破坏型
E. 新生儿颌骨骨髓炎
【答案】C
【解析】边缘性颌骨骨髓炎增生型 X 线片显示为骨密质增生，骨质呈致密影像，故答案选 C。其余均不符合题干颌骨骨髓炎的影像特点。

【破题思路】各型骨髓炎 X 线影像特点。

中央性颌骨骨髓炎急性期	X 线不显示
中央性颌骨骨髓炎慢性期	发病 2 ～ 4 周，X 线显示大块死骨形成，周围骨质分界清楚
边缘性颌骨骨髓炎增生型	X 线片显示骨密质增生，骨质呈致密影像
边缘性颌骨骨髓炎溶解破坏型	骨密质破坏，骨质疏松脱钙

14. 切开引流的绝对指征
A. 感染早期即行切开引流术
B. 局部肿胀、疼痛
C. 有凹陷性水肿、波动感或穿刺有脓
D. 脓肿已穿破，但局部仍有疼痛
E. 牙源性感染 1 周以后
【答案】C

【解析】有脓形成后处理应进行脓肿切开引流，凹陷性水肿、波动感或穿刺有脓，已确定脓肿形成，完全符合脓肿切开引流的指征，故答案应选C。其余均不能确定脓肿形成或不符合脓肿切开引流术的指征。

【破题思路】主要考核对脓肿切开引流术的指征的准确理解与把握。

脓肿切开引流术的指征	搏动性跳痛、皮肤表面紧张、发红、光亮、波动感 局部压痛点、凹陷性水、肿穿刺有脓 经抗生素控制感染无效，同时出现全身中毒症状 颌周蜂窝织炎，累及多间隙感染，出现呼吸及吞咽困难 结核性淋巴结炎，全身抗结核治疗无效，皮肤发红已近自溃

15. 路德维希咽峡炎（Ludwig angina）指

A. 腐败坏死性龈口炎　　B. 化脓性咽峡炎　　C. 腐败坏死性口底蜂窝织炎
D. 化脓性扁桃体炎　　E. 粒细胞缺乏症

【答案】C

【解析】路德维希咽峡炎（Ludwig angina）就是腐败坏死性口底蜂窝织炎。故答案选C。

16. 化脓性颌骨骨髓炎根据临床病理特点，病变始于颌骨骨松质和骨髓者称为

A. 边缘性骨髓炎　　B. 放射性骨髓炎　　C. 中央性骨髓炎
D. 婴幼儿上颌骨骨髓炎　　E. 根尖周致密性骨炎

【答案】C

【解析】病变始于颌骨骨松质和骨髓的骨髓炎为中央性骨髓炎，故答案为C。

边缘性骨髓炎病变始于骨膜、骨密质；放射性骨髓炎有放疗史；婴幼儿上颌骨骨髓炎是指的化脓性中央性颌骨骨髓炎，但其发病仅限婴幼儿，根尖周致密性骨炎为慢性根尖周炎之一，均不符合化脓性颌骨骨髓炎临床病理特点。

【破题思路】重点理解中央性骨髓炎与边缘性骨髓炎病理特点。
考核中央性骨髓炎与边缘性骨髓炎病理特点。

中央性颌骨骨髓炎与边缘性颌骨骨髓炎的鉴别

—	中央性颌骨骨髓炎	边缘性颌骨骨髓炎
感染来源	牙周膜炎、根尖周炎为主	下颌智齿冠周炎
感染途径	先松质骨，后密质骨	先形成骨膜下脓肿，主要破坏密质骨，很少破坏松质骨
临床表现	弥漫型较多	局限型较多
累及牙是否松动	是	否
病变部位	多在颌骨体，也可波及下颌升支	多在下颌角及升支，很少波及颌骨体
X线	大块死骨形成，与周围骨质分界清楚或伴有病理性骨折	增生型：骨密质增生（骨膜反应） 溶解破坏型：形成不均匀小块的骨粗糙面
急性转慢性时间	2周	无
骨质破坏时间	一般在发病2～4周，儿童颌骨骨髓炎一般是7～10天	
手术时间	病变局限3～4周 病变弥散5～6周	慢性期2～4周

17. 下列治疗颜面部疖痈的方法错误的是

A. 保守治疗　　B. 10%高渗盐水纱布湿敷　　C. 及早切开引流
D. 全身运用大剂量有效抗生素　　E. 全身支持治疗

【答案】C

【解析】面部疖痈多位于危险三角区，局部治疗应尽量保守，不应及早切开引流，故选项C错误。其余选项均符合颜面部疖痈的治疗原则。选项B为痈的治疗方法——高渗盐水持续湿敷。

18. 关于结核性淋巴结炎的描述错误的是

A. 常见于年老、体弱者
B. 淋巴结中央可有干酪样坏死
C. 所形成的脓肿称为冷脓肿
D. 轻者仅有淋巴结肿大而无全身症状
E. 可双侧发生

【答案】A

【解析】结核性淋巴结炎常见于儿童及青年，故A常见于年老、体弱者错误。其余均符合结核性淋巴结炎的特点。

19. 在下列间隙感染中，哪一个最常引起颌骨边缘性骨髓炎

A. 颞间隙
B. 咬肌间隙
C. 下颌下间隙
D. 颏下间隙
E. 眶下间隙

【答案】B

【解析】咬肌间隙感染由于咬肌肥厚坚实，长期脓液蓄积，易形成下颌支的边缘性骨髓炎，故本题选B。颞间隙感染可引起颞骨骨髓炎、脑膜炎、脑脓肿等并发症，故A错误。

下颌下间隙感染极易向舌下间隙扩散，故C错误。

颏下间隙感染向后可波及下颌下间隙，故D错误。

眶下间隙感染向上扩散可形成眶内蜂窝织炎，亦可向颅内扩散，并发海绵窦血栓性静脉炎，故E错误。

20. 婴幼儿化脓性颌骨骨髓炎多发生于

A. 上颌骨
B. 下颌骨
C. 颞骨
D. 颧骨
E. 鼻骨

【答案】A

【解析】婴幼儿颌骨骨髓炎主要为血源性感染，而上颌骨血运丰富，故发生于上颌骨多，下颌骨极为罕见，故本题选A。

选项B：下颌骨化脓性颌骨骨髓炎多发生于成人。

选项C、D、E颞骨、颧骨、鼻骨虽可发生骨髓炎，但不属于颌骨骨髓炎。

【破题思路】婴幼儿化脓性颌骨骨髓炎主要发生于上颌骨，成人化脓性颌骨骨髓炎主要发生于下颌骨。

21. 咬肌间隙感染最常见的病灶牙是

A. 下颌尖牙
B. 下颌前磨牙
C. 下颌中切牙
D. 下颌侧切牙
E. 下颌磨牙

【答案】E

【解析】咬肌间隙位于下颌角处，咬肌内侧面和下颌支外侧面之间，因此，其感染最常见的病灶牙是下颌磨牙，故答案选E。其余选项所述牙齿均不与咬肌间隙相邻，故不引起咬肌间隙感染。

感染与病灶牙的关系：

眶下间隙——上颌尖牙、第一前磨牙、上颌切牙。

颊间隙——上下颌磨牙。

颞间隙——相邻间隙感染扩散。

咬肌间隙、翼下颌间隙——下颌智齿冠周炎、下颌磨牙。

颞下间隙——相邻间隙，上颌结节、卵圆孔、圆孔阻滞麻醉，上颌磨牙。

舌下间隙——下颌牙，口底黏膜损伤、溃疡及舌下腺、下颌下腺导管炎症。

咽旁间隙——下颌智齿冠周炎。

下颌下间隙——下颌智齿冠周炎、下颌后牙。

颏下间隙——淋巴结炎症。

口底多间隙感染——下颌牙。

故本题E正确。

22. 化脓性颌骨骨髓炎急性期的X线片表现是

A. 骨小梁有斑点状吸收
B. 有骨膜反应
C. 有死骨形成
D. 破坏区周围有骨质增生
E. 颌骨未见明显改变

【答案】E

【解析】X线片检查在骨髓炎的急性期常看不到有骨质破坏，故本题选E。在发病2～4周，中央性颌骨骨髓炎进入慢性期，X线片方可见死骨形成。儿童颌骨骨髓炎一般在7～10天后开始形成死骨。边缘性颌骨骨髓炎的X线检查可表现为骨质破坏或骨质增生，前者的典型变化是骨小梁排列紊乱并有斑点状吸收与死骨形成；后者主要表现为骨膜反应性增生，A、B、C、D均为骨髓炎转入慢性期的表现，故不选。

【破题思路】理解不同时间、不同类型化脓性颌骨骨髓炎的X线表现。
考核化脓性颌骨骨髓炎的X线表现。

23. 哪个间隙感染容易引起严重的张口受限
A. 舌下间隙　B. 咬肌间隙　C. 下颌下间隙
D. 眶下间隙　E. 颏下间隙
【答案】B
【解析】当感染侵及咀嚼肌时，可引起咀嚼肌反射性痉挛而致张口受限。咬肌间隙感染波及咬肌，其典型症状是以下颌支及下颌角为中心的咬肌区肿胀、变硬、压痛伴严重张口受限，故选B。舌下间隙、下颌下间隙、眶下间隙、颏下间隙均不侵及咀嚼肌，故无明显张口受限，可排除。

【破题思路】理解间隙感染引起张口受限的机制。

感染引起张口受限的间隙	颞间隙 颞下间隙 翼下颌间隙 咬肌间隙 咽旁间隙

24. 婴幼儿下颌下间隙感染的来源多为
A. 化脓性下颌下腺炎　B. 淋巴结核　C. 下颌下淋巴结炎
D. 颏下间隙感染所波及　E. 血源性感染
【答案】C
【解析】下颌下间隙感染多见于下颌智齿冠周炎、下颌后牙根尖周炎、牙槽脓肿等牙源性感染或下颌下淋巴结炎的扩散。但与成人不同，儿童的颌面部感染多是非牙源性而是腺源性，且儿童淋巴结发育尚不完全，感染易穿破淋巴结被膜，形成结外蜂窝织炎，引发间隙感染，综上所述，本题选C。

【破题思路】理解婴幼儿间隙感染与成人间隙感染的常见来源不同。
记住婴幼儿下颌下间隙感染多来源于下颌下淋巴结炎（腺源性）。

25. 面部感染逆行常引起颅内哪种严重的并发症
A. 细菌性脑栓塞　B. 脑膜炎　C. 海绵窦血栓性静脉炎
D. 脑脓肿　E. 脑炎
【答案】C
【解析】在口腔颌面部感染中，面部疖痈最易发生全身并发症。这是由于疖、痈的病原菌毒力较强；上唇与鼻部"危险三角区"内的静脉常无瓣膜，以及颜面表情肌和唇部的生理性活动易使感染扩散。面部感染易沿无瓣膜的面前静脉逆行引起海绵窦血栓静脉炎，故本题选C。

【破题思路】理解面部逆行感染的机制、途径与部位、结果。

逆行感染的机制	面部静脉常无瓣膜
逆行感染的途径	面静脉→内眦静脉→眼静脉→颅内海绵窦
逆行感染的结果	海绵窦血栓性静脉炎

26. 舌下间隙脓肿口内切开引流时应在

A. 口底肿胀最明显或波动区处　B. 舌下皱襞外侧作切口　C. 舌下皱襞上作切口

D. 舌下皱襞内侧作切口　E. 与下颌骨体垂面的方向作切口

【答案】A

【解析】舌下间隙脓肿形成后，一般在口底肿胀最明显或波动区，与下颌体平行切开黏膜，钝性分离进入脓腔引流，故本题选 A。

27. 下列哪项不是中央性颌骨骨髓炎病灶清除术的指征

A. 经药物治疗、拔牙或切开引流后仍遗留经久不愈的瘘管

B. X 线片可见有死骨形成

C. 可从瘘管探得骨面粗糙

D. 感染发生后 1 ～ 2 周

E. 患者全身情况可耐受手术

【答案】D

【解析】中央性颌骨骨髓炎病灶清除术的指征：经药物治疗、拔牙及切开引流后，仍有经久不愈的瘘管，长期流脓；X 线发现颌骨骨质破坏者；或者从瘘管探得骨面粗糙，甚至活动死骨；全身条件能耐受。慢性中央性颌骨骨髓炎病变局限者，死骨与周围组织分离的时间约在发病后 3 ～ 4 周，如病变呈广泛弥散者，则需 5 ～ 6 周或更长一段时间，一般应在死骨与周围骨质分离后，施行手术最好，故 D 项叙述错误，本题选 D。

【破题思路】记住中央性颌骨骨髓炎病灶清除术的指征与死骨摘除术的时间。
考核中央性颌骨骨髓炎病灶清除术的指征与死骨摘除术的时间。

28. 患者，女，35 岁。右下颌智齿反复肿痛伴开口受限 2 个月。抗感染治疗有效，但不能根治。检查见右咬肌区弥漫性肿胀，无波动感。应诊断为

A. 翼下颌间隙感染　B. 颞下间隙感染　C. 下颌支边缘性骨髓炎

D. 下颌骨硬化性骨髓炎　E. 下颌骨中央性颌骨骨髓炎

【答案】C

【解析】边缘性骨髓炎多发生在下颌骨，多由于下颌智齿冠周炎波及咬肌间隙而继发。符合此患者症状，所以 C 正确。

颞下间隙感染常由上颌磨牙根尖周感染引起，不符合此患者情况，所以 B 错误。

翼下颌间隙感染常不会发生弥漫性肿胀，与此患者不符，所以 A 错误。

下颌骨硬化性骨髓炎不会发生弥漫性肿胀，所以 D 错误。

中央性颌骨骨髓炎不会由智齿冠周炎引起，所以 E 错误。故本题选 C。

【破题思路】区别不同间隙感染及不同类型颌骨骨髓炎的来源、临床特点。

29. 患者，男，62 岁。有多年糖尿病病史，左眶下间隙感染 1 周，肿胀，疼痛明显，分析疼痛的原因是

A. 毒素刺激骨膜　B. 肿胀压迫眶下神经　C. 表情肌活动频繁

D. 面部神经末梢丰富　E. 面部血运丰富

【答案】B

【解析】眶下区肿胀范围常波及内眦、眼睑、颧部，肿胀区皮肤发红、张力增大，眼睑水肿、睑裂变窄、鼻唇沟消失。脓肿形成后，眶下区可触及波动感，口腔前庭龈沟处常有明显肿胀、压痛，极易扪得波动感。少数可由此自行穿破，有脓液溢出。感染期由于肿胀及炎症激惹眶下神经，可引起程度不同的疼痛。所以 B 正确，其他原因与眶下间隙感染的疼痛无关，故选 B。

（30 ～ 32 题共用题干）

患者，男，30 岁。右下颌肿痛伴开口受限 1 周，吞咽疼痛。检查：开口度 10mm，翼下颌皱襞处黏膜水肿，智齿部分萌出，周围软组织红肿，右下颌后区压痛。

30. 最可能的诊断是

A. 颞间隙感染　B. 下颌智齿根尖周脓肿

C. 下颌智齿冠周炎合并咽旁间隙感染　D. 下颌智齿冠周炎合并咬肌间隙感染

E. 下颌智齿冠周炎合并翼下颌间隙感染

【答案】E

【解析】该患者的智齿部分萌出，周围软组织红肿，是智齿冠周炎的典型临床表现，排除A和B。

而当智齿冠周炎的感染扩散波及翼下颌间隙时，可出现吞咽疼痛、翼下颌皱襞处水肿以及下颌后区压痛的情况，故答案选E。咽旁间隙因咽部一侧肿胀致悬雍垂推向健侧，咬肌间隙感染则致以下颌角及下颌支为中心的肿胀，故排除C和D。

【破题思路】理解智齿冠周炎扩散所致间隙感染的临床特点。
考核智齿冠周炎所致间隙感染的临床特点。

31. 对患牙应选择的局部治疗方法是

A. 3%过氧化氢反复冲洗龈袋　　B. 硝酸银烧灼　　C. 局部封闭

D. 湿热敷　　E. 冷敷

【答案】A

【解析】智齿冠周炎急性期处理原则以消炎、镇痛、切开引流、增强抵抗力为主。智齿冠周炎急性期的治疗以局部处理为主，清除龈袋内食物残渣、坏死组织、脓液。常用3%过氧化氢反复冲洗龈袋，至溢出液清亮。再在龈袋内放入少量碘酒或碘甘油。故A的操作正确，其余的选项不适合用于该患者。故选A。

【破题思路】智齿冠周炎急性期的局部治疗方法。
考核智齿冠周炎急性期的局部治疗方法选择。

32. 如病变进展需进行切开引流，切开部位是

A. 下颌下缘2cm处切开，在其外侧切开部分咬肌附着

B. 暴露下颌角下缘，在其内侧切开部分翼内肌附着

C. 上颌结节外侧

D. 下颌龈颊沟

E. 扁桃体窝处

【答案】B

【解析】翼下颌间隙感染切开排脓的方法有口内、口外两种。口内的切口选择在翼下颌皱襞稍外侧纵行切开膜层后，黏膜下通过钝性分离顺下颌支内侧进入脓腔；口外切口选择在下颌支后缘绕过下颌角，在其内侧切开部分翼内肌附着后，进入间隙放出脓液。故选B。其余均非翼下颌间隙感染切开排脓的方法。

【破题思路】翼下颌间隙的位置及感染切开排脓的方法。
考核翼下颌间隙感染切开排脓的方法。

（33～34题共用题干）

患者，男，30岁。右侧咬肌间隙脓肿切开引流术后，创口内脓液虽逐渐减少，但仍有脓性分泌物。

33. 进一步处理的原则是

A. 对创面内炎症组织作较广泛的清创处理　　B. 注意排除下颌骨边缘性骨髓炎

C. 创面宜较长时间暴　　D. 创口用碘酊或乙醇消毒

E. 严格遵守无菌原则

【答案】B

【解析】脓肿切开引流后，创口内脓液虽逐渐减少，但仍有脓性分泌物，要注意排除下颌骨边缘性骨髓炎，故B正确。对创面内炎症组织作较广泛的清创处理，会延迟愈合，所以A不选。

创面宜较长时间暴露，会增加感染概率，所以C不选。

创口用碘酊或乙醇消毒，会导致深部组织损伤，所以D不选。

严格遵守无菌原则，不属于创口的进一步处理，所以E不选，故此题选B。

【破题思路】咬肌间隙脓肿切开引流术后，持续排脓，首先应考虑排除下颌骨边缘性骨髓炎的可能。
考核咬肌间隙感染与颌骨边缘性骨髓炎。

34. 根据病史及临床表现，最可能的诊断是

A. 急性冠周炎
B. 急性化脓性根尖周炎
C. 急性化脓性腮腺炎
D. 冠周脓肿
E. 咬肌间隙脓肿

【答案】E

（35 ～ 36 题共用题干）

患者，女，23 岁。4 天前出现右下后牙区肿痛不适，昨日起疼痛加剧，并出现张口受限。检查见右面颊部稍肿胀，张口度二指，右下 8 近中阻生，牙龈红肿，远中盲袋有少量脓液溢出，右下 7 叩痛（–），其颊侧前庭沟黏膜充血，咽部检视不清。

35. 此患者的诊断是

A. 根尖周脓肿
B. 右下 8 急性冠周炎
C. 右下 8 急性根尖炎
D. 右颊间隙感染
E. 右咬肌间隙感染

【答案】B

【解析】下颌阻生智齿冠周炎多发生于年轻人，尤以 18 ～ 25 岁最多见；炎症早期，一般无明显全身反应，患者自觉患区胀痛不适，咀嚼、吞咽、张口活动时疼痛加剧，检查可见阻生牙和磨牙后区肿胀、冠周袋内有脓性分泌物；炎症进一步发展，累及咬肌和翼内肌，伴有不同程度的张口受限甚至不能开口。该患者的表现符合急性冠周炎的特点，故选 B。

【破题思路】通过题干提示病史、症状，判断该患者为急性智齿冠周炎。
考核急性智齿冠周炎的临床特点。

36. 对此患者常用而有效的局部处理方法是

A. 切开开髓引流
B. 开髓引流
C. 局部切开引流
D. 颌下切开引流
E. 盲袋冲洗和引流

【答案】E

【解析】智齿冠周炎的局部治疗可每日用 3% 过氧化氢溶液及生理盐水冲洗盲袋，然后点入 3% 碘甘油；早期还可局部理疗、外敷中草药以助炎症吸收；针刺疗法可有镇痛、改善张口等作用；如脓腔形成，可切开引流。该患者远中盲袋有少量脓液溢出，故应予以冲洗盲袋和引流，故选 E。

【破题思路】智齿冠周炎急性期的局部治疗方法。
考核智齿冠周炎急性期的局部治疗方法选择。

37. 可以出现多个牙松动及下唇麻木的颌骨骨髓炎是

A. 急性中央性骨髓炎
B. 慢性硬化性骨髓炎
C. 边缘性骨髓炎
D. 放线菌性骨髓炎
E. 新生儿骨髓炎

【答案】A

【解析】急性中央性骨髓炎时，病源牙以及相邻的多数牙出现叩痛、松动，牙槽溢脓。病变沿下牙槽神经管扩散至下牙槽神经受到损害时，下唇麻木，故答案选 A。

【破题思路】区别不同类型颌骨骨髓炎的临床特点。
考核急性中央性骨髓炎的临床特点。

38. 口腔颌面部感染特点，不正确的是

A. 感染途径以腺源性为主
B. 需氧菌与厌氧菌的混合感染最多见
C. 牙源性感染极易波及颌骨与牙周软组织
D. 口腔颌面部感染沿相应淋巴引流途径扩散，可发生区域淋巴结炎
E. 正常时即有大量微生物存在，机体抵抗力下降时发生感染

【答案】A

【解析】口腔颌面部感染途径以牙源性感染最常见，其次才是腺源性，因此 A 不正确，答案选 A。余项均符合口腔颌面部感染的特点。

【破题思路】记住、理解口腔颌面部感染的特点与途径。
考核口腔颌面部感染的特点与途径。

39. 眶下间隙感染来源中，不包括
A. 上颌颌骨骨髓炎　B. 上颌第一前磨牙化脓性炎症　C. 上颌尖牙化脓性炎症
D. 上颌第二磨牙根尖化脓性炎症　E. 上唇底部化脓性炎症
【答案】D
【解析】眶下间隙感染多来自上颌尖牙、第一前磨牙和上颌切牙的根尖化脓性炎症和牙槽脓肿；此外，可因上颌骨骨髓炎的脓液穿破骨膜，或上唇底部与鼻侧的化脓性炎症扩散至眶下间隙引起，所以A、B、C、E正确，上颌第二磨牙根尖化脓性炎症离眶下间隙较远，炎症不会波及眶下间隙，所以D错误，故此题选D。

【破题思路】眶下间隙感染多来自眶下间隙相邻牙或组织的感染蔓延、扩散。
考核眶下间隙感染的来源与途径。

40. 有关放射性颌骨骨髓炎，下列正确的说法为
A. 死骨分离时间较快
B. 病变与正常组织之间无明显界限
C. 患者全身症状明显，伴发热、寒战、白细胞总数升高
D. 一般倾向于积极治疗，早期切除坏死的软、硬组织
E. 无须手术，单纯高压氧治疗效果较佳
【答案】B
【解析】有关放射性颌骨骨髓炎，放射后颌骨的破骨细胞与成骨细胞，再生能力低下，致死骨分离的速度非常缓慢，因此，死骨与正常骨常常界限不清，故A说法不正确，B说法正确。放射性颌骨骨坏死病程长，患者全身急性症状不明显，而呈慢性消耗性衰竭，常表现为消瘦及贫血；放射性骨坏死或骨髓炎与化脓性骨髓炎不同，虽已形成死骨，却无明显界限，而且是慢性进行性发展，因此早期治疗相对保守，待死骨形成或分离后，再行死骨切除术。故C、D、E说法不正确。

【破题思路】理解放射性颌骨骨髓炎的临床及治疗特点。
考核放射性颌骨骨髓炎的临床及治疗特点。

41. 有关口腔颌面部特异性感染，错误的是
A. 颌骨结核应首选保守治疗　B. 淋巴结寒性脓肿必要时可切开引流
C. 全身抗感染治疗首选金黄色葡萄球菌敏感的抗生素　D. 包括梅毒感染和放线菌病
E. 不包括溶血性链球菌引起的感染
【答案】C
【解析】口腔颌面部感染分为化脓感染和特异性感染两大类，由结核、梅毒、放线菌、破伤风等特异性致病菌引起的感染称特异性感染，由金黄色葡萄球菌、溶血性链球菌、大肠埃希菌等引起的感染称化脓性感染，故D、E选项正确。
因金黄色葡萄球菌为非特异性致病菌，故选项C错误，答案应选C。
颌骨结核死骨形成前应首选保守治疗；淋巴结寒性脓肿接近溃破者，必要时可切开引流；故A、B选项正确。

【破题思路】理解口腔颌面部特异性感染的概念及治疗要点。
考核特异性感染的概念及治疗要点。

42. 口底腐败坏死性感染局部处理错误的是
A. 广泛切开引流　B. 充分分离口底肌　C. 3%过氧化氢液反复冲洗
D. 加压包扎　E. 高压氧治疗
【答案】D
【解析】口底腐败坏死性感染，是厌氧菌、腐败坏死菌为主的混合性感染，表现为软组织的广泛副性水肿，范围可上及面颊部，下至颈部锁骨水平，甚至可到胸上部，严重者有发生窒息的危险。因此，局部处理应广泛

切开引流、充分分离口底肌、3%过氧化氢液反复冲洗，同时可配合高压氧治疗，从而排毒减压、改善呼吸、改变厌氧环境和充分引流。故口底腐败坏死性感染局部处理错误的是加压包扎。其他几项都是正确的治疗方法。故本题答案是D（该项的叙述是错误的）。

【破题思路】理解腐败坏死性口底蜂窝织炎概念、临床特点、治疗目的及方法。
考核概念、临床特点、治疗目的及方法。

43. 慢性边缘性颌骨骨髓炎的手术时机常选在病程的

A. 7～10日　　B. 2～4周　　C. 5～7周
D. 8～10周　　E. 11～12周

【答案】B

【解析】慢性边缘性颌骨骨髓炎形成的手术时机常选在病程的2～4周。其余时机均不合适。故本题答案是B。

【破题思路】颌骨骨髓炎的手术时机。

手术时机	慢性中央性颌骨骨髓炎： ①局限者发病后3～4周；②弥散者发病后5～6周 慢性边缘性颌骨骨髓炎： 发病2～4周

44. 面部“危险三角区”的范围是

A. 由双侧瞳孔连线的中点到双侧口角的连线构成　　B. 由双侧眼外眦部到上唇中点的连线构成
C. 由双侧瞳孔到额部正中的连线构成　　D. 由双侧眼外眦部与颊部正中的连线构成
E. 由颊部正中到双侧口角的连线构成

【答案】A

【解析】面部“危险三角区”的范围是由双侧瞳孔连线的中点（鼻根部）到双侧口角的连线构成，该部位缺乏静脉瓣，感染易扩散。故本题答案是A。

【破题思路】牢记“危险三角区”的范围。

45. 腺源性感染最常见于

A. 咽旁间隙　　B. 翼下颌间隙　　C. 下颌下间隙
D. 舌下间隙　　E. 颞下间隙

【答案】C

【解析】颌下区淋巴结丰富，因此，腺源性感染最常见于下颌下间隙。故本题答案是C。

46. 咬肌间隙感染如未及时切开引流，最常引起的并发症是

A. 败血症　　B. 脓毒血症　　C. 下颌骨中央性骨髓炎
D. 颊间隙感染　　E. 下颌骨边缘性骨髓炎

【答案】E

【解析】咬肌间隙位于咬肌内侧和下颌支外侧，由于咬肌肥厚坚实，难以自行溃破，炎症一周以上，易引起下颌支边缘性骨髓炎。故本题答案是E。

【破题思路】理解咬肌间隙的解剖特点。
咬肌间隙感染未及时切开引流，最常引起的并发症是下颌骨边缘性骨髓炎。

47. 属于非特异性感染的病原菌有

A. 结核菌　　B. 梅毒螺旋体　　C. 放线菌
D. 大肠埃希菌　　E. 破伤风杆菌

【答案】D

【解析】属于非特异性感染的病原菌是大肠埃希菌。其他几项均属于特异性感染。故本题答案是D。易误选B。

【破题思路】记住常见的特异性感染的病原菌。

48. 男，12 岁，口底部广泛性水肿 2 天。检查：水肿范围上及颜面部，下至锁骨水平，皮肤灼热，红肿发硬，压痛明显，呈凹陷性水肿，并可扪及捻发音。此病的诊断应是

A. 化脓性口底蜂窝织炎
B. 口底多间隙感染
C. 颈部多间隙感染
D. 腐败坏死性口底蜂窝织炎
E. 双侧颌下间隙感染

【答案】D

【解析】根据题干提供的病历信息，此题正确答案应是腐败坏死性蜂窝织炎，其特点：口底、面颊部、颈部下至锁骨水平广泛水肿，皮肤红肿坚硬，有凹陷性水肿，并可扪及捻发音。腐败坏死性蜂窝织炎与化脓性口底蜂窝织炎区别主要是前者以厌氧、腐败坏死性细菌为主，肌肉腐败坏死，皮下组织明显软化，有气体存在，因此触之有捻发音，其次肿胀范围广泛、坚硬。故答案选 D。

【破题思路】区别腐败坏死性蜂窝织炎与化脓性口底蜂窝织炎的临床特点。
考核腐败坏死性蜂窝织炎的临床特点。

49. 男，35 岁。确诊为左侧下颌慢性中央性颌骨骨髓炎，应采取的治疗是

A. 及早拔除病灶牙
B. 切开引流
C. 去除死骨，清除病灶
D. 全身支持疗法
E. 大剂量抗生素控制感染

【答案】C

【解析】及早拔出病灶牙、切开引流、全身支持疗法、大剂量抗生素控制感染是急性中央性颌骨骨髓炎的治疗原则，所以 A、B、D、E 均错误。颌骨骨髓炎进入慢性期有死骨形成时，必须手术去除死骨，清除病灶方能痊愈，所以 C 正确，故选 C。

【破题思路】区别慢性中央性颌骨骨髓炎和急性中央性颌骨骨髓炎的治疗原则。
考核慢性中央性颌骨骨髓炎和急性中央性颌骨骨髓炎的治疗原则。

50. 男，35 岁。右上颌结节传导阻滞麻醉拔除右上第三磨牙后 4 天出现发热，右面部疼痛，开口受限，此患者可能发生了

A. 翼下颌间隙感染
B. 咬肌间隙感染
C. 颞下间隙感染
D. 颞间隙感染
E. 翼内肌痉挛

【答案】C

【解析】上颌结节传导阻滞麻醉拔除上第三磨牙后 4 天出现发热，右面部疼痛，开口受限，此患者可能发生了颞下间隙感染。与右上颌结节邻近且与开口肌肉相关的选项是颞下间隙。故本题答案是 C。

因翼下颌间隙、咬肌间隙、颞间隙及翼内肌的解剖位置不临近上颌结节，故上颌结节阻滞麻醉引起的感染不易波及上述结构。故不选 A、B、D、E。该感染途径为医源性感染，除了颞下间隙外，下牙槽神经阻滞麻醉可引起翼下颌间隙感染；眶下神经阻滞麻醉可引起眶下间隙感染。

【破题思路】记住上颌结节邻近颞下间隙，所以上颌结节传导阻滞麻醉可引起颞下间隙感染。
上颌结节传导阻滞麻醉可引起颞下间隙感染。

51. 最容易伴发下颌支边缘性骨髓炎的间隙感染是

A. 咬肌间隙感染
B. 下颌下间隙感染
C. 颞下间隙感染
D. 翼下颌间隙感染
E. 眶下间隙感染

【答案】A

【解析】可引起下颌骨边缘性骨髓炎的间隙感染是咬肌间隙和翼下颌间隙，二者分别位于下颌升支外侧和内侧，因咬肌较翼内肌更肥厚坚实，炎症不易扩散，临床上咬肌间隙感染明显多于翼下颌间隙，所以最易致下颌骨边缘性骨髓炎的是咬肌间隙感染，故答案选 A。而颌下间隙、颞下间隙及眶下间隙均不位于下颌升支，不会导致下颌骨边缘性骨髓炎，故 B、C、E 可排除。

【破题思路】记住不同间隙的解剖位置及感染时的临床特点。
考核间隙的解剖位置与感染特点。

52. 男，40 岁。右下颌剧烈牙痛并放射至耳颞部，同侧面颊部明显红肿、疼痛、下唇麻木、张口受限 5 日。体温 39.6℃，右下颌体、颊部弥漫性红肿，触痛明显，张口 2cm，残根，叩痛明显，牙松动Ⅱ度，龈袋溢脓，白细胞总数 18×10^9/L，中性粒细胞 90%。最可能的诊断是

A. 急性化脓性根尖周炎　B. 颊间隙感染　C. 咬肌间隙感染
D. 边缘性骨髓炎　E. 中央性骨髓炎

【答案】E

【解析】中央性骨髓炎急性期全身症状较重，局部症状初期病变区牙疼，向三叉神经分支区域放射，受累牙松动，伸长感，牙龈充血，骨板破坏，脓液从口腔或皮肤黏膜破溃。大多发生在下颌骨，病变沿下牙槽神经管扩散，可出现下唇麻木，张口受限。以上表现均与题干叙述相符合，故最可能诊断为 E。

急性化脓性根尖周炎、颊间隙感染、咬肌间隙感染、边缘性骨髓炎，均不可能致下唇麻木，故 A、B、C、D 选项可排除，答案为 E。

【破题思路】患侧下唇麻木是诊断急性中央性骨髓炎的有力证据。
考核急性中央性骨髓炎的临床特点。

53. 女，26 岁。因牙源性感染导致颊间隙脓肿形成，拟进行切开引流，方法是

A. 颊部下颌前庭沟之上水平切口　B. 腮腺导管口下垂直切口
C. 颊部上颌前庭沟之下水平切口　D. 下颌前庭沟之上垂直切口
E. 上颌前庭沟之下垂直切口

【答案】A

【解析】脓肿形成后，按脓肿的部位决定由口内或口外切开引流。牙源性感染导致颊间隙脓肿，应选口内切口，即口腔前庭，下颌龈颊沟之上水平切口切开，颊部皮下脓肿可在脓肿浅表皮肤皱褶线切开，广泛间隙感染可在下颌骨下缘 1 ～ 2cm 处做平行于下颌骨下缘的切口，根据题干提示，正确答案应选 A。其余均不正确。

【破题思路】记住牙源性颊间隙感染的脓肿切开，应在颊部下颌前庭沟之上水平切口。
考核颊间隙感染脓肿切开的部位及方法。

54. 男，29 岁。3 天前因“右上唇痈”入院治疗，今晨起体温急剧上升达 39.5℃，相继出现头痛伴恶心，右眼球结膜淤血，右眼球前突及眼球运动受限，应考虑并发了

A. 脑膜炎　B. 脑脓肿　C. 败血症
D. 脓毒血症　E. 海绵窦血栓性静脉炎

【答案】E

【解析】海绵窦血栓性静脉炎是上唇痈常见的并发症，也是最严重的并发症之一，其特点就是眼球突出及运动受限，伴高颅压及结膜淤血等表现。

脑膜炎、脑脓肿和脓毒血症、败血症表现的应是比较泛发的症状，不应有比较定位的表现，故 A、B、C、D 选项可排除。

【破题思路】唇痈位于面部“危险三角区”，此部位静脉缺少瓣膜，感染易逆行致海绵窦，导致海绵窦血栓性静脉炎。
考核海绵窦血栓性静脉炎的临床特征。

55. 拔牙后易引起感染的是

A. 血友病　B. 高血压　C. 糖尿病
D. 心绞痛　E. 肝炎

【答案】C

【解析】血友病患者凝血因子Ⅷ缺乏、肝炎患者除易发生交叉感染以外，还会由于肝功能不良造成凝血机

制障碍，这两类疾病都易发生拔牙后出血。而高血压和心绞痛患者拔牙时，可能因为拔牙术的刺激引发心血管系统危象。未经控制的糖尿病患者则易发生拔牙后感染。

选项内容	禁忌拔牙的原因	禁忌指标	处理方法
血友病	出血不止	凝血因子Ⅷ提高到正常的30%	做好凝血措施，减少创伤
高血压	导致高血压脑病或脑血管意外	180/100mmHg 高龄 160/90mmHg	异常血压在监护下拔牙，术前给予硝苯地平、地西泮，缓解焦虑，保证无痛
糖尿病	术后感染	8.88mmol/L（160mg/dL）	接受胰岛素治疗者早餐后 1 ～ 2h 拔牙；预防性使用抗生素
心绞痛	心脏性意外	近期频发	镇静无痛、心电监护下拔牙，配备急救器材和药物
肝炎	拔牙后出血	凝血功能检查	凝血功能异常者术前 2 ～ 3 天给维生素 K、维生素 C 及其他保肝药，术后继续给予；术中加局部止血药物

56. 化脓性下颌骨中央性骨髓炎的好发部位是

A. 喙突　　B. 体部　　C. 正中联合

D. 升支部　　E. 髁突

【答案】B

【解析】化脓性中央性颌骨骨髓炎常发生于下颌骨，其感染来源多为牙源性感染，因而多见于下颌骨体，也可波及下颌升支。

57. 口腔颌面部感染中最易发生全身并发症的是

A. 智齿冠周炎　　B. 间隙感染　　C. 化脓性颌骨骨髓炎

D. 化脓性淋巴结炎　　E. 面部疖痈

【答案】E

【解析】在口腔颌面部感染中面部疖痈最易发生全身并发症，原因是疖痈的病原菌毒力较强、上唇与鼻部“危险三角区”内的静脉常无瓣膜以及颜面表情肌和唇部的生理性活动易使感染扩散。其他感染全身并发症的发生率均低于面部疖痈。

58. 急性冠周炎局部治疗应首先采用的是

A. 拔除患牙　　B. 龈袋烧灼　　C. 龈袋冲洗上药

D. 局部热敷　　E. 开髓引流

【答案】C

【解析】急性冠周炎治疗以消炎、镇痛、增强全身抵抗力为主。局部热敷可使炎症扩散，开髓引流为牙髓炎及根尖周炎的处置方法。

59. 通常不会引起张口受限的间隙感染是

A. 咬肌间隙感染　　B. 翼下颌间隙感染　　C. 颞下间隙感染

D. 眶下间隙感染　　E. 咽旁间隙感染

【答案】D

【解析】眶下间隙感染多来自上颌尖牙，表现为眶下区肿胀，波及内眦、眼睑和颧部，一般不会引起开口受限。

【破题思路】感染后易引起开口受限的间隙有：咬肌间隙、翼下颌间隙、颞下间隙、颞间隙、咽旁间隙。

60. 女，23 岁。上唇部肿胀疼痛 4 天伴全身发热。检查体温 37.5℃，上唇肿胀明显，局部发痒、跳痛，可见多个脓头。此患者局部处理的正确方法为

A. 挤出脓头　　B. 切开引流　　C. 药物湿敷

D. 红外线理疗　　E. 局部热敷

【答案】C

【解析】根据题干可初步诊断为痈，其正确的治疗即为全身给足量抗生素，给营养和支持；局部给高渗盐水或含有抗生素的盐水纱布持续湿敷，故本题正确答案为 C。疖痈治疗均禁忌挤压、挑刺、烧灼、热敷，早期亦不切开引流，故 A、B、D、E 均错误。

题干内容	分析
肿胀疼痛4天伴全身发热。检查体温37.5℃	红肿热痛提示炎症
肿胀疼痛4天	4天提示可能在急性期
上唇肿胀明显	上唇部炎症考虑危险三角区感染
跳痛	提示形成脓肿
可见多个脓头	提示可能为疖或痈

61. 男，38岁。因左下颌骨慢性中央性骨髓炎，造成左颌下多个瘘管，现病原牙已拔除，但瘘口未愈，仍有少量脓液溢出，偶有小块死骨排出，关于此患者的治疗错误的是

A. 应行病灶清除及死骨摘除术
B. 术前应配合抗菌药物治疗
C. 术前应行X线检查确定骨质破坏程度
D. 患者体弱者应延期手术
E. 手术时机应选在死骨分离前以减少去骨量

【答案】E

【解析】慢性中央性颌骨骨髓炎的治疗局部处理为摘除死骨，处理时机为死骨形成后，故本题正确答案E。

【破题思路】颌骨骨髓炎慢性期去除死骨的时机

疾病	术式	时机
中央性颌骨骨髓炎	死骨摘除术	病变局限者3～4周 病变广泛者5～6周或更长
边缘性颌骨骨髓炎	死骨刮除术	2～4周后
放射性颌骨骨髓炎	死骨切除术	不必待死骨完全分离即可在健康骨范围内行死骨切除术

（62～63题共用题干）

女，22岁。右面颊部肿痛伴张口受限、发热5日，检查见右下颌角咬肌区肿胀并波及颊部，咬肌区深部压痛，有凹陷性水肿，张口0.8cm，水平阻生、冠周及磨牙后区明显红肿，有波动感，龈袋溢脓，右下7中龋，探诊和叩诊（+），松动Ⅰ度，颊侧牙龈黏膜红肿，腮腺导管口无红肿，右下颌下淋巴结肿大，触痛（+），白细胞计数10×10⁹/L，中性粒细胞80%。

62. 根据病史及临床表现最可能的诊断是

A. 急性冠周炎
B. 急性化脓性根尖周炎
C. 急性化脓性腮腺炎
D. 冠周脓肿
E. 咬肌间隙脓肿

63. 若不及时正确处理最易引起的并发症是

A. 多间隙感染
B. 边缘性颌骨骨髓炎
C. 中央性颌骨骨髓炎
D. 败血症
E. 感染性休克

【答案】E、B

【解析】由题干得知右下智齿水平阻生，冠周龈及磨牙后区明显红肿，提示有冠周炎的存在。而冠周炎症可引起邻近组织的感染。同时患者右下颌角咬肌区肿胀并波及颊部，咬肌区深部压痛，加上咬肌区有凹陷性水肿，考虑咬肌间隙脓肿。患者全身症状明显，炎症的程度已经超出个别牙体周围炎症所引起的程度，排除A、B和D。但是腮腺导管口无红肿，排除C急性化脓性腮腺炎，故62题选E。

多间隙感染、边缘性颌骨骨髓炎、败血症和感染性休克都可以由咬肌间隙感染引起，其中以边缘性颌骨骨髓炎最容易由咬肌间隙或翼下颌间隙感染而引起，故排除A、D、E。中央性颌骨骨髓炎多发生在急性化脓性根尖周炎及根尖周囊肿，故排除C。故63题选B。

（64～66题共用备选答案）

A. 溶血性链球菌
B. 金黄色葡萄球菌
C. 变形杆菌
D. 大肠埃希菌
E. 铜绿假单胞菌

64. 急性蜂窝织炎的主要致病菌是

65. 丹毒的致病菌是

66. 痈的致病菌是

【答案】B、A、B

【解析】急性蜂窝织炎是皮下、筋膜下、肌间隙或深部蜂窝组织的急性弥漫性化脓性感染。临床表现

为病变不易局限、扩散迅速、与正常组织无明显界限，其主要致病菌为金黄色葡萄球菌，故64题正确答案B。

丹毒是皮肤、黏膜下网状淋巴管的急性感染，蔓延很快。其主要致病菌为乙型溶血性链球菌，治疗首选青霉素。故65题正确答案A。

痈的致病菌，多为金黄色葡萄球菌，故66题正确答案B。

（67～69题共用题干）

男，35岁。左下8近中阻生，左下7远中龋坏。施行拔除术后4日，拔牙窝出现持续性疼痛并向耳颞部放射，检查见拔牙窝内空虚，有口腔异味。

67. 最可能的诊断为

A. 急性根尖周炎　B. 干槽症　C. 术后反应

D. 术后疼痛　E. 牙槽突骨折

68. 要了解其龋坏程度，最佳的检查方法为

A. 冷诊　B. 热诊　C. X线片

D. 患者主诉　E. 电活力测验

69. 对此患者相应的治疗应为

A. 根管治疗　B. 保持口腔卫生　C. 口服抗生素即可

D. 用生理盐水冲洗拔牙窝即可　E. 拔牙窝彻底清创碘仿纱条填塞

【答案】B、C、E

【解析】根据病历可得有拔牙史、牙窝内空虚，符合干槽症的诊断，故67题正确答案B。

了解其龋坏程度最好的方法，当拍X线片，故68题正确答案C。

临床对干槽症的正确处理原则即拔牙窝彻底清创碘仿纱条填塞，清除腐败坏死物质，隔离外界刺激，故69题正确答案E。

（70～74题共用题干）

男，32岁。6天前感冒后出现左下后牙区胀痛，进食、吞咽时加重。昨日起出现局部自发性跳痛，张口受限、低热、头痛，检查可见：左下颌角区颊部稍肿胀，无压痛，张口度两指，左下第三磨牙近中阻生，牙龈红肿充血，挤压可见远中盲袋内少量脓液溢出，颊侧前庭沟丰满、充血，压痛明显、叩诊（-），无松动，咽侧壁稍充血，无压痛。

70. 正确诊断为

A. 根尖周脓肿　B. 左咬肌间隙感染　C. 急性根尖周炎

D. 急性智齿冠周炎　E. 左咽旁间隙感染

71. 颊侧肿胀原因是

A. 根尖周脓肿　B. 牙周脓肿　C. 根尖周囊肿继发感染

D. 炎症流注　E. 颊间隙感染

72. 颊侧肿胀处理方法应为

A. 切开引流　B. 开髓扩通根管引流　C. 拔除患牙

D. 牙周治疗　E. 口服抗生素，局部不处理

73. 如处理不当，可引起下列间隙感染，但不包括

A. 咽旁间隙　B. 翼下颌间隙　C. 眶下间隙

D. 咬肌间隙　E. 颊间隙

74. 如患者出现明显的张口受限，面部肿胀不明显，仅口外升支后缘稍红肿、压痛明显，此时应怀疑合并

A. 翼下颌间隙感染　B. 咬肌间隙感染　C. 咽旁间隙感染

D. 下颌下间隙感染　E. 颞间隙感染

【答案】D、D、A、C、A

【解析】下后牙区胀痛，进食、吞咽时加重病史——典型的智齿冠周炎的发展过程，故70题正确答案D。

冠周炎脓肿可沿歪斜线向下颌第一磨牙颊侧前庭沟扩散，形成骨膜下脓肿，处理方式为切开引流，故71、72题正确答案D、A。

颊间隙感染一般有上下颌磨牙根尖炎引起，下颌智齿冠周炎一般不会引起面中部间隙的感染，故73题正确答案C。

出现明显的张口受限，面部肿胀不明显，仅口外升支后缘稍红肿、压痛明显，是典型的翼下颌间隙感染的表现，故74题正确答案A。

题干内容	分析
张口受限、低热、头痛，牙龈红肿充血	红肿热痛，提示炎症
出现跳痛，远中盲袋溢脓	形成脓肿
左下第三磨牙近中阻生，牙龈红肿充血	可能为智齿冠周炎
颊侧前庭沟丰满、充血	炎症扩散
出现明显的张口受限，面部肿胀不明显	排除咬肌间隙、颊间隙感染
仅口外升支后缘稍红肿	提示翼下颌间隙感染

（75～83题共用题干）

男，22岁。4天前劳累后出现右下后牙区胀痛，进食、吞咽时加重。昨日起出现局部自发性跳痛，张口受限，低热、头痛，检查可见：右下颌角区颊部稍肿胀，无压痛，张口度两指，右下智齿近中阻生，牙龈红肿充血，挤压可见远中盲袋内少量脓液溢出，颊侧前庭沟丰满、充血，压痛明显、叩诊（−），无松动，咽侧壁稍充血，无压痛。

75. 此患者的诊断为

A. 根尖周脓肿　B. 急性冠周炎　C. 急性根尖周炎

D. 右咬肌间隙感染　E. 右咽旁间隙感染

76. 颊侧肿胀原因为

A. 根尖周脓肿　B. 牙周脓肿　C. 根尖周囊肿继发感染

D. 炎症流注引起　E. 颊间隙感染引起

77. 颊侧肿胀处理方法应为

A. 切开引流　B. 开髓扩通根管引流　C. 拔除

D. 牙周治疗　E. 口服抗生素，局部可不处理

78. 对于首次处理的方法，以下正确的是

A. 局部麻醉下拔除　B. 局部切开引流　C. 行龈瓣切除术

D. 口服抗生素局部不处理　E. 局部冲洗上药，炎症消除后拔除

79. 此患者如处理不当，可引起下列间隙感染，但不包括

A. 咽旁间隙　B. 翼下颌间隙　C. 眶下间隙

D. 咬肌间隙　E. 颊间隙

80. 患者如出现明显的张口受限，面部肿胀不明显，仅升支后缘皮肤稍红肿、压痛明显，此时应怀疑合并

A. 翼下颌间隙感染　B. 咬肌间隙感染　C. 咽旁间隙感染

D. 下颌下间隙感染　E. 颞间隙感染

81. 如患者出现重度开口受限，以下颌角为中心的肿胀，皮肤潮红、压痛，此时应怀疑存在

A. 颞下间隙感染　B. 颞间隙感染　C. 下颌下间隙感染

D. 咬肌间隙感染　E. 翼下颌间隙感染

82. 如下颌角区存在广泛凹陷性水肿，怀疑局部脓肿形成，此时最有效的检查方法为

A. 触诊　B. X线检查　C. 粗针头穿刺

D. 实验室检查　E. 观察体温变化

83. 如果下颌升支区脓肿形成而未得到及时引流，可造成骨质破坏的时间，距脓肿形成

A. 3～5天　B. 1～2周　C. 2～3周

D. 3～4周　E. 4周以上

【答案】B、D、A、E、C、A、D、C、B

【解析】75～78题：这4道题考查下颌智齿冠周炎及其常见并发症——流注脓肿的诊断和处理。病历提供的情形为一个典型的下颌智齿冠周炎过程，同时并发了同侧第一磨牙颊侧的流注脓肿。后者在急性期的处理肯定是切开引流，而对患牙的处理亦肯定是消炎后拔除。

79～81题：此题考查下颌智齿冠周炎所引起的颌周间隙感染。下颌智齿冠周炎罕见引起眶下间隙感染者，下颌升支后缘肿胀压痛者，可能是发生了翼下颌间隙感染，下颌升支外侧红肿疼痛者，则应怀疑咬肌间隙感染。

82题：颌周间隙感染怀疑脓肿形成时，最好的诊断方法是使用粗针头在肿痛最明显的部位穿刺。

83题：颌周间隙脓肿若得不到引流，可能引起骨质破坏，发生骨髓炎的时间是脓肿形成后1～2周。

题干内容	分析
张口受限、低热、头痛，牙龈红肿充血	红肿热痛，提示炎症
出现跳痛，远中盲袋溢脓	形成脓肿
左下第三磨牙近中阻生，牙龈红肿充血	可能为智齿冠周炎
颊侧前庭沟丰满、充血	炎症扩散
出现明显的张口受限，面部肿胀不明显	排除咬肌间隙、颊间隙感染
仅口外升支后缘稍红肿	提示翼下颌间隙感染
重度开口受限，以下颌角为中心的肿胀	提示咬肌间隙感染

84. 新生儿颌骨骨髓炎的感染来源多为

A. 腺源性　B. 血源性　C. 损伤性

D. 牙源性　E. 医源性

【答案】B

【解析】新生儿骨髓炎以血源性感染多见，其次为接触或直接损伤感染，故 B 正确。

85. 腺源性感染主要来源是

A. 腮腺　B. 颌下腺　C. 舌下腺

D. 淋巴结　E. 扁桃体

【答案】D

【解析】腺源性感染不同于牙源性感染，多见于儿童，病因是上呼吸道感染、淋巴结炎、颌下腺炎，往往有上呼吸道感染史。病变的过程涉及了间隙内的淋巴结炎症。选择 A（腮腺）、B（颌下腺）、E（扁桃体）是受临床上这几个器官易发生感染这一事实的影响，以为这些器官的感染就是“腺源性感染”。

86. 引起小儿颌下间隙感染的最多来源是

A. 外伤性　B. 牙源性　C. 血源性

D. 淋巴源性　E. 颌下腺源性

【答案】D

【解析】儿童颌下间隙感染最多来源为淋巴腺源性，故选 D。

87. 眶下间隙感染向颅内扩散，并发海绵窦血栓性脉炎，其扩散途径通常是

A. 面前静脉，颈内静脉　B. 颞浅静脉，内眦静脉

C. 面前静脉，颞浅静脉，颈内静脉　D. 面前静脉，内眦静脉，眼静脉

E. 眶内静脉，面前静脉

【答案】D

【解析】眶下间隙感染向颅内扩散途径是面前静脉、内眦静脉、眼静脉。眶下间隙内的静脉回流应是颅内海绵窦 - 眼静脉 - 内眦静脉 - 面前静脉，由于眶下间隙内这些静脉内瓣膜少而薄弱，当面部发生疖、痈感染时可向颅内扩散至海绵窦血栓性静脉炎，故 D 正确。故本题应选 D。

88. 脓肿切开引流目的不包括

A. 排出脓液以达消炎解毒目的　B. 减少局部疼痛肿胀　C. 预防窒息发生

D. 预防并发边缘性骨髓炎　E. 切取组织送检

【答案】E

【解析】脓肿切开引流的目的有以下四项。使脓液或腐败坏死物迅速排出体外，以达消炎解毒的目的，A 正确。

解除局部症状，以防发生窒息，B、C 正确。

防止边缘性骨髓炎发生，D 正确。

预防感染向颅内和胸腔扩散或侵入血循环。

综上，切取组织送检不是脓肿切开引流的目的，E 错误，故选 E。

89. 与智齿阻生及发生冠周炎病因无关的是

A. 咀嚼器官的退化　B. 智齿萌出位置不足

C. 阻生齿常为龈瓣覆盖，龈瓣易被咬伤发生溃疡　D. 智齿无对颌牙

E. 全身抵抗力下降

【答案】D

【解析】智齿冠周炎病因包括以下几种。人类咀嚼器官的退化，颌骨长度减少，使智齿无足够萌出位置而阻生。局部存在盲袋，有利于细菌繁殖，且龈瓣易被咬伤。当全身抵抗力下降，局部细菌毒力增强时可引起冠周炎的急性发作。有无对颌牙与智齿冠周炎的发生无直接关系，综上，应选D。

90. 女，30岁。拔牙后3天开口逐渐受限，下颌下淋巴结肿大。除下颌支后缘稍丰满压痛外，其余无阳性体征。最可能的诊断是

A. 翼下颌间隙感染　B. 下颌下间隙感染　C. 颞间隙感染
D. 咬肌间隙感染　E. 干槽症

【答案】A

【解析】此患者拔牙后出现开口受限，下颌下淋巴结肿大，无其他阳性体征，符合翼下颌间隙感染症状。故选A。

选项B：下颌下间隙感染表现为下颌骨下缘轮廓消失，颌下区肿胀，故不正确。

选项C：颞间隙感染表现为颞部肿胀，故不正确。

选项E：干槽症表现为持续性疼痛，一般也不会出现张口受限，故不正确。

91. 下列不是口腔颌面部感染特征的是

A. 口腔、颜面及上呼吸道感染，可顺相应淋巴引流途径扩散
B. 儿童较成人更易发生腺源性感染
C. 口腔颌面部感染可借血液循环扩散至邻近间隙
D. “危险三角区”的感染处理不当可造成上呼吸道梗阻
E. 口腔颌面部组织抗感染能力较其他组织为强

【答案】D

【解析】“危险三角区”的感染处理不当可造成颅内感染，发生海绵窦血栓性静脉炎而非上呼吸道梗阻。故本题答案是D。易误选E。

92. 下列有关急性化脓性腮腺炎说法错误的是

A. 常发生在儿童　B. 可发生于腹部大手术后　C. 可在慢性炎症基础上急性发作
D. 需全身支持治疗　E. 脓肿形成时应切开引流

【答案】A

【解析】急性化脓性腮腺炎以前常见于腹部大手术之后，患者的抵抗力显著下降，现在常见于慢性腮腺炎急性发作或是邻近组织急性炎症扩散。脓肿形成之后必须及时切开引流。故本题答案是A。易误选D。

常见腮腺疾病诊断要点

急性化脓性腮腺炎	外伤、术后，导管口溢脓
流行性腮腺炎	病毒感染，血清淀粉酶升高，唾液清亮
慢性复发性腮腺炎	反复发作，自愈倾向，胶冻样唾液
慢性阻塞性	反复发作，多与进食有关，雪花样唾液
舍格伦综合征	口眼干燥，腮腺肿大

93. 男，25岁。左下第三磨牙低位阻生，牙龈红肿，形成冠周脓肿，正确的局部处理方法是

A. 切开引流　B. 局部理疗　C. 局部冲洗上药
D. 龈瓣切除　E. 拔除阻生齿

【答案】A

【解析】左下第三磨牙低位阻生，牙龈红肿，形成冠周脓肿，正确的局部处理方法是切开引流。故本题正确答案A。

智齿常见的处理方法

完全埋伏不引起症状	保留
正位萌出有对殆牙	保留
冠周炎	局部冲洗用药
龈瓣附近形成脓肿	切开排脓
正位萌出有对殆牙，软组织阻生	龈瓣切除
前倾不超过45°，第二磨牙缺失	可作为修复的基牙
其他磨牙不能保留，而智齿牙根没有完全形成	作为移植牙代替其他磨牙
阻生引起炎症、邻牙吸收或龋齿等情况	拔除

94. 男，28 岁。右侧下颌化脓性中央性颌骨骨髓炎，X 线片上出现骨质破坏表现约在发病后

A. 1 周

B. 2 ～ 4 周

C. 5 ～ 6 周

D. 7 ～ 8 周

E. 9 周

【答案】B

【解析】化脓性中央性颌骨骨髓炎，X 线片上出现骨质破坏表现约在发病后 2 ～ 4 周。一般在发病 2 周后，由急性期进入慢性期，颌骨已有明显破坏之后，X 线检查才有诊断价值。故本题答案是 B。

95. 女，28 岁。右下智齿发生急性冠周炎，若感染未得到控制，最先扩散的方向和导致的后果是

A. 外斜线，下颌第一磨牙的流注脓肿

B. 磨牙后区，磨牙后区脓肿

C. 颊间隙，颊瘘

D. 下颌支外后方，咬肌间隙感染

E. 下颌骨内侧，舌下、下颌下间隙感染

【答案】B

【解析】右下智齿发生急性冠周炎，若感染未得到控制，最先扩散的方向和导致的后果是磨牙后区，磨牙后区脓肿。故本题答案是 B。易误选 E。

（96 ～ 99 题共用备选答案）

A. 牙源性

B. 腺源性

C. 损伤性

D. 血源性

E. 医源性

96. 新生儿颌骨骨髓炎感染来源多为

97. 口腔颌面部感染的主要途径是

98. 边缘性颌骨骨髓炎感染来源多为

99. 儿童颌下间隙感染来源多为

【答案】D、A、A、B

【破题思路】

感染来源	感染途径
牙源性	牙源性途径是口腔颌面部感染的主要途径
腺源性	由面颈部淋巴结感染扩散而引起
损伤性	继发于损伤后的感染
血源性	机体其他部位的化脓性病灶通过血液循环形成的口腔颌面部化脓性病变
医源性	医务人员行局部麻醉、手术、穿刺等操作未严格遵守无菌技术造成的继发性感染

（100 ～ 103 题共用备选答案）

A. 婴儿颌骨骨髓炎

B. 亚急性颌骨骨髓炎

C. 放射性颌骨骨髓炎

D. 急性化脓性颌骨骨髓炎

E. 慢性颌骨骨髓炎

100. 由放射治疗引起的骨髓炎称为

101. 由急性冠周炎或根尖周炎等原因引起的骨髓炎称为

102. 哪种骨髓炎罕见发生于下颌骨

103. 哪种骨髓炎约占各类型颌骨骨髓炎的 90% 以上

【答案】C、D、A、D

【解析】由放射治疗引起的骨髓炎称为放射性颌骨骨髓炎。

化脓性颌骨骨髓炎可分为中央性颌骨骨髓炎和边缘性颌骨骨髓炎两类；中央性感染来源为牙周膜炎，根尖周炎；边缘性感染来源为下颌智齿冠周炎。

新生儿颌骨骨髓炎一般指发生在出生后 3 个月以内的化脓性中央性颌骨骨髓炎。因其主要来源为血源性，而上颌骨血运丰富，故新生儿颌骨骨髓炎主要发生在上颌骨，下颌骨极为罕见。

化脓性颌骨骨髓炎多发生于青壮年，一般以 16 ～ 30 岁发生率最高。男性多于女性，约为 2 : 1。化脓性颌骨骨髓炎约占各类型颌骨骨髓炎的 90% 以上。

婴儿颌骨骨髓炎	又称新生儿颌骨骨髓炎，常见血源性感染，多发生在上颌骨
亚急性颌骨骨髓炎	亚急性骨髓炎多是由于急性期治疗不充分或由低毒力细菌所引起的局限性骨感染。以起病隐匿，局部症状轻微，多无发热等全身症状为主要特征
放射性颌骨骨髓炎	来源为放射性，患者出现针刺样痛，死骨可外露呈黑褐色，死骨和周围骨组织界限不清
急性化脓性颌骨骨髓炎	化脓性颌骨骨髓炎是最常见的颌骨骨髓炎，约占各类型颌骨骨髓炎的90%以上，根据病变部位不同可分为中央性和边缘性颌骨骨髓炎
慢性颌骨骨髓炎	急性骨髓炎进入慢性期，X线表现可形成骨破坏或死骨，治疗常用清除死骨的方法

（104～108题共用备选答案）

A. 张口受限
B. 眶下区弥漫性水肿
C. 颌下三角区的红肿
D. 颌下、口底广泛水肿
E. 以下颌角为中心的红肿

104. 眶下间隙感染主要表现为
105. 口底蜂窝织炎主要表现为
106. 颌下间隙感染主要表现为
107. 翼下颌间隙感染主要表现为
108. 咬肌间隙感染肿胀区域主要为

【答案】B、D、C、A、E

【解析】

间隙	肿胀部位
眶下间隙	眶下区、内眦、口内前庭沟
咬肌间隙	下颌支、下颌角
翼下颌间隙	下颌升支后缘稍内侧轻度肿胀、翼下颌皱襞处黏膜水肿
颞下间隙	颧弓上、下及下颌支后方微肿
下颌下间隙	下颌下三角区肿胀，下颌骨下缘轮廓消失
颊间隙	颊部皮下或黏膜下的脓肿
颞间隙	颞部，颞浅——波动感，颞深——压痛、穿刺有脓
咽旁间隙	咽侧壁红肿、悬雍垂推向健侧
口底多间隙	双侧下颌下、舌下及颈部均有弥漫性肿胀

相关知识汇总

易引起开口受限的间隙	咬肌间隙、翼下颌间隙、颞下间隙、颞间隙、咽旁间隙
可由医源性感染引起	颞下间隙（上牙槽后神经阻滞麻醉引起） 翼下颌间隙（下牙槽神经阻滞麻醉引起） 眶下间隙（眶下神经阻滞麻醉引起）

（109～113题共用备选答案）

A. 以厌氧菌或腐败坏死性细菌为主引起的腐败坏死性口底蜂窝织炎
B. 结核性淋巴结炎发生液化后皮肤表面红、热现象及明显的压痛，但有波动感
C. 面部单一毛囊及其附件的急性化脓性炎症
D. 面部相邻多数毛囊及其附件同时发生的急性化脓性炎症
E. 梅毒性间质性角膜炎出现的角膜混浊，损害第Ⅷ对脑神经产生的神经性耳聋，Hutchinson牙称

109. 路德维希咽峡炎
110. 疖
111. 冷脓肿
112. 哈钦森三联征
113. 痈

【答案】A、C、B、E、D

【解析】

路德维希咽峡炎	口底多间隙出现以厌氧菌或腐败坏死性细菌为主引起的腐败坏死性感染，全身及局部反应严重，治疗时注意防止窒息和中毒性休克
疖	单个毛囊及其附件同时发生的急性化脓性炎症，危险三角区的疖易引起严重的颅内感染，主要致病菌是金黄色葡萄球菌
冷脓肿	结核发病部位皮肤无红热及明显压痛，扪之有波动感，此种液化现象称为冷脓肿
哈钦森三联征	梅毒性间质性角膜炎出现的角膜混浊，损害第Ⅷ对脑神经产生的神经性耳聋，Hutchinson 牙被称为先天梅毒的哈钦森三联征（Hutchinson triad）
痈	发生在相邻多个毛囊及其附件的急性化脓性炎症，危险三角区的痈易引起严重的颅内感染，主要致病菌是金黄色葡萄球菌

（114 ～ 115 题共用题干）

男，35 岁。右下后牙疼痛伴咬肌区肿胀、压痛，周围可触及波动感，体温 38.5℃，开口受限。

114. 一般不必进行的检查是

A. 穿刺　B. CT 检查　C. X 线片

D. 白细胞计数　E. 病灶牙检查

115. 应首先采取的治疗措施是

A. 输血　B. 外敷药物　C. 拔除病灶牙

D. 脓肿切开引流　E. 全身支持疗法

【答案】B、D

【解析】

根据题干可知该患者应考虑为感染，故一般不应先考虑 CT，114 题正确答案为 B。

切开引流的指征如下。

搏动性跳痛、波动感、穿刺有脓	经抗生素控制感染无效，出现全身中毒症状
儿童颌周蜂窝织炎，累及多间隙感染，出现呼吸困难及吞咽困难者	结核性淋巴结炎，全身抗结核治疗无效，皮肤发红已近自溃

（116 ～ 119 题共用题干）

男，35 岁。左下颌第三磨牙区疼痛 5 周，左侧咬肌区肿痛 4 周，切开见大量黄色黏稠脓液，X 线片可见左侧下颌角区骨质疏松。

116. 应考虑的诊断是

A. 牙周炎　B. 根尖周炎

C. 化脓性淋巴结炎　D. 翼下颌间隙感染

E. 左下颌骨边缘性骨髓炎

117. 最可能的感染细菌是

A. 链球菌　B. 铜绿假单胞菌

C. 大肠埃希菌　D. 混合细菌

E. 金黄色葡萄球菌

118. 手术切口选择为

A. 下颌骨下缘水平横行切口　B. 口内第三磨牙颊侧横行切口

C. 口内下颌支前缘处黏膜切口　D. 下颌支后缘 1.0cm 纵行切口

E. 下颌骨下缘下 2.0cm 横行切口

119. 手术应注意勿损伤的解剖结构是

A. 咬肌　B. 颈阔肌

C. 舌神经　D. 下牙槽神经

E. 面神经下颌缘支

【答案】E、E、E、E

【解析】根据题意"左侧咬肌区肿痛 4 周"，说明病变进入慢性期，"X 线片可见左侧下颌角区骨质疏松"说明咬肌间隙感染导致边缘性骨髓炎，根据题意"黄色黏稠脓液"可诊断为金黄色葡萄球菌感染。面神经下颌缘支位置在下颌骨下缘 0.3 ～ 1.4cm 之间。

【破题思路】金黄色葡萄球菌——黄色黏稠脓液。
链球菌——淡黄（淡红）稀薄脓液，有时由于溶血而呈褐色。
铜绿假单胞菌——翠绿色，稍黏稠，有酸臭味。
混合细菌——灰白或灰褐色脓液，有明显的腐败坏死臭味。

（120～121题共用备选答案）
A. 牙源性感染　B. 腺源性感染　C. 损伤性感染
D. 邻近间隙扩散　E. 血源性感染
120. 眶下间隙感染的首要感染来源应为
121. 颞下间隙感染的首要感染来源应为
【答案】A、D
【解析】眶下间隙感染来源：①上1234的根尖化脓性炎症或牙槽脓肿（主要）；②上颌骨骨髓炎；③上唇底部与鼻侧的化脓性炎症。
颞下间隙感染来源：①相邻间隙；②上颌结节、卵圆孔、圆孔阻滞麻醉时带入；③上颌磨牙的根尖周感染或拔牙后感染引起。
122. 唇痈的正确局部处理是
A. 挤出脓头　B. 切开引流　C. 药物湿敷
D. 贴拔毒膏药　E. 热敷、理疗
【答案】C
【解析】唇痈的正确局部处理是药物湿敷。促进早期病变局限、软化和穿破。故本题答案是C。

【破题思路】疖痈治疗汇总

禁忌	挤压、挑刺、热敷或用苯酚、硝酸银烧灼（防感染扩散） 痈切开脓肿后：切忌分离脓腔
治疗方法	疖：2%碘酊涂擦局部，保持清洁 痈：①高渗盐水或含抗生素的盐水纱布局部持续湿敷 ②伴有局部蜂窝织炎和面痈患者：应全身给予抗菌药物，注意脓头取脓，做细菌培养及药敏试验 ③脓肿已形成切开引流后：局部仍应以高渗盐水纱布持续湿敷，可收到良好的提脓效果（仍不能挤压） ④重症患者：全身支持疗法

123. 腐败坏死性感染，有产气性细菌存在的证据是
A. 局部表面呈紫红色　B. 弥漫性水肿无弹性　C. 触诊捻发音
D. 广泛的凹陷性水肿　E. 皮下大量坏死组织及脓液
【答案】C
【解析】有产气性细菌存在的证据是捻发音。故本题答案是C。
124. 冠周炎临床表现最明显的阻生牙类型是
A. 垂直位　B. 近中位　C. 额向位
D. 舌向位　E. 水平位
【答案】B
【解析】冠周炎临床表现最明显的阻生牙类型是近中位。故本题答案是B。
125. 颌骨骨髓炎X线检查有诊断价值一般在发病后
A. 1～3天　B. 4～9天　C. 2周
D. 1个月　E. 2个月
【答案】C
【解析】颌骨骨髓炎急性期时X线没有表现，一般在发病后2周，从急性期进入慢性期，此时X线才可出现相应的表现，故本题正确答案为C。
126. 射线对骨的损害表现如下，除了
A. 直接致骨细胞及成骨细胞变性坏死　B. 颌骨动脉内膜炎

C. 骨膜及骨内血管栓塞　　D. 骨的再生能力下降
E. 发生细菌性骨坏死
【答案】E
127. 冷脓肿是指
A. 口底蜂窝织炎　　B. 结核性淋巴结炎　　C. 化脓性淋巴结炎
D. 化脓性下颌下腺炎　　E. 颈部转移癌坏死
【答案】B
【解析】结核性感染形成的脓肿临床上无红、肿、热、痛的现象，又称寒性脓肿、冷脓肿。故本题正确答案为 B。

128. 患者，男，58 岁。5 天前开始出现下颌前部牙痛，急剧加重，因医疗条件有限，未予治疗。3 天前开始出现舌上抬，颈前部剧烈疼痛、肿胀，迅速蔓延至双侧颌下区，患者明显感到憋气，急诊求治。查体：患者端坐呼吸，双侧颈部肿胀明显，皮肤色暗红，可及捻发音。该患者的正确诊断是
A. 化脓性舌下腺炎　　B. 下颌下间隙感染　　C. 化脓性口底蜂窝织炎
D. 腐败坏死性口底蜂窝织炎　　E. 腐败坏死性牙龈炎
【答案】D
【解析】
腐败坏死性细菌引起的腐败坏死性口底蜂窝织炎（又称为路德维希咽峡炎），软组织副性水肿非常广泛，病程进展迅速，肿胀范围可上至面颊部，下至颈部锁骨水平，严重者可达胸前部。患者口底和舌体可出现水肿，舌体肿大抬高，前牙呈开𬌗状态，如肿胀向舌根、会厌或颈前发展，可出现呼吸困难，呼吸短促，口唇青紫发绀，甚至出现三凹症状，患者不能平卧，有窒息危险。局部皮肤颜色暗红，因肌肉坏死、皮下组织软化，挤压皮肤呈不易恢复的凹陷，有气体存在，可触及捻发感。

（129 ～ 131 题共用题干）
患者，男，35 岁。因 5 天来右下后牙肿痛，今日全身不适来就诊。查患者痛苦面容，右面颊部肿胀较明显。右下第一前磨牙远中颈部龋深穿髓，无探痛，Ⅲ度松动，叩痛（+++），龈红肿明显，移行沟变平。

129. 还应为患者做的检查如下，除了
A. 测体温　　B. 牙髓温度测验　　C. 查白细胞计数
D. X 线片检查　　E. 扪诊颌下淋巴结
【答案】A
【解析】根据患者症状，此时应该做牙髓温度测试。查白细胞，拍 X 线片，扪诊颌下淋巴结是否肿大，以明确诊断，了解病情程度。测体温意义不大。

130. 该患牙最可能的诊断为
A. 急性牙周脓肿　　B. 急性牙槽脓肿　　C. 急性间隙感染
D. 急性化脓性牙髓炎　　E. 急性颌骨骨髓炎
【答案】B
【解析】最可能的诊断是牙槽脓肿，根尖区牙龈肿痛伴面部肿胀，患牙松动，无探痛，移形沟变平，均支持该诊断。

131. 扪诊牙龈肿胀有波动感的方法是
A. 棉球口内扪诊　　B. 单指口内扪诊　　C. 二指口内扪诊
D. 二指口外扪诊　　E. 双手口外扪诊
【答案】B
【解析】牙龈肿胀波动感扪诊，单指口内扪诊，即从健康邻牙缓慢地向患牙移动。

132. 左下颌第三磨牙冠周炎并发面颊瘘的常见位置相当于左下颌
A. 第三磨牙　　B. 第二磨牙　　C. 第一磨牙
D. 第二前磨牙　　E. 第一前磨牙
【答案】C
【解析】智齿冠周炎常向磨牙后区扩散，形成骨膜下脓肿，脓肿向外穿破咬肌前缘与颊肌后缘间的薄弱处，沿下颌骨外斜线向前，在第一磨牙处破溃，形成面颊瘘。

133. 高压氧可用于治疗
A. 新生儿颅骨骨髓炎　　B. 放射性颌骨坏死　　C. 口底蜂窝织炎
D. 唇痈　　E. 结核

【答案】B

【解析】放射性骨坏死的治疗包括：全身治疗，镇痛、加强营养、高压氧、输血等；局部治疗，包括抗生素或双氧水冲洗病灶、去除已分离的死骨。

（134～136共用题干）

患者，女，40岁。右面部开口痛伴开口受限15天，右面部肿胀2天，无牙痛史，检查：右颧弓上方膨隆，中度压痛，开口度5mm。

134. 如需补充病史，应询问有无

A. 右下颌智齿反复肿胀史　B. 右上颌后牙拔牙史　C. 右上颌前牙治疗史

D. 关节响史　E. 进食肿胀史

【答案】B

【解析】颞下间隙感染在颧弓上下和下颌支后方有微肿，伴有不同程度的张口受限，与此患者症状相符，所以此患者为颞下间隙感染。颞下间隙感染来源于邻近间隙的感染，或者上颌结节、卵圆孔、圆孔阻滞麻醉时的代入感染，或由上颌磨牙的根周感染或拔牙后感染引起，所以问诊上颌后牙拔牙史最有必要，所以B正确。

135. 最适宜的诊断是

A. 急性化脓性颞下颌关节炎　B. 翼下颌间隙感染　C. 颞下间隙感染

D. 眶下间隙感染　E. 阻塞性腮腺炎

【答案】C

【解析】颞下间隙感染在颧弓上下和下颌支后方有微肿，伴有不同程度的张口受限，与此患者症状相符，所以选项C正确。

急性化脓性颞下颌关节炎有关节区红肿，压痛，患者不敢咬合，A错误。

翼下颌间隙感染发生翼下颌皱襞处的水肿，临床不易发现，B错误。

眶下间隙感染在眶下区可扪及波动感，D错误。

阻塞性腮腺炎可见腮腺肿大，导管口红肿，E错误。故此题选C。

136. 如病变进一步发展，可发生

A. 颅内感染　B. 下颌骨骨髓炎　C. 化脓性关节炎

D. 牙源性上颌窦炎　E. 颞下颌关节强直

【答案】A

【解析】颞下间隙感染可造成临近间隙的感染和海绵窦血栓性静脉炎，引起眼球运动障碍、头痛、恶心等颅内感染特点，A正确。

因为颞下间隙感染发生位置向上，不靠近下颌，不会引起下颌骨骨髓炎，B错误。

颞下间隙与颞下颌关节以及上颌窦没有交通，D错误。

颞下颌关节强直往往有外伤史，E错误。

137. 患者，女，35岁。左下颌智齿反复肿痛伴开口受限2月。抗感染治疗有效，但不能根治。检查见左咬肌区弥漫性肿胀，无波动感。应诊断为

A. 翼下颌间隙感染　B. 颞下间隙感染　C. 下颌支边缘性骨髓炎

D. 下颌骨硬化性骨髓炎　E. 下颌骨中央性颌骨骨髓炎

【答案】C

【解析】边缘性骨髓炎多见于青年人，好发于下颌骨，多由于下颌智齿冠周炎波及咬肌间隙而继发。急性期不易发现，常被颌周间隙感染症状所掩盖，因此常见为慢性期。临床可在下颌角区域腮腺咬肌区出现炎性浸润硬块、压痛、凹陷性水肿，并有张口受限。本题中根据患者为青年，结合病史，故选C。

翼下颌间隙感染：①先有牙痛史，继之出现张口受限，咀嚼、吞咽疼痛，下颌升支内侧深压痛；②翼下颌皱襞处黏膜水肿；③不易触到波动感（穿刺诊断）。颞下间隙感染：①颧弓上、下及下颌支后方微肿；②张口受限；③不易触到波动感（穿刺诊断）；④警惕海绵窦静脉炎。下颌骨中央性颌骨骨髓炎：病变部位多在颌骨体，可波及下颌升支。

（138～139题共用题干）

患者，男，18岁，右颌下区肿痛7天并加重2天，查体见：T 39℃，一般情况差，右颌下皮肤红，皮温高，压痛明显，触有波动感，肿胀无明显界限。舌下肉阜无红肿，导管口无溢脓，右下第一磨牙残根，叩痛（++），X线片见根尖周X线透射区。

138. 穿刺颌下区最可能抽出的液体是

A. 黄色黏稠脓液　B. 暗灰色稀薄脓液　C. 陈旧性血性液体

D. 黄色蛋清样液体　　E. 淡黄色清亮液体

【答案】A

【解析】根据题干中描述的临床表现可以推断出患者是由于牙源性感染扩散导致的颌下间隙感染，口腔颌面部感染最常见的是非特异性的化脓性感染，常见的致病菌是金黄色葡萄球菌、溶血性链球菌等。不同感染病原菌形成的脓液不同。

金黄色葡萄球菌感染的脓液呈黄色，黏稠无臭味。

链球菌脓液为淡黄色、稀薄，有时因出血而呈褐色。

大肠埃希菌脓液呈黄褐色，较稀薄有粪便味。

结核分枝杆菌形成的脓液稀薄、黄绿色，其中可有豆渣样干酪物。

139. 最可能的诊断为

A. 化脓性颌骨骨髓炎　　B. 结核性淋巴结炎　　C. 化脓性颌下腺炎

D. 恶性淋巴瘤　　E. 右颌下间隙感染

【答案】E

【解析】颌下间隙感染：①多数下颌下间隙感染是以下颌下淋巴结炎为其早期表现；②触及明显波动；③下颌下三角区肿胀，下颌骨下缘轮廓消失。

140. 颊间隙感染常见于

A. 上下颌磨牙　　B. 上下颌前磨牙　　C. 上下颌尖牙

D. 上下颌切牙　　E. A+B

【答案】A

【解析】颊间隙感染可来源于：①上、下颌磨牙的根尖周脓肿或牙槽脓肿穿破骨；②颊部皮肤损伤、颊黏膜溃疡继发感染；③颊、颌上淋巴结的炎症扩散。

141. 小儿大多数面颈部淋巴结炎感染来源是

A. 牙源性感染　　B. 口腔黏膜感染　　C. 颜面部皮肤损伤

D. 面部疖痈　　E. 上呼吸道感染及扁桃体炎

【答案】E

【解析】面颈部淋巴结炎感染来源主要是牙源性及口腔感染，也可来源于皮肤损伤、疖、痈等。小儿大多数面颈部淋巴结炎感染来源是上呼吸道感染及扁桃体炎。

（142～146题共用题干）

患者，女，45岁。右上尖牙咀嚼痛1周，伴右侧眶下区肿痛3天。查体见右眶下肿胀明显，右上尖牙龋坏，髓腔暴露，叩痛（+++），前庭沟肿胀，并有波动感。

142. 如患者2天前来就诊，对该患者的处理应该是

A. 开髓、拔髓、引流　　B. 穿刺　　C. 仅口服抗生素

D. 局部热敷　　E. 拔除患牙

【答案】A

【解析】根据临床表现可以判断患者是眶下间隙感染，治疗的核心目的是引流。

143. 如行切开引液，应选择

A. 眶下皮肤垂直切口　　B. 眶下皮肤横行切口

C. 前庭沟波动最明显处纵向切口　　D. 前庭沟波动最明显处横行切口

E. 拔除患牙，在牙槽窝中引流

【答案】D

【解析】低位引流原则常在口内上颌345区口腔前庭黏膜转折处做横行切口（橡皮引流条）。

144. 下列哪种不是智齿冠周炎局部检查的常见表现

A. 挤压龈袋可有脓液溢出　　B. 肿胀的龈瓣覆盖低位阻生齿

C. 严重者可以波及腭舌弓和咽侧壁　　D. 第二磨牙可受炎症激惹，但不会出现叩痛

E. 化脓性炎症局限后，可形成冠周脓肿

【答案】D

【解析】智齿冠周炎局部检查可见智齿萌出不全，智齿周围的软组织及牙龈发红，龈瓣边缘糜烂，可以从龈袋内挤压出脓液，病情严重者，炎症可以波及腭舌弓和咽后壁，化脓性炎症局限后，可以形成冠周脓肿，第二磨牙可受炎症激惹而出现叩痛。

145. 眶下间隙感染可以沿哪些静脉向颅内扩散

A. 面静脉 B. 内眦静脉 C. 眼静脉

D. 眶下静脉 E. A+B+C

【答案】E

【解析】眶下间隙感染向上可以向眶内直接扩散，形成眶内蜂窝织炎，亦可以沿面静脉、内眦静脉、眼静脉向颅内扩散，并引发海绵窦血栓性静脉炎。

146. 口底多间隙感染是指

A. 双侧下颌下、舌下间隙感染 B. 双侧下颌下、舌下和颏下间隙感染

C. 双侧下颌下、舌下和颊间隙感染 D. 双侧下颌下、舌下和咽旁间隙感染

E. 双侧下颌下、舌下和翼下颌间隙感染

【答案】B

【解析】口底多间隙感染又称口底蜂窝织炎，一般指双侧下颌下、舌下以及颏下等口底多间隙的广泛急性感染。

147. 下列哪种间隙感染为最常见的口腔颌面部感染之一

A. 翼下颌间隙 B. 咽旁间隙 C. 颞下间隙

D. 咬肌间隙 E. 舌下间隙

【答案】D

【解析】咬肌在下颌支及其角部附着宽广紧密，故潜在性咬肌间隙存在于下颌升支上段的外侧部位，借脂肪结缔组织与颊、颞下、翼下颌、颞间隙相连，故咬肌间隙感染是最常见的口腔颌面部感染之一。

148. 脓肿切开引流操作哪项是正确的

A. 最好选择在口外切开，有助于引流

B. 切口应注意勿损伤下颌缘支及颌外动脉、面前静脉等

C. 切口的位置选择在脓肿的高位，愈合后瘢痕隐蔽的位置

D. 切开至黏膜下或皮下，可锐性分离扩大创口

E. 颜面部危险三角区的脓肿切开后只能轻度挤压，以保证引流通畅

【答案】B

【解析】切口应注意勿损伤面神经下颌缘支及颌外动脉、面前静脉，故本题正确答案 B。

切口部位的选择：尽量选择口内切口，隐蔽或天然皱褶处，能选口内切口不选口外切口，在脓肿的最低处，故 A、C 选项错误。

脓肿切开后，应钝性分离脓腔，故 D 选项错误。

分离颜面部危险三角区的脓肿切开后切忌挤压，否则可以引起海绵窦血栓性静脉炎，故 E 选项错误。

149. 冠周炎发展形成冠周脓肿后，应怎样处理

A. 局部理疗 B. 拔除阻生齿 C. 局部冲洗上药

D. 局麻下切开引流 E. 大剂量抗生素治疗

【答案】D

【解析】智齿冠周炎的治疗以局部冲洗、上药为主，如若形成冠周脓肿，则应及时切开，并放置引流条。

150. 脓肿切开引流的指征不包括

A. 口腔颌面部急性化脓性炎症，同时出现明显的全身中毒症状者

B. 儿童颌周蜂窝织炎，炎症累及多间隙，出现呼吸困难及吞咽困难等

C. 皮肤表面发红，稍触痛，炎症范围较局限

D. 局部疼痛加重，呈搏动性跳痛，皮肤表面紧张、发红，呈凹陷性水肿

E. 结核性淋巴结炎，经局部及全身抗结核治疗无效，皮肤发红已近自溃的寒性脓肿

【答案】C

【解析】脓肿切开引流的指征为：①局部疼痛加重，并呈搏动性跳痛，炎症区皮肤发红、发亮，肿胀局限，压痛明显，有波动感形成；②深部脓肿可触及，或病变区有明显的压痛点及指压处有凹陷性水肿，穿刺抽出脓液者；③口底蜂窝织炎，尤其是腐败坏死性感染或小儿颌周蜂窝织炎，出现呼吸、吞咽困难；④脓肿已破溃，但是引流不畅；⑤结核性冷脓肿，保守治疗无效或行将破溃时，应予以切开引流。故本题正确答案 C。

151. 导致口腔颌面部间隙感染的腺源性感染一般指

A. 小唾液腺的感染 B. 三大唾液腺的感染 C. 淋巴结感染

D. 感染区淋巴结炎突破被膜引发的间隙感染 E. 皮脂腺感染

【答案】D

【解析】口腔颌面部间隙感染均为继发性感染。最常见为牙源性感染，如下颌第三磨牙周炎、根尖周炎、颌骨骨髓炎等；其次是腺源性感染，可由扁桃体炎、涎腺炎、颌面部淋巴结炎等扩散所致，在婴幼儿中多见。继发于外伤、面部疖痈、口腔溃疡和血源性感染者已少见。感染多为需氧和厌氧菌的混合感染。

152. 不宜在智齿冠周炎急性期进行的治疗是

A. 镇痛　B. 消炎　C. 建立引流

D. 去除病因　E. 对症治疗

【答案】D

【解析】待炎症控制后去除病因，即拔除患牙。任何疾病在急性期都不应该做任何处理，只能抗炎。

153. 痈的局部治疗宜采用

A. 热敷　B. 尽早切开引流　C. 硝酸银或苯酚烧灼

D. 高渗盐水纱布持续湿敷　E. 切开引流后尽早停止局部湿敷

【答案】D

【解析】痈的治疗。

① 早期：高渗盐水或含抗生素的盐水纱布局部持续湿敷，利于局限、软化和穿破。

② 伴有局部蜂窝织炎和面痈患者：应全身给抗菌药物，注意脓头取脓，做细菌培养及药敏试验。

③ 切开引流后：局部仍应以高渗盐水纱布持续湿敷，可收良好的提脓效果。

④ 重症患者：全身支持疗法。

154. 瘘孔中长期排脓，有时可排出死骨片的颌骨骨髓炎是

A. 新生儿颌骨骨髓炎　B. 中央性颌骨骨髓炎急性期　C. 中央性颌骨骨髓炎慢性期

D. 边缘性颌骨骨髓炎增生型　E. 边缘性颌骨骨髓炎溶解破坏型

【答案】C

【解析】颌骨骨髓炎常在发病后两周以后由急性期转为慢性期，并逐步进入死骨形成及分离的阶段，在口腔内及颌面部皮肤形成多个瘘孔，有时从瘘孔中排出死骨片。

155. 化脓性颌骨骨髓炎临床中下列哪项是正确的

A. 疼痛不明显　B. 多为血源性

C. 常形成广泛的骨质破坏　D. 常在发病 5 周后由急性期转为慢性期

E. 占各类颌骨骨髓炎的比例为 90% 以上

【答案】E

【解析】化脓性颌骨骨髓炎占各类型颌骨骨髓炎的 90% 以上，故本题正确答案为 E。

颌骨炎症疼痛明显，故 A 不正确。

化脓骨髓炎多为牙源性感染，故 B 不正确。

化脓性颌骨骨髓炎进入慢性期后可有死骨形成，但较少形成广泛的骨质破坏，故 C 不正确。

常在发病 2 周后由急性期转为慢性期，故 D 不正确。

156. 中央性与边缘性颌骨骨髓炎的鉴别点不正确的有

A. 感染来源：前者以牙周炎、根尖炎为主；后者以下颌智齿冠周炎为主

B. 感染途径：前者先破坏骨髓后破坏骨密质再形成骨膜下脓肿；后者先形成骨膜下脓肿

C. 病变范围：前者较为局限；后者多为弥散

D. 病变牙区：前者受累牙多松动；后者病源牙多无明显松动

E. 病变部位：前者多在颌骨体；后者多在下颌角及下颌支

【答案】C

【解析】就病变范围而言，中央性的颌骨骨髓炎可以是局限的，但多为弥漫型，而边缘性的颌骨骨髓炎多为局限的，弥散型少见。其余均为中央性和边缘性颌骨骨髓炎的基本鉴别点。

157. 不属于放射性颌骨骨髓炎临床特征性表现的是

A. 发病初期呈持续性针刺样剧痛，多数患者唾液分泌减少

B. 病程进展缓慢，有时数月到十余年后才出现症状

C. 继发感染后，骨面暴露并长期溢脓，经久不愈

D. 由于肌肉组织瘢痕化，使软组织僵硬，会出现明显的张口受限

E. 死骨与正常骨分界清楚，口腔颌面部软组织可形成洞穿性缺损畸形

【答案】E

【解析】放射治疗后颌骨破骨细胞与成骨细胞的再生能力低下，导致死骨分离的速度非常缓慢，因此，死骨与正常骨常常界限不清，故本题正确答案E。

发病初期呈持续性针刺样疼痛，故A说法正确。

放射性颌骨骨髓炎病程进展缓慢，往往在放射治疗后数月到十余年后才出现症状，故B说法正确。

由于放疗引起黏膜或皮肤溃疡，导致牙槽骨、颌骨骨面外露，继发感染后骨面暴露并长期溢脓，经久不愈，故C说法正确。

由于肌肉组织瘢痕化，使软组织僵硬，可出现明显的张口受限，故D说法正确。

158. 以下关于结核性颈淋巴结炎的叙述中不正确的是

A. 多见于儿童和青年，轻者仅有淋巴结肿大而无全身症状

B. 淋巴结较硬，可单个或多个成串或彼此粘连，与周围组织无粘连

C. 脓肿破溃后可形成经久不愈的瘘或窦

D. 可同时有肺、肾等器官的结核病变或病史

E. 皮肤表面常有红、热及明显压痛，扪之可有波动感

【答案】E

【解析】结核性淋巴结炎可因炎性浸润波及周围组织，晚期淋巴组织干酪样变性、液化，触及有波动感，表面皮肤无充血、发热与明显压痛，称为冷脓肿。冷脓肿破溃后形成经久不愈的瘘或窦。

159. 患者，女，23岁，因左侧后牙隐痛不适5天，张口受限，左侧面部肿胀2天就诊。查体：左侧下颌角处肿胀明显，局部压痛，皮温升高，波动感不显，牙关紧闭；口内左下颌第三磨牙初萌牙尖，牙冠大部分被牙龈覆盖，龈瓣充血水肿，可见脓液从龈瓣溢出。该患者最有可能的诊断是

A. 左下颌第三磨牙冠周炎　B. 左侧腮腺炎　C. 左下颌肿瘤继发感染

D. 左下颌边缘性骨髓炎　E. 左下颌第三磨牙冠周炎继发咬肌间隙感染

【答案】E

【解析】左下颌第三磨牙萌出障碍，造成智齿冠周炎，之后出现左侧下颌角处肿胀明显的咬肌间隙感染的临床表现，故选E。

160. 因智齿冠周炎引起的右侧升支外侧慢性边缘性颌骨骨髓炎，经消炎治疗后局部仍有肿胀，此时可行

A. 局部热敷　B. 拔除病灶牙，切开引流排脓　C. 根据药敏试验使用抗生素

D. 骨髓炎刮治术　E. 全身支持疗法如静脉补液等

【答案】D

【解析】慢性边缘性颌骨骨髓炎，受累区骨密质变软，仅有散在的浅表性死骨形成，故常用刮除方式清除。有死骨刮死骨，没死骨，刮除病理性肉芽组织。

161. 患者，女性，51岁，口底多间隙感染，主诉说话、进食、吞咽、呼吸困难，双侧舌下、颌下及颏下弥散性肿胀，并波及面颊及颈部，皮下可及捻发音及波动感，此时最佳处理是

A. 局部热敷　B. 穿刺抽脓　C. 加大抗生素剂量

D. 广泛切开引流　E. 局限性切开引流后放置引流条

【答案】D

【解析】口底多间隙感染，弥散性肿胀，且呼吸困难，主要是肿胀向舌根发展，从可触及捻发音及波动感可知为腐败坏死性口底蜂窝织炎，应在局麻下行广泛性切开引流。

162. 患者男性，35岁，4天前出现右上前牙持续性剧烈跳痛，昨日有所缓解，但自觉右侧下眼睑至鼻旁颧部肿胀明显，皮肤红、热，此时可诊断为

A. 上唇痈　B. 急性上颌窦炎　C. 眶下淋巴结炎

D. 眶下间隙感染　E. 上颌骨中央性颌骨骨髓炎

【答案】D

【解析】由部位及皮肤发红、热可知，该诊断为右上前牙引起的眶下间隙感染。

163. 某患者因智齿冠周脓肿引起右侧咬肌间隙脓肿，切开引流后流出大量灰白色稀薄腐臭脓液，此为何种感染所致

A. 变形链球菌　B. 大肠埃希菌　C. 结核分枝杆菌

D. 混合细菌感染　E. 金黄色葡萄球菌

【答案】D

【解析】脓液的性状因感染菌种不同而有差异。混合细菌感染一般为灰白色或灰褐色脓液，有明显的腐败坏死臭味。

164. 患者，男性，23岁，右下后牙肿痛一周，张口困难，进食吞咽时疼痛2天。检查：右下第三磨牙萌出不全，近中阻生，远中牙龈龈瓣红肿，翼下颌皱襞处黏膜水肿，下颌支后缘内侧有轻度肿胀，深压痛，中度张口受限（一横指）。可能的诊断是

A. 下颌第三磨牙急性冠周炎引起的颊间隙感染
B. 下颌第三磨牙急性冠周炎引起的舌下间隙感染
C. 下颌第三磨牙急性冠周炎引起的咽旁间隙感染
D. 下颌第三磨牙急性冠周炎引起的翼下颌间隙感染
E. 下颌第三磨牙急性冠周炎引起的下颌下间隙感染

【答案】D

【解析】右下第三磨牙萌出不全，近中阻生，远中牙龈龈瓣红肿，可知是下颌智齿冠周炎，而翼下颌皱襞处黏膜水肿，因此可能的诊断是由于下颌第三磨牙急性冠周炎引起的翼下颌间隙感染。

165. 患者，男性，41岁，右侧面部有瘘管，并排出浅黄色的黏稠脓液，患区皮肤呈紫红色，有不同程度的疼痛，确诊为放线菌病，此时何种治疗最佳

A. 高压氧加口服碘化钾　　B. 抗生素治疗，首选青霉素　　C. 抗生素治疗加免疫治疗
D. 脓肿形成后切开引流　　E. 病灶切除术

【答案】E

【解析】颌面部放线菌病的治疗有三种：第一，药物治疗，如抗生素治疗（首选青霉素）、碘剂、免疫疗法；第二，高压氧，杀菌抑菌消除窦道，防止骨组织感染与坏死；第三，手术治疗，当脓肿形成后应及时切开引流，有死骨形成时应刮除死骨或视病情行病灶切除术。因该患者已形成瘘管，则可以行病灶切除术。

（166～169题共用备选答案）

A. 口内翼下颌皱襞内侧做纵行切口　　B. 口内翼下颌皱襞内侧做横行切口
C. 下颌角下2cm绕下颌角做弧形切口　　D. 下颌骨下缘下1cm以内做平行切口
E. 下颌骨下缘下2cm做平行切口

166. 广泛颊间隙感染进入颊部脓腔的入口
167. 咬肌间隙脓肿切开引流应做哪种切口
168. 颌下间隙脓肿切开引流应该做哪种切口
169. 翼下颌间隙脓肿切开引流应该做哪种切口

【答案】E、C、E、C

第六单元　口腔颌面部创伤

1. 颏部软组织损伤时应注意什么部位的骨折

A. 下颌骨喙突　B. 下颌骨体部　C. 下颌骨升支部

D. 下颌骨髁突　E. 上颌骨牙槽突

【答案】D

【解析】颏部受到打击时，对冲力的作用，造成间接骨折的好发部位是髁突。

2. 下颌骨体部骨折颌间固定时间应为

A. 5 ～ 10 天　B. 2 ～ 3 周　C. 4 ～ 6 周

D. 7 ～ 8 周　E. 9 ～ 10 周

【答案】C

【解析】颌间固定的时间一般为下颌骨骨折 4 ～ 6 周，上颌骨骨折 3 ～ 4 周，髁突骨折 3 ～ 4 周。

3. 下颌角骨折后下唇麻木的原因是

A. 面神经损伤　B. 面部肿胀影响　C. 下牙槽神经损伤

D. 舌神经损伤　E. 颊面经损伤

【答案】C

【解析】下颌骨骨折的临床表现有：骨折段移位、咬合错乱、骨折段异常动度，由于疼痛和升颌肌群痉挛而张口受限。骨折处常可见牙龈撕裂，骨折时撕裂或牵拉常会损伤下牙槽神经导致下唇麻木。故选 C。

4. 下颌骨骨折达到临床愈合所需时间通常为

A. 1 ～ 2 周　B. 3 ～ 5 周　C. 6 ～ 8 周

D. 9 ～ 11 周　E. 12 ～ 14 周

【答案】C

【解析】临床愈合是指能够行使功能，下颌骨骨折的临床愈合时间一般为 6 ～ 8 周。骨折固定 4 ～ 6 周，骨密度进一步增加，5 ～ 6 个月后 X 线看不到骨折线，此时已达到组织学上的骨性愈合。故选 C。

5. 外伤昏迷患者准备转送，不应采用的措施是

A. 采取俯卧位　B. 采取侧卧位

C. 额部垫高　D. 随时观察伤情变化，防止窒息和休克发生

E. 疑有颈椎损伤的伤员，颈下应放置小枕，头部左右两侧用小枕固定

【答案】B

【解析】运送伤员时应注意保持呼吸道通畅，昏迷伤员可采用俯卧位，额部垫高，使其口鼻悬空，有利于唾液外流和防止舌后坠，运送途中随时观察伤情变化，防止窒息和休克发生，颈椎损伤的伤员，颈部应放置小枕。一般伤员可采取侧卧位或头偏向一侧。排除 A、C、D、E，故此题选择 B。

6. 一患者颏部被钝器打击后，出观双侧后牙早接触，前牙开骀，双侧颞下颌关节区肿胀疼痛，你认为是

A. 双侧颞下颌关节急性前脱位　B. 双侧髁突颈部骨折　C. 双侧升颌肌群痉挛

D. 双侧关节盘穿孔破裂　E. 双侧翼外肌痉挛

【答案】B

【解析】颞下颌关节脱位主要是过度张口引起，A 不正确。C、D、E 会出现张口受限，但是不会出现双侧后牙早接触、前牙开骀的情况，因此，结合患者受钝器打击史考虑患者为髁突颈部的间接性骨折。

7. 患者因外伤所致上颌骨骨折，骨折块向下移位，现场预防窒息的急救处理应是

A. 紧急从鼻腔气管插管，保持呼吸道通畅

B. 紧急气管切开

C. 复位上颌骨骨折块，利用压舌板等物做颅上颌固定

D. 使用兴奋剂

E. 维持患者于头低脚高位

【答案】C

【解析】根据题意上颌骨骨折，骨折块向下移位而引起窒息，此时解除窒息应悬吊下坠的上颌骨骨块，故 C 正确的。选项 A 适用于组织肿胀引起的呼吸困难，选项 B 是针对吸入性窒息的抢救，选项 D 对于阻塞呼吸道的现场处理无意义。选项 E 维持患者于头低脚高位是患者出现晕厥的急救处理措施。故选 C。

8. 下列哪个部位的骨折最易引起呼吸道阻塞

A. 颏部正中骨折　　B. 一侧颏孔区骨折　　C. 双侧颏孔区骨折

D. 下颌角部骨折　　E. 髁突骨折

【答案】C

【解析】双侧颏孔区骨折时下颌前部骨折段受下颌舌骨肌牵拉而移位，可使舌后坠，引起呼吸困难。

9. 颌面部创伤后抗休克治疗措施不包括

A. 安静、止痛　　B. 降低颅内压　　C. 维持血压

D. 补液　　E. 止血

【答案】B

【解析】创伤后抗休克治疗原则为安静、镇痛、止血、补液，药物恢复和维持血压，故 A、C、D、E 均为创伤性休克治疗原则，休克患者本身血压就呈下降趋势，治疗不能再降低颅内压了。本题正确答案 B。

10. 面部损伤后。组织水肿迅速发生。易影响呼吸道通畅。甚至引起窒息的部位中不包括

A. 口底　　B. 舌根　　C. 下颌下区

D. 颈部　　E. 颧上颌部

【答案】E

【解析】颧上颌部离呼吸道有一定的距离。

11. 面部软组织出血采用压迫止血时，可供压迫相应区域的知名动脉是

A. 舌动脉　　B. 面动脉　　C. 甲状腺上动脉

D. 颌内动脉　　E. 上下唇动脉

【答案】B

【解析】

① 用手指压迫出血部位供应动脉的近心端。

② 面部出血在咬肌止端前缘的下颌骨骨面上压迫面动脉。

③ 额颞部出血在耳屏前压迫颞浅动脉。

④ 颌面部大面积出血时在第 6 颈椎横突上压闭颈总动脉，时间一般不超过 5min，也禁止双侧同时压迫，否则会导致脑缺血。

12. 口腔颌面部挫伤形成较大血肿时，应进行以下哪一项处理

A. 尽早进行热敷，促进血肿吸收或消散

B. 尽早进行理疗，促进血肿吸收或消散

C. 早期切开，建立引流，应用抗菌药物控制感染

D. 无菌条件下，用粗针头将血液抽出，然后加压包扎，应用抗菌药物

E. 直接加压包扎，然后应用抗菌药物控制感染

【答案】D

【解析】挫伤的治疗主要是止血、止痛、预防感染、促进血肿吸收和恢复功能。血肿较大，可在无菌条件下，用粗针头将淤血抽出。故选 D。

血肿较大	无菌条件下，用粗针头将淤血抽出
已形成血肿者	24h 内冷敷，减轻肿胀，48h 后可用热敷，促进血肿吸收及消散
有感染	应予切开，清除脓液及腐败血凝块，建立引流

13. 单颌固定不具备的优点是

A. 可行使张、闭口运动　　B. 对进食、语言功能影响较小　　C. 固定坚实可靠

D. 便于保持口腔卫生　　E. 具有一定活动功能，有利于改善局部血液循环

【答案】C

【解析】单颌固定并不是坚实可靠的，坚实可靠的是坚强内固定，固定的首选。

14. 颧骨颧弓骨折后骨折块移位方向主要取决于

A. 骨折块上所附着咀嚼肌的牵引　　B. 致伤外力的方向和大小　　C. 骨折线的方向和倾斜度

D. 骨折的部位　　E. 重力的影响

【答案】B

【解析】颧骨颧弓骨折后骨折块移位方向主要取决于致伤外力的方向和大小，本题正确答案为 B。颧骨上附着的主要是表情肌，故其骨折后骨折段移位的方向不取决于咀嚼肌，故 A 不正确。C、D、E 也不符合题意。

15. 发生颧骨、颧弓骨折必须行手术复位的指征是
A. 颌面肿胀 B. 开口受限 C. 轻度复视
D. 眶下区麻木 E. 轻度面部畸形
【答案】B
【解析】颧骨颧弓骨折有面部塌陷畸形、张口受限、复视者为手术适应证。其中张口受限是最严重的临床表现。
16. 颧骨骨折复位的主要标准是
A. 开口活动无障碍 B. 闭口活动无障碍 C. 面部无畸形
D. 说话正常 E. 无复视
【答案】A
【解析】颧骨颧弓骨折重要的临床表现：张口受限。故恢复张口活动为复位的主要标准。
17. 下列颧骨颧弓骨折中，复位后不需固定的是
A. 颧骨体骨折向后下内移位，不伴有转位 B. 内转位颧骨体骨折
C. 颧弓骨折 D. 复杂性骨折
E. 颧骨、上颌骨骨折
【答案】C
【解析】颧骨颧弓骨折分类：一般可分为颧骨骨折、颧弓骨折、颧骨颧弓联合骨折。
Knight 和 North 分类：
Ⅰ型：颧骨无移位骨折。
Ⅱ型：单纯颧弓骨折。
Ⅲ型：颧骨体骨折向后内下移位，不伴转位。
Ⅳ型：向内转位的颧骨体骨折。
Ⅴ型：向外转位的颧骨体骨折。
Ⅵ型：颧骨体粉碎性骨折。
Ⅱ、Ⅴ型只复位不固定，Ⅲ、Ⅳ、Ⅵ复位并固定。
18. 双侧上颌骨横断骨折或颅颌分离的骨折常用
A. 单颌牙弓夹板固定 B. 切开复位，骨间固定 C. 带钩牙弓夹板颌间固定
D. 黏片颌间固定 E. 颅颌固定
【答案】E
【解析】上颌骨骨折固定为颅颌固定，故本题正确答案为 E。选项 A 单颌牙弓夹板固定，用于牙槽骨骨折或移位不大的线形骨折；选项 B 切开复位，骨间固定，一般用于复杂骨折的固定；选项 C、D 主要适用于下颌骨骨折，其中 D 可用于儿童的颌骨骨折的固定。
19. 易发生骨折的面骨为
A. 颧骨 B. 颧弓 C. 上颌骨
D. 下颌骨 E. 腭骨
【答案】D
【解析】下颌骨占据面下 1/3 及两侧面中 1/3 的一部分，位置突出，易遭受损伤而导致骨折发生率高。下颌骨易发生骨折的薄弱区：正中联合部、颏孔区、下颌角区及髁突颈部。
20. 下列下颌骨骨折的好发部位中，发生比率最低的是
A. 下颌体 B. 正中联合 C. 颏孔区
D. 下颌角 E. 髁突颈部
【答案】A
【解析】B、C、D、E 为下颌骨骨折的四个好发部位。
21. 颏部双发骨折时，下列何种描述是错误的
A. 正中骨折端多因降颌肌群的作用而向下后方移位
B. 双侧骨折段多向中线移位
C. 常发生下颌牙弓缩窄
D. 常发生呼吸困难和窒息，其主要原因是伴发的牙龈和口底软组织创伤引起口底血肿，进而导致舌后坠
E. 常引起咬合关系紊乱
【答案】D

【解析】引起窒息的原因是降颌肌群牵引正中骨折段向后下移动继发舌体的后坠。故选项D说法不正确，本题正确答案为D。

22. 在X线片上显示髁状突头部一小部分骨折，折断小骨块向前上内移位，称为

A. 一般规律类髁状突骨折　　B. 髁状突内弯移位类髁状突骨折　　C. 前脱帽类髁状突骨折

D. 髁状突骨折伴前脱位　　E. 髁状突嵌入颅中窝

【答案】C

【解析】骨折线在翼外肌附着上方，称脱帽骨折，也称囊内骨折。

23. 当出现双侧后牙早接触，前牙骀、对侧牙骀运动受限时表示

A. 颏部骨折　　B. 单侧髁状突骨折　　C. 双侧髁状突骨折

D. 颏孔区骨折　　E. 下颌角部骨折

【答案】C

【解析】髁突骨折

翼外肌附着下方	折断的髁突由于受翼外肌牵拉而向前、内移位
单侧髁突颈部	患侧下颌向外侧及后方移位，不能向对侧做侧向运动，骨折端后牙早接触，前牙及对侧牙可出现开骀
双侧髁突颈部骨折	下颌不能做前伸运动，下颌升支向后上移位 后牙早接触，前牙开骀更明显，侧向运动受限

24. 髁状突骨折患者应重视张口训练，其原因是

A. 防止关节内纤维增生，避免以后发生颞下颌关节强直

B. 使髁状突保持在功能位，促进髁状突复位

C. 使髁状突处于功能状态，促进骨折早期愈合

D. 张口时髁状突与下骨折段之间的距离增加，避免下颌支向上方移位引起颌骨畸形

E. 张口时髁状突所受应力较小，使骨折免受不良应力干扰

【答案】A

【解析】髁突骨折应早期进行张口训练以免发生颞下颌关节强直。

25. 下颌骨髁突颈部骨折与暴力造成的颞下颌关节急性前脱位区别点正确的是

A. 单侧髁突颈部骨折合中线偏向患侧　　B. 双侧髁突颈部骨折前牙呈开骀状态

C. 髁突颈部有压痛、皮下血肿　　D. X线片示髁突颈部有骨折线

E. 以上区别点均正确

【答案】E

【解析】颞下颌关节急性前脱位表现为颏部中线偏向健侧，单侧髁突颈部骨折合中线偏向患侧，故A选项正确；双侧髁突颈部骨折前牙呈开骀状态，双侧后牙早接触，双侧颞下颌关节脱位可出现前牙开骀，个别磨牙早接触，故B选项正确；髁状突骨折可出现压痛和皮下血肿，颞下颌关节脱位一般无皮下血肿，故选项C正确；髁突颈部骨折X线上可见骨折线，而关节脱位X线可见关节窝空虚，故D选项正确，本题正确答案为E。

26. 脑挫裂伤的基本治疗原则的重要环节是

A. 镇静　　B. 脱水　　C. 止血

D. 加强护理　　E. 防治感染

【答案】B

【解析】脑挫裂伤最常见表现为颅内压增高，应给予脱水治疗，故正确答案B。

27. 单侧下颌颏孔部垂直骨折，后段骨折片常向前上方移位并稍偏健侧是由于

A. 前段骨折片所附升颌肌群牵引　　B. 后段骨折片所附升颌肌群牵引

C. 前段骨折片所附降颌肌群牵引　　D. 后段骨折片所附降颌肌群牵引

E. 后段骨折片所附翼外肌牵引

【答案】B

【解析】后段骨折片受咬肌、翼内肌等升颌肌群的牵引，向上后内移位而出现后牙早接触，故本题正确答案为B，选项D不正确。选项A前段骨折片应附着的双侧肌肉且主要为降颌肌群，选项A不正确。选项C前段骨折段所附主要为降颌肌肉说法正确，但不符合题意，故选项C不正确。选项E后骨折段上有咬肌、颞肌、翼内肌、翼外肌的牵拉，而翼外肌牵拉髁突向前内移位，整个骨折段的移位主要是升颌肌群的牵拉向上前内移位，故选项E不正确。

28. 单侧颏孔部垂直下颌骨骨折，前段骨折片向下，后方移位并微偏患侧是由于
A. 患侧降颌肌群的牵引　　B. 健侧降颌肌群的牵引　　C. 双侧降颌肌群的牵引
D. 双侧开颌肌群的牵引　　E. 健侧升颌肌群的牵引
【答案】C
【解析】前段骨折片是指患侧近中段，受双侧肌力的牵拉，健侧降颌肌力的牵拉向下移位，并向中线移位也向患侧移位，故本题正确答案为 C。
29. 髁状突颈部骨折后髁状突常被拉向前内方是由于患侧
A. 颞肌的作用　　B. 咬肌的作用　　C. 翼内肌的作用
D. 翼外肌的作用　　E. 关节韧带的作用
【答案】D
【解析】髁状突颈部关节翼肌窝处附着翼外肌，其方向为前内，故髁状突骨折后髁突被翼外肌牵拉向前内移位，故本题正确答案为 D。
30. 描述上颌骨血供特点及临床意义哪项是错误的
A. 血运较下颌骨丰富　　B. 抗感染能力强　　C. 骨折愈合较下颌骨迅速
D. 具有单源性血供特点　　E. 外伤后出血较多
【答案】D
【解析】上颌骨血供丰富，故本题正确答案 D。
31. 最易并发颅脑损伤的颌骨骨折是
A. Lefort Ⅰ型骨折　　B. Lefort Ⅱ型骨折　　C. Lefort Ⅲ型骨折
D. 髁状突骨折　　E. 下颌骨正中骨折
【答案】C
【解析】Lefort Ⅲ型骨折为上颌骨高位骨折或颅面分离骨折，易伴有颅底骨折或颅脑损伤，出现耳、鼻出血或脑脊液漏。
32. 颌骨骨折伴发脑脊液鼻漏时不应
A. 应用抗生素　　B. 局部保持清洁　　C. 进行鼻腔冲洗，协助引流
D. 观察脑脊液量及色泽　　E. 脑脊液停止一定时间后处理颅骨骨折
【答案】C
【解析】颌骨骨折伴发脑脊液鼻漏禁忌进行鼻腔冲洗，协助引流易引发颅内感染。故本题正确选项为 C。选项 A、B、D、E 均正确。
33. 脑内压增高的治疗原则是
A. 镇静　　B. 脱水　　C. 止血
D. 镇痛　　E. 补液
【答案】B

【破题思路】上面两题可以共用思路

颅脑损伤	处理原则
脑脊液鼻漏或耳漏	禁止做耳道与鼻腔填塞与冲洗 预防性使用抗生素 如果超过 3 ～ 4 周持续不愈合——手术修补
脑水肿、颅内压增高	脱水治疗，常用 20% 甘露醇（呋塞米——速尿剂）

34. 唇、舌、耳、鼻及眼睑断裂伤，离体组织尚完好，应尽量将离体组织缝回原处，但一般不宜超过
A. 1h　　B. 2h　　C. 4h
D. 6h　　E. 8h
【答案】D
【解析】游离的组织一般不应离体超过 6h，超过 6h 组织不能再利用。本题正确答案 D。
35. 一颊颞部撕裂伤患者，现场有急救包的情况下，能够采用的止血方法是
A. 压迫止血　　B. 包扎止血　　C. 结扎止血
D. 填塞止血　　E. 缝扎止血

【答案】B

【解析】急救应根据现场条件。撕裂伤应进行包扎止血，故本题正确答案B；选项A压迫止血包括指压止血、包扎止血、填塞止血，故A不正确；选项C结扎止血适用于创口内活跃出血的血管断端出血；选项D填塞止血适用于开放性洞穿性创口；选项E适用于血液循环丰富而又不宜使用一般血管钳钳夹、结扎止血的组织。

36. 下列哪种口腔颌面部损伤需注射狂犬病疫苗

A. 擦伤　B. 挫伤　C. 刺割伤

D. 撕裂或撕脱伤　E. 咬伤

【答案】E

【解析】动物咬伤应注射狂犬病疫苗。

37. 以下关于口腔颌面部损伤伤员急救的叙述中，哪项是错误的

A. 防止窒息的关键在于及早发现和及时处理

B. 对颅脑损伤的患者，在抢救的同时，颌面部伤口可做简单包扎处理

C. 患者如有脑脊液鼻漏或耳漏，应及时做鼻腔或耳道填塞

D. 有条件时应尽早进行清创缝合术

E. 无条件时应尽早包扎创口

【答案】C

【解析】颌面部损伤常伴有鼻孔或外耳道脑脊液漏出，这表明前颅底或颅中窝有骨折，处理原则为禁忌做外耳道或鼻腔的填塞或冲洗以免引起颅内感染，故本题正确答案C。防止窒息的治疗原则为及早发现和及时处理，故排除A。在抢救颅脑伤的同时，颌面部伤可做简单包扎处理，昏迷的伤员严禁做颌间固定，故排除B。口腔颌面部损伤防治感染最重要的手段之一是尽早清创，有条件时应尽早行清创缝合术，一般应在6～8h内完成，故排除D。无条件时应将创口包扎，防止外界细菌继续感染，故排除E。

38. 下列哪个部位的骨折最易引起呼吸道阻塞

A. 颏部正中线状骨折　B. 一侧颏孔区骨折　C. 双侧颏孔区骨折

D. 下颌角部骨折　E. 髁状突骨折

【答案】C

【解析】双侧颏孔区骨折时，两侧后骨折段因升颌肌群的牵拉而向上前方移位，前骨折段则因降颌肌群的作用而向下后方移位，可致颏后缩或舌后坠而阻塞呼吸道，故本题选C。正中联合部骨折仅在出现两侧双发骨折或粉碎性骨折时才可出现舌后坠而导致呼吸道阻塞，而线性骨折并不会引发呼吸道阻塞，故A排除。一侧颏孔区骨折并不会引发舌后坠，故B排除。下颌角部骨折、髁突骨折均不会导致呼吸道阻塞，故排除D、E。

39. 颏部软组织损伤时最容易引起什么部位间接性骨折

A. 下颌骨颏突　B. 下颌骨体部　C. 下颌骨升支部

D. 下颌骨髁状突　E. 上颌骨牙槽突

【答案】D

【解析】颏部受到打击，会造成颏部软组织损伤，此时髁突颈部由于应力集中又薄弱，易形成间接骨折，故本题选D。

40. 颌面部创口初期缝合最宽时间为

A. 6h　B. 12h　C. 24h

D. 48h　E. 大于48h的创口，只要没有明显的化脓，清创后仍可做初期缝合

【答案】E

【解析】由于口腔颌面部血运丰富，组织再生能力强，即使在伤后24～48h以内，均可在清创后严密缝合。甚至可超过48h，只要创口没有明显化脓感染或组织坏死，在充分清创后仍可做严密缝合，故本题选E。

41. 上颌骨高位骨折出现脑脊液耳漏时，对下述哪类颅脑损伤具有诊断意义

A. 脑挫裂伤　B. 脑震荡　C. 硬膜外血肿

D. 颅前窝骨折　E. 颅中窝骨折

【答案】E

【解析】颅中窝骨折时，会出现脑脊液耳漏，本题选E；选项A脑挫裂伤表现为颅内压增高，意识障碍、头痛、呕吐等，故A不正确；选项B脑震荡表现为头疼、逆行性遗忘等，故B不正确；选项C硬膜外血肿表现为意识障碍、颅内压增高、恶心、呕吐等，故选项C不正确；选项D颅前窝骨折表现为脑脊液鼻漏，故D不正确。

42. 颏部正中粉碎性骨折造成窒息，首选的急救方法为

A. 环甲膜切开　　B. 气管切开　　C. 牵引舌体至口外

D. 吸氧　　E. 骨折复位

【答案】C

【解析】颏部正中粉碎性骨折时，由于口底降颌肌群的牵拉，使下颌骨前部向后下移位，引起舌后坠而发生阻塞性窒息，所以将后坠的舌牵引出口外即可，本题选 C。选项 A 环甲膜切开为临时措施，紧急情况下患者呼吸已停，可进行环甲膜切开术进行通气恢复；选项 B 气管切开吸入性窒息采用。

43. 上颌骨骨折发生骨移位的最佳复位时间为

A. 1 周之内　　B. 1 月之内　　C. 2 周之内

D. 2 月之内　　E. 骨折当时

【答案】E

【解析】颌骨骨折为避免骨折的错位愈合，应尽早进行骨折的精确复位，故本题应选 E。

44. 判断窒息最有力的依据是

A. 烦躁不安　　B. 呼吸急促

C. 锁骨上窝、胸骨上窝、肋间隙出现凹陷　　D. 出冷汗、脉搏加速

E. 血压下降

【答案】C

【解析】窒息的前驱症状为伤员的烦躁不安、出汗、口唇发绀、鼻翼扇动和呼吸困难。严重时在呼吸时出现"三凹"体征。如抢救不及时，随之发生脉搏减弱、加快、血压下降及瞳孔散大等危象以致死亡。判断窒息最有力的依据是出现"三凹征"，故本题选 C。

45. 上颌骨横断骨折时出现呼吸困难，应当立即采用筷子、压舌板等横放于下列哪一部位，将上颌骨向上提吊

A. 切牙　　B. 尖牙　　C. 前磨牙

D. 第一磨牙　　E. 第二磨牙

【答案】C

【解析】当上颌骨骨折后受重力作用骨折块下坠，可能引起呼吸道阻塞或导致误吸时，在现场可临时采用筷子、压舌板等物品横放于上颌双侧前磨牙位置，悬吊下坠上颌骨骨折块，并将两端固定于头部绷带上，故本题选 C。

46. 舌损伤缝合时下列哪项不符合要求

A. 尽量保持舌的长度　　B. 采用小针细线缝合　　C. 距创缘稍远进针

D. 最好加用褥式缝合　　E. 进针要深些

【答案】B

【解析】舌体组织较脆，活动度大，在缝合时应采用大针粗线，4 号以上缝线进行缝合，故选项 B 错误。舌组织有损伤时，缝合创口应尽量保持舌的长度，故 A 排除。舌组织较脆，活动度大，损伤后肿胀明显，缝合处易于撕裂，故进针距创缘要 >5mm，深度要深，最好加用褥式缝合，故排除 C、D、E。

47. 颌骨骨折最常见的重要临床体征是

A. 咬合错乱　　B. 张口受限　　C. 常伴有软组织损伤

D. 局部肿痛　　E. 流涎

【答案】A

【解析】颌骨骨折最常见的体征是咬合错乱，对颌骨骨折的诊断与治疗有重要意义，即使骨折段仅有轻度移位，也可出现咬合错乱而影响功能，故本题选 A。其他 B、C、D、E 均为颌骨骨折的表现，但不属于最重要临床表现。

48. 细菌进入创口多久尚未大量繁殖而易于清除

A. 6 ～ 12h 内　　B. 14h 内　　C. 20h 内

D. 24h 内　　E. 32h 内

【答案】A

【解析】当细菌在进入创口 6 ～ 12h 以内，多停留在损伤组织的表浅部位，且尚未大量繁殖，容易通过机械的冲洗予以清除，故本题选 A。

49. 上颌骨骨折诊断中最有决定意义的症状是

A. 鼻腔出血　　B. 数个牙齿折断或错位　　C. 面部肿胀

D. 上颌骨出现动度和错𬌗　　E. 脑震荡

【答案】D

【解析】颌骨骨折临床特征性临床表现为咬合紊乱、骨折段出现动度等，故本题正确答案D。鼻腔出血不一定发生上颌骨骨折，上颌骨骨折也不一定导致鼻腔出血，故A排除。数个牙齿折断或错位，可能是发生牙折或牙槽突骨折，并不具有诊断意义，故B排除。挫伤等也可表现为面部肿胀但不一定伴发上颌骨折，故C排除。脑震荡为颅脑损伤，故E排除。

50. 上前牙牙槽突骨折，应用

A. 单颌牙弓夹板结扎复位固定　B. 颌间结扎牵引复位固定　C. 颌间结扎固定

D. 颌间结扎加颅颌绷带复位固定　E. 骨间固定加牙弓夹板固定

【答案】A

【解析】单颌牙弓夹板固定适用于牙槽突骨折和移位不大的颏部线性骨折，故本题选A；颌间结扎固定适用于颌骨折固定，故B、C、D不正确；骨间固定是颌骨骨折治疗的首选方法，故E不正确。

51. 下颌骨骨折，骨折段移位的最主要影响因素是

A. 咀嚼肌的牵拉作用　B. 骨折部位　C. 骨折线走行方向

D. 骨折段是否有牙　E. 外力大小与方向

【答案】A

【解析】影响下颌骨骨折后骨折段移位的因素有：骨折的部位、外力的大小和方向、骨折线的方向和倾斜度、骨折段是否有牙以及附着肌肉的牵拉作用等，其中各咀嚼肌的牵拉作用是最主要的影响因素，故本题选A。

52. 牙折常发生于下述哪个区域

A. 下颌前牙区　B. 上颌前牙区　C. 尖牙

D. 前磨牙区　E. 磨牙区

【答案】B

【解析】上颌前牙位于牙弓的最前部，最易因外伤而折断或脱落，故本题选B。牙槽突骨折好发部位也是上颌前牙区。

53. 以下关于牙损伤的叙述中，哪项是错误的

A. 牙挫伤主要伤及牙周膜、牙髓和牙槽骨　B. 牙脱位的治疗以保存牙为原则

C. 轻度牙挫伤可不作特殊治疗　D. 牙脱位时可伴有牙龈撕裂或牙槽突骨折

E. 完全脱落牙若离体时间不长可行牙再植术

【答案】A

【解析】牙挫伤（牙震荡），受损部位为牙周膜和牙髓，不会损伤牙槽骨，故本题选A。保存患牙是治疗牙脱位的原则，故排除B。轻度牙挫伤可不作特殊处理，而是注意观察患牙状况，同时1～2周内应使患牙得到休息，可适当调𬌗减轻患牙负担，故排除C。牙脱位不论部分还是完全性者，均可伴有牙龈撕裂或牙槽突骨折，故D排除。如果脱位在2h以后再就诊者，后期牙根吸收率可达95%，再植预后差，故E排除。

54. 颌骨骨折的治愈标准是

A. 骨性愈合　B. 纤维性愈合　C. 骨折线上的牙齿不松动

D. 恢复原有咬合关系　E. 无感染发生

【答案】D

【解析】颌骨骨折的重要治愈标准是恢复原有的咬合关系，故本题选D。

55. 根据面神经下颌缘支的行径，颌下区的手术切口应

A. 低于下颌骨下缘0.5～1cm　B. 高于下颌骨下缘0.5cm左右　C. 低于下颌骨下缘1.5～2cm

D. 平齐下颌骨下缘　E. 低于下颌骨下缘2cm以下

【答案】C

【解析】面神经下颌缘支解剖位置一般在下颌骨下缘下方0.3～1.4cm处，临床上在行下颌下区切口时，为避免损伤下颌缘支，应在下颌骨下缘下方1.5～2cm处作切口，故本题选C。

56. 颞部外伤出血进行压迫止血的有效部位是

A. 耳屏前区　B. 颈动脉三角区　C. 颌外动脉走行区

D. 下颌角区　E. 咬肌前缘

【答案】A

【解析】颞部血供为颞浅动脉，当颞部出血时应压迫的动脉为颞浅动脉，压迫动脉止血应压迫近心端，该动脉在耳屏前位置较表浅，故压迫位置在耳屏前，本题正确答案为A。

【破题思路】

出血部位	压迫动脉	压迫部位
额颞部	颞浅动脉	耳屏前
面部	面动脉	咬肌前缘和下颌骨下缘交界处
头面部大面积出血	颈总动脉	第六颈椎横突

57. 男，25 岁。因口腔颌面部创伤致舌体裂伤，出血明显，口底肿胀，来院就诊，最有效合理的止血方法是

A. 注射止血针　　B. 指压患侧的颈总动脉　　C. 用纱布块填塞止血

D. 创口缝合止血　　E. 做颈外动脉结扎术

【答案】D

【解析】舌体是血液循环十分丰富的器官，裂伤后出血明显而且容易致口底肿胀或血肿造成上呼吸道梗阻，因此最佳处理是创口缝合止血，其余方法如注射止血针、用纱布块填塞止血、指压患侧颈总动脉、颈外动脉结扎术均不是最有效方法。

58. 双侧髁状突颈部骨折后出现明显移位伴开骀，首选合理的治疗方法是

A. 单颌固定 + 颅颌弹性绷带

B. 颌间固定 + 颅颌弹性绷带

C. 单纯颌间固定

D. 在双侧磨牙后区垫以 2 ～ 3mm 厚橡皮垫，再用颅颌弹性绷带进行牵引

E. 手术切开复位固定

【答案】E

59. 上颌骨骨折出现脑脊液鼻漏或耳漏时，下列哪种做法是错误的

A. 用消毒棉球填塞鼻腔和外耳道　　B. 姿势引流

C. 用磺胺嘧啶或氯霉素预防感染　　D. 耳鼻应该消毒并保持干净

E. 防止咳嗽和打喷嚏

【答案】A

【解析】前颅底或颅中窝骨折时，颌面伤常伴鼻孔或外耳道脑脊液漏出，处理原则是禁止做外耳道或鼻腔的填塞与冲洗，以免引发颅内感染，故本题选 A。

60. 影响下颌骨骨折段移位的因素不包括

A. 骨折部位　　B. 外力大小和方向

C. 骨折线方向和倾斜度　　D. 出血、软组织肿胀及颌骨本身的重量

E. 咀嚼肌牵引的力量

【答案】D

【解析】影响下颌骨骨折后骨折段移位的因素有：骨折的部位、外力的大小和方向、骨折线的方向和倾斜度、骨折段是否有牙以及附着肌肉的牵拉作用等，故本题选 D。

61. 动力加压板用于下颌骨骨折时应放置在

A. 牙槽骨上，但螺钉固定位置应注意避开牙根

B. 下颌骨中份，但螺钉固定位置应注意避开下牙槽神经管

C. 下颌骨下缘

D. 牙槽骨和下颌骨下缘同时放置，以克服下颌骨上缘的牵张力

E. 下颌骨上任何部位，但应注意避开牙根和下牙槽神经管

【答案】C

【解析】加压板固定主要用于下颌骨骨折，分为两种，一种称为动力加压板，另一种称为偏心动力加压板。动力加压板法接骨板的位置放在下颌骨下缘，故本题选 C。

62. 患者，女，35 岁。颌面外伤伴昏迷，经现场紧急处理后，准备转送医院进一步治疗。运送时患者正确的体位是

A. 俯卧位　　B. 侧卧位　　C. 仰卧位

D. 半卧位　　E. 随意体位

【答案】A

【解析】颌面外伤伴昏迷患者运送时，应该注意保持呼吸道通畅，昏迷的患者可采用俯卧位，额部垫高，使其口鼻悬空，有利于唾液外流和防止舌后坠，因此A正确。一般伤员可以采用侧卧或头偏向一侧，避免血凝块及分泌物堆积在口咽部。

63. 患者，女，45岁。骑车下坡时因制动失灵致颌面部创伤，伤后昏迷20min清醒，呕吐一次，伴头痛、烦躁等，伤后60min后再度昏迷。查：脉搏、呼吸缓慢，左侧瞳孔散大，左侧肌腱反应亢进。发生颅脑损伤的类型是

A. 脑震荡　B. 颅内血肿　C. 脑脊液漏
D. 颅底骨折　E. 脑挫裂伤

【答案】B

【解析】患者颌面部创伤后，有昏迷史，故主要考虑颅内组织的损伤。昏迷后一度清醒，随后又昏迷，伤侧瞳孔散大，对光反射消失，呼吸脉搏变慢是颅内血肿表现，与题干叙述情况基本吻合，故考虑是颅内出血，选B。

64. 患者，男，40岁。24h前颊部外伤，全层组织缺损约3.5cm×4cm。清创后适合的缝合方式是

A. 严密缝合口腔黏膜　B. 严密缝合颊部皮肤　C. 黏膜、肌、皮肤逐层缝合
D. 定向拉拢缝合　E. 将皮肤与黏膜缝合

【答案】E

【解析】颊部贯通伤根据组织缺损情况进行处理，根据题干，全层缺损较大应将创口处皮肤和黏膜对位缝合，故本题正确答案为E。

【破题思路】

无组织缺损或缺损较少者	口腔黏膜、肌和皮肤分层缝合
口腔黏膜无缺损或缺损较少而皮肤缺损较多者	密缝合口腔黏膜，关闭穿通创口。皮肤缺损应立即行植皮，如遗留缺损，以后再行整复治疗
较大的面颊部全层洞穿型缺损	口腔黏膜与皮肤相对缝合，消灭创面

65. 患者，男，18岁。与他人相撞致上前牙外伤。检查发现右上1位置低于咬合面，牙冠缩短，松动，牙龈有少许撕裂。牙外伤的诊断是

A. 牙挫伤　B. 牙脱位　C. 冠折
D. 根折　E. 冠根折

【答案】B

【解析】牙损伤分为牙挫伤、牙脱位和牙折三类。牙脱位是由于较严重的暴力撞击所致，其中包括移位、半脱位和嵌入深部。该患者是上前牙位置低于咬合面，牙冠缩短，说明此牙向牙槽窝深部嵌入，故应诊断部分脱位中的嵌入性脱位，故选B。选项A牙挫伤，牙周膜和牙髓受损，表现为咬合不适，温度刺激敏感。选项C、D、E均不符合题意。

66. 患者，女，29岁。交通事故致颌面部闭合性损伤合并颅脑损伤，已发生吸入性窒息，应采取的抢救措施是

A. 消除口鼻腔分泌物　B. 牵扯舌体向前　C. 悬吊上颌骨折块
D. 插入通气导管　E. 气管切开

【答案】E

【解析】吸入性窒息立急救措施即为手术切开气管，故选E。

选项A：喉头阻塞时处理为及早清除口、鼻腔及咽喉部异物，故A不正确。

选项B：舌后坠处理方式为将后坠的舌牵出，属于阻塞性窒息，故B不正确。

选项C：悬吊下坠的上颌骨折块，属于阻塞性窒息，故C不正确。

选项D：插入通气导管保持呼吸道通畅，适用于阻塞性窒息中的咽部或舌根肿胀压迫呼吸道者，故D不正确。

67. 患者，男，27岁。因伤致面中部损伤，昏迷半小时。除面中部开放性骨折表现以外，有血及脑脊液自鼻、耳流出。现神志清楚，逆行性遗忘，神经系统检查未见异常。病理反射阴性。若患者烦躁不安，使用的药物中禁忌的是

A. 地西泮　B. 苯巴比妥钠　C. 咪达唑仑
D. 吗啡　E. 安痛定

【答案】D

【解析】吗啡会抑制呼吸，还有缩瞳的作用，影响对患者生命体征的判断。颅脑损伤的患者镇静禁用。

68. 患者，男，18 岁。被他人拳击伤及左颧部，肿胀及疼痛明显，面部皮肤是青紫色。无张口受限，X 线片未见骨折征象。此种损伤属于

A. 复合性损伤　　B. 擦伤　　C. 挫伤

D. 撕裂伤　　E. 撕脱伤

【答案】C

【解析】挫伤是肌体受钝器撞击或跌落，皮下和深部组织遭受瞬间冲击、挤压，造成皮下组织水肿、血肿的闭合性损伤。X 线片未见骨折征象，排除骨折，所以 C 正确，故选 C。

（69 ～ 70 题共用备选答案）

A. 颌内动脉　　B. 颌外动脉　　C. 颞浅动脉

D. 颈总动脉　　E. 唇动脉

69. 额部出血时可以压迫

70. 头面部广泛严重出血可暂时压迫

【答案】C、D

【解析】根据血管的部位确定答案。

71. 患者，女，33 岁。上颌前部被硬物撞击，经 X 线片检查证实为上颌前部的牙槽突骨折伴牙龈撕裂伤。该患者不必进行的处理是

A. 缝合牙龈创口　　B. 局麻下将牙槽突及牙复位　　C. 单颌结扎固定

D. 有早接触时调磨对颌牙　　E 颌间结扎

【答案】E

【解析】牙槽突骨折或移位不大的线性骨折应采用单颌固定，没有必要采取颌间结扎，颌间固定适用于下颌骨骨折，常用的方法是在上下颌牙齿安置带钩牙弓夹板颌间固定，使颌骨保持在正常咬合关系的位置上。缺点是伤员不能张口进食，也不易保持口腔清洁卫生，故本题正确答案 E。

72. 患者，男，24 岁。被钝器击打颈部，伤处有明显的皮下淤血和血肿，但未见开放创口。其确切的诊断是

A. 钝器伤　　B. 挫伤　　C. 挫裂伤

D. 擦伤　　E. 撕脱伤

【答案】B

【解析】挫伤是由钝性物体直接作用于人体软组织而发生皮下损伤无开放性创口的闭合性损伤，本题正确选项 B。

选项 A：钝器伤为被钝器击打等出现的损伤，故 A 选项不正确。

选项 C：挫裂伤既有皮下组织的损伤又有开放性创口，故 C 选项不正确。

选项 D：擦伤是指与粗糙物体摩擦，造成表皮或真皮浅层的破坏，故 D 不正确。

选项 E：皮肤撕脱伤是由于车轮或机器传动带等产生的外力作用，致皮肤和皮下组织从深筋膜深面或浅面强行剥脱，同时伴有不同程度的软组织碾锉损伤。

73. 不属于窒息前驱症状的是

A. 烦躁不安，出汗　　B. 脉搏慢而弱　　C.“三凹”体征

D. 口唇发绀　　E. 鼻翼扇动

【答案】B

74. 缝合舌组织创伤的方法中，错误的是

A. 使用较粗缝线缝合　　B. 尽量保持舌的纵长度　　C. 边距要大，缝得要深

D. 可将舌尖向后折转缝合　　E. 创伤累及相邻组织时，应分别缝合

【答案】D

【解析】舌损伤处理原则：尽量保持舌的长度，将创口按前后纵行方向缝合。

如舌的侧面与邻近牙龈或舌的腹面与口底黏膜都有创面时，应分别缝合各部的创口，不能封闭所有的创面时，应先缝合舌的创口，以免日后发生粘连，影响舌活动。缝合方法：较粗的丝线（4 号以上缝线），最好加用褥式缝合。D 选项会使舌的长度变短，故正确答案 D。

75. 符合颌面部闭合性损伤特点的是

A. 出血量较多　　B. 深层组织易发生感染　　C. 常有瘀斑和血肿形成

D. 可能有较多的异物存留　　E. 因组织缺损导致面部畸形

【答案】C

【解析】挫伤特征：无开放创口，皮下及深部组织遭受力的挤压而伤，损伤处小血管和淋巴管破裂，组织内渗血而形成瘀斑，甚至发生血肿，故选项C正确，选项B、D、E错误；无开放性创口，皮下有出血，故A不正确。

76. 患者颏部被钝器打击后，出现双侧后牙早接触，前牙开骀，双侧颞下颌关节区肿胀疼痛，你认为是

A. 双侧颞下颌关节急性前脱位　B. 双侧髁突颈部骨折　C. 双侧升颌肌群痉挛

D. 双侧关节盘穿孔破裂　E. 双侧翼外肌痉挛

【答案】B

【解析】患者有受钝器打击史，考虑患者为髁突颈部的间接性骨折，双侧髁突骨折，表现为下颌不能做前伸运动，由于升颌肌群的牵拉，下颌支向后上移位，导致后牙早接触、前牙开骀明显，故选B。颞下颌关节脱位表现为张口过大，面颊部变狭长，不会出现引起关节区肿胀疼痛，故A不正确。C、D、E均会出现张口受限，但是这三者均不会出现双侧后牙早接触、前牙开骀的情况。

77. 颌面部外伤清创时下述哪项是错误的

A. 尽量保留软组织

B. 除确已坏死的组织外，一般仅将创缘略加修整即可

C. 唇、鼻、眼睑等重要部位的撕裂伤，组织大部分游离，即使没有感染也应去除

D. 应注意探查有无面神经损伤

E. 应注意探查有无骨折发生

【答案】C

【解析】因颌面部血运丰富，故颌面外伤清创时应尽可能保留受伤的组织。除已坏死的组织外，只要没有感染或坏死，也应尽量保留，争取伤后时间不超过6h缝回原位，而非去除，已坏死的组织一般仅将创缘略加修整即可，故本题正确答案C，选项A、B说法正确；清创时应注意探察有无面神经损伤、缺损、腮腺导管损伤以及有无骨折发生等，故D、E选项说法正确。

78. 颌骨骨折独具的特点是常伴有

A. 颅脑损伤　B. 水肿反应明显　C. 咬合关系错乱

D. 呼吸道阻塞　E. 骨创感染

【答案】C

79. 对髁突骨折移位不明显的病例宜采用

A. 颌间结扎　B. 颅颌弹性绷带固定　C. 切开复位内固定术

D. 髁突摘除术　E. 随访观察

【答案】A

【解析】颌间结扎适用于髁突骨折移位不明显的病例。一般保持颌间牵引固定3～4周。故本题答案是A。

80. 关于下颌骨多发性骨折的X线诊断，最好的投照位置是

A. 下颌骨后前位　B. 下颌骨斜侧位　C. 下颌咬合片

D. 曲面断层片　E. 下颌支切线位

【答案】D

【解析】曲面断层片可以较好地观察下颌骨多发性骨折。故本题答案是D。

选项A：下颌骨后前位片用于对比两侧下颌升支。

选项B：下颌骨侧斜位片又称为下颌骨侧位片，用于检查下颌骨体部、升支及髁突的病变。

选项C：下颌前部骀片用于观察下颌颏部有无骨折及炎症、肿瘤等病变引起的骨质变化。下颌横断片骀用于：①下颌骨体部颊、舌侧密质骨有无膨胀、增生及破坏，②异物及阻生牙定位，③下颌骨骨折时颊舌向移位情况，④下颌下腺导管阳性涎石。

选项E：下颌支切线位用于检查下颌升支外侧骨密质骨膨出、增生及破坏情况，下颌骨边缘性骨髓炎时常需拍此片。

81. 颌面创伤清创术中，异物必须摘除的情况是

A. 创口有急性炎症　B. 异物位于大血管旁　C. 深部异物

D. 异物与伤情无关　E. 定位不准确

【答案】C

【解析】颌面创伤清创术中，异物必须摘除的情况是深部异物。其他几种情况下，异物可暂不摘除。故本题答案是C。

82. 颈部损伤一般不发生

A. 颈部血肿　　B. 乳糜瘘　　C. 高位截瘫

D. 颈椎损伤　　E. 气管移位

【答案】B

【解析】颈部损伤一般不发生乳糜瘘。其他几项在颈部损伤时都有可能发生。故本题答案是B。

83. 口腔颌面部损伤的“二次弹片伤”是指

A. 多于2块的弹片损伤口腔颌面部　　B. 颌面损伤伴牙损伤，折断的牙碎片向邻近组织内飞散

C. 口腔颌面部受到2次弹片打击所造成的损伤　　D. 弹片损伤涉及2个部位

E. 骨折致牙列变形、咬合错乱、面部畸形

【答案】B

【解析】口腔颌面部损伤的“二次弹片伤”是指颌面损伤伴牙损伤，折断的牙碎片向邻近组织内飞散。二次弹片伤是外伤时对牙齿的不利一面。故本题答案是B。

84. 面部伤后，伤口愈合快、抗感染能力强的原因是

A. 血液供应丰富　　B. 肌活动频繁　　C. 伤口暴露，容易清洁

D. 咀嚼运动的促进　　E. 淋巴丰富

【答案】A

【解析】口腔颌面部损伤后，血液供应丰富是伤口愈合快、抗感染能力强的原因。故本题答案是A。

85. 脑脊液耳漏多见于

A. Le Fort Ⅰ型骨折　　B. Le Fort Ⅱ型骨折　　C. Le Fort Ⅲ型骨折

D. 颧骨骨折　　E. 颧弓骨折

【答案】C

【解析】Le Fort Ⅲ型骨折常伴有颅底骨折和颅脑损伤。Ⅱ型和Ⅲ型都会有脑脊液鼻漏，Ⅲ型还会出现耳漏。故本题答案是C。

【破题思路】

Le Fort Ⅰ型骨折（低位骨折或水平骨折）	从梨状孔水平、牙槽突上方向两侧水平延伸至上颌翼突缝
Le Fort Ⅱ型骨折（中位骨折或锥形骨折）	自鼻额缝向两侧横过鼻梁、眶内侧壁、眶底、颧上颌缝，再沿上颌骨侧壁至翼突。脑脊液鼻漏（位于眶底）
Le Fort Ⅲ型骨折（高位骨折或颅面分离骨折）	骨折线自鼻额缝向两侧横过鼻梁、眶部，经颧额缝向后达翼突，脑脊液耳漏或鼻漏（位于眶部）

86. 头皮冠状切口复位固定法最适用于

A. 上颌骨多发陈旧骨折　　B. 鼻眶颧区多发陈旧骨折　　C. 单纯颧弓骨折

D. 颧额缝骨折　　E. 眶下缘骨折

【答案】B

【解析】头皮冠状切口复位固定法最适用于鼻眶颧区多发陈旧骨折。此切口显露充分，便于直视下操作。故本题答案是B。

87. 男，18岁。打篮球时被他人撞击颏部，不能咬合。外院诊断为“左颞下颌关节脱位”转来复位。检查：颏点、牙中线偏右，前牙开𬌗，右侧后牙接触，位置后移。右耳前区肿胀，压痛明显。该患者的诊断是

A. 左髁突前脱位　　B. 左髁突侧方脱位　　C. 双侧髁突前脱位

D. 双侧髁突侧方脱位　　E. 右侧髁突骨折

【答案】E

【解析】关节脱位时不会有咬合接触。该患者出现单侧后牙早接触，说明是该侧骨折。故本题答案是E。

88. 男，25岁。车祸伤4h，临床检查初步诊断为上颌骨骨折，X线检查最好拍摄

A. 头颅正位片　　B. 全口曲面断层片　　C. 华特位片

D. 头颅侧位片　　E. 颅底片

【答案】C

【解析】华特位（鼻颏位）适用于上颌骨骨折。故本题答案是C。易误选B。

89. 男，32 岁。因车祸伤导致口腔颌面部多处破裂伤伴下颌骨多发性骨折，急诊来院时出现神志不清、口唇发绀及“三凹征”。紧急处理方法是

A. 吸氧　　B. 清创缝合　　C. 骨折复位、固定
D. 紧急气管切开术　　E. 口对口人工呼吸

【答案】D

【解析】患者已经出现窒息体征，应立即进行气管切开，解除窒息。故本题答案是 D。

90. 男，50 岁。上颌骨 Le Fort Ⅱ型骨折 2 天，无牙颌，全口义齿修复，应首选的固定方法是

A. 切开复位内固定　　B. 石膏绷带　　C. 颌间结扎 + 颅下颌绷带
D. 用上颌义齿行颅上颌固定　　E. 用全口义齿行颅下颌固定

【答案】D

【解析】无牙颌患者上颌骨 Le Fort Ⅱ型骨折时，可利用上颌义齿行颅上颌固定。故本题答案是 D。选项 A：切开复位内固定一般适用于粉碎性骨折、开放性骨折。选项 B、C 适用于颌骨骨折固定；选项 E 不符合题意。

91. 男，26 岁。1 年前因车祸致右髁突骨折，行保守治疗，3 个月后即出现进行性的开口受限，半年前开口仅有 5mm，现因开口困难前来就诊。针对其可选用的最恰当的治疗为

A. 局部封闭　　B. 开口练习　　C. 理疗
D. 关节镜手术　　E. 开放手术

【答案】E

【解析】该患者开口受限的原因是髁突骨折造成的颞下颌关节真性强直。颞下颌关节强直分为真性关节强直和假性关节强直两类。前者是由关节内纤维性或骨性粘连引起，也称关节内强直，后者是因软组织损伤产生的瘢痕限制下颌运动造成的，也称颌间挛缩。颞下颌关节真性强直需开放手术治疗。

【破题思路】

局部封闭	翼外肌亢进、痉挛
开口训练	颞下颌关节强直术后、髁状突骨折术后
理疗	翼外肌亢进、痉挛、咀嚼肌群痉挛
关节镜	关节盘穿孔
开放手术	颞下颌关节内强直

（92 ～ 94 题共用题干）

男，5 岁。进食时不慎跌倒，筷子戳破腭部 2h。急诊检查见软腭有一约 15cm 长创口，为贯穿伤。患儿清醒，检查不合作。

92. 该患儿的处理应是

A. 不需特殊处理　　B. 患儿合作时应予缝合　　C. 局麻下缝合
D. 表面麻醉下缝合　　E. 全麻下缝合

【答案】E

【解析】口腔颌面部损伤的清创和早期处理，腭部的贯穿伤，需要进行缝合，恢复结构和功能的完整性，孩子年龄比较小，不能正常配合，所以麻醉方法常选全麻，故选 E。

93. 如同时存在硬腭组织缺损，创口较大，此时的局部处理为

A. 应拉拢缝合，尽量缩小创面
B. 在硬腭两侧做松弛切口，然后缝合创面
C. 因患儿年龄小，组织再生能力强，可任其自行愈合
D. 由患儿家属决定是否行手术缝合
E. 堵塞碘纱保护创面即可

【答案】B

【解析】腭部缝合时，张力过大，缝合时需减张，做松弛切口，故此题正确选项为 B。硬腭有组织缺损且创口较大时，若强行拉拢缝合，会导致张力过大，创口容易裂开，排除 A；自行愈合肯定会形成漏口不可取，排除 C；同样，E 也可排除。

94. 如进行缝合，应缝合

A. 鼻侧黏膜、肌层、口腔侧黏膜　　B. 肌层、口腔侧黏膜
C. 口腔侧黏膜　　D. 鼻侧黏膜、口腔侧黏膜
E. 全层贯穿缝合

【答案】A

【解析】由于软腭全层贯穿，口腔和鼻腔相通，故缝合时应逐层缝合，便于创口的愈合、结构功能的恢复，只缝合口腔侧黏膜、肌层、鼻侧黏膜都是不可取的，全层贯穿缝合不利于功能的复原，排除 E；故选 A。

（95 ～ 98 题共用题干）

男，21 岁。在某施工工地干活时不慎绊倒，造成右颊部贯通伤，出血较多。

95. 此类创伤的治疗原则是

A. 止血止痛　　B. 抗感染及全身支持疗法
C. 清创缝合时避免神经、血管损伤　　D. 减少畸形、恢复面型
E. 尽量关闭创口，消灭创面

【答案】E

【解析】关闭创口和消灭创面是颊部贯通伤的治疗原则。清创术是预防创口感染和促进组织愈合的基本方法。故此题选择 E。

96. 如果没有组织缺损或缺损较少，应采取的措施是

A. 清创后将口腔黏膜、肌肉和皮肤分层缝合
B. 清创后将口腔黏膜与皮肤相对缝合，消灭创面
C. 清创后严密缝合皮肤与肌层，黏膜侧放引流物
D. 清创后皮瓣转移，修复创口
E. 清创时用带蒂皮瓣、游离皮瓣及植皮术行双层修复

【答案】A

【解析】颊部贯通伤，若无组织缺损或缺损较少者，可清创后将口腔黏膜、肌肉和皮肤分层缝合。故此题选择 A。

97. 如果口腔黏膜无缺损，而皮肤缺损较多，应采取的措施是

A. 口腔黏膜与皮肤相对缝合，消灭创面　　B. 严密缝合口腔黏膜，皮肤缺损行皮瓣转移或游离植皮
C. 严密缝合口腔黏膜，设法拉拢缝合皮肤层　　D. 严密缝合口腔黏膜，皮肤缺损处覆盖敷料，加压包扎
E. 将口腔黏膜、肌肉和皮肤分层缝合

【答案】B

【解析】颊部贯通伤，若口腔黏膜无缺损，而皮肤缺损较大者，应严密缝合口腔创口，隔绝与口腔相通。颊部皮肤缺损应立即行皮瓣转移或游离皮瓣修复，做定向拉拢缝合，遗留的缺损待后期修复。故此题选择 B。

98. 如果缺损为全层洞穿型，应采取的措施是

A. 设法拉拢缝合，畸形后期整复
B. 拉拢缝合口腔黏膜，皮肤缺损行皮瓣转移或游离植皮
C. 设法拉拢缝合皮肤层及肌层，关闭创口
D. 将创缘的口腔黏膜与皮肤相对缝合，消灭创面
E. 将口腔黏膜、肌肉和皮肤分层缝合

【答案】D

【解析】较大的面颊部全层洞穿型缺损，可直接将创缘的口腔黏膜与皮肤相对缝合，消灭创面，遗留的洞穿缺损待后期进行修复，故此题选择 D。选项 A 及选项 C 只适用于无组织缺损或缺损较少者；选项 B 适用于口腔黏膜无缺损或缺损较少而皮肤缺损较大者。选项 E 将口腔黏膜、肌肉和皮肤分层缝合适用于无组织缺损者。

（99 ～ 102 题共用题干）

女，32 岁。不慎被机器将长发辫卷入造成大块头皮撕脱。

99. 关于其创面的描述不正确的是

A. 出血较多，疼痛剧烈易发生休克　　B. 创缘整齐，有明显的出血点
C. 皮下组织及肌肉均有挫伤　　D. 颅骨暴露
E. 部分耳郭、眉毛连同上眼睑同时撕脱

100. 最恰当的救治步骤是

A. 及时清创，复位缝合　　B. 补液、抗感染　　C. 止痛药物
D. 创口敷料覆盖加压包扎　　E. 密切观察生命体征变化

101. 行清创缝合术中，若血管条件允许，应进行
A. 松解创缘，减少张力尽量拉拢缝合
B. 撕脱的皮肤清创后，切削成全厚或中厚皮片再植
C. 立刻做血管吻合组织再植术
D. 采用局部皮瓣关闭创面
E. 切取健康组织皮片游离移植消灭创面

102. 若伤后时间超过 6 小时，撕脱组织瓣损伤过重，组织已不能利用，应进行
A. 松解创缘，减少张力尽量拉拢缝合
B. 撕脱的皮肤清创后，切削成全厚或中厚皮片再植
C. 立刻作血管吻合组织再植术
D. 采用局部皮瓣关闭创面
E. 切取健康组织皮片游离移植消灭创面

【答案】B、A、C、E

【解析】撕脱伤的临床特点为：损伤较重、创缘不整齐，故正确答案为 B，其余均为撕脱伤的表现。

撕脱伤组织已经离体，此时组织的预后与离体时间相关，离体时间越短组织预后相对较好，若离体超过 6h 则组织无法再利用。

对于撕脱伤，若受伤不超过 6h，且血管条件允许，应立刻行血管吻合组织再植术；若伤后时间已超过 6h，且组织瓣撕脱，损伤过重，组织已不能利用，应进行切取健康组织皮片游离移植消灭创面的手术。

（103 ～ 105 题共用题干）

男，28 岁。因车祸颌面部外伤 8h 后急诊。检查：患者左面部肿胀明显，眶周眼睑及结膜下瘀斑、压痛，张口受限，张口度半指，咬合关系正常。

103. X 线检查应拍摄
A. 头颅正位片
B. 头颅侧位片
C. 华特位和颧弓位
D. 下颌曲面体层片
E. 颅底片

104. 可能的诊断是
A. 面部软组织挫伤
B. 下颌髁突骨折
C. 颧骨及颧弓骨折
D. 上颌骨骨折
E. 下颌骨体部骨折

105. 有效的治疗措施是
A. 局部冷敷
B. 抗生素及激素治疗
C. 颌间牵引及固定
D. 颅颌绷带固定
E. 手术切开复位内固定

【答案】C、C、E

【解析】面中份骨折、上颌窦炎症时，常规拍摄华特位、颧弓位，故 103 题正确答案为 C。

由题干可知，眶周眼睑及结膜下瘀斑、压痛，张口受限，张口度半指，可考虑上颌骨或颧骨颧弓骨折（颧骨、颧弓骨折致明显开口受限，是因为骨折断端压迫喙突及颞肌肌腱所致），但“咬合关系正常”则应首先考虑为颧骨颧弓骨折，因为颧骨颧弓骨折一般不会引起明显的咬合关系紊乱，故 104 题正确答案为 C。

颧骨骨折发生移位、颧骨颧弓骨折引起明显的面部畸形，以及导致明显的张口受限时，都是行切开复位内固定手术的适应证，故 105 题正确答案为 E。

（106 ～ 107 题共用备选答案）
A. 巾钳牵拉复位法
B. 口内切开坚强内固定
C. 上颌窦填塞法
D. 头皮冠状切口复位固定法
E. 颞部切开复位法

106. 下颌角骨折治疗选用

107. 单纯颧弓骨折治疗选用

【答案】B、A

【解析】目前颌骨骨折首选坚固内固定，故 106 题正确选项 B。单纯颧弓骨折治疗选用巾钳牵拉复位法，故 107 题正确选项 A。选项 D 头皮冠状切口复位固定法适用于眶、颧骨、颧弓区多发性、陈旧性骨折，其优点为充分暴露术区、便于在直视下进行复位和固定骨折，避免面部多处切口和术后瘢痕。选项 E 颞部切开复位法：发际内做切口进入颧弓或颧骨深面，进行复位。

108. 颌面部创伤患者伴脑震荡的典型表现是患者有
A. 剧烈头痛
B. 中间清醒期
C. 呕吐
D. 逆行性遗忘
E. 同侧偏瘫

【答案】D

【解析】逆行性遗忘是指对过去的事情遗忘了，新的记忆还是能够形成，是脑震荡的典型的临床表现。故本题答案是 D。选项 A、C：剧烈头痛和呕吐可出现在脑挫裂伤、脑震荡等颅脑损伤，故 A、C 不选。选项 B：

中间清醒期，常出现在颅内血肿，颅内血肿可出现昏迷、清醒、再昏迷，有中间清醒期的为颅内血肿，故B不选。选项E：颅脑损伤导致神经受损可引起偏瘫。

109. 颌面部创伤患者包扎的直接作用不包括

A. 压迫止血　　B. 防止骨折进一步移位　　C. 保护并缩小创口
D. 保证呼吸道通畅　　E. 减少污染，防止涎液外流

【答案】D

【解析】颌面部创伤患者包扎后无保证呼吸通畅的作用，包扎直接作用包括压迫止血，防止骨折进一步移位，保护并缩小创口，减少污染，防止涎液外流。故本题答案是D。

110. 颌面部创伤患者包扎的目的不包括

A. 保护并缩小创口　　B. 减少涎液外流　　C. 压迫止血
D. 美观要求　　E. 临时固定

【答案】D

【解析】颌面部创伤患者包扎的目的包括保护并缩小创口、减少涎液外流、压迫止血、临时固定。故本题答案是D。

111. 托槽粘片固定适用于

A. 有明显移位的无牙下颌骨体部骨折　　B. 无明显移位的无牙下颌骨体部骨折
C. 儿童下颌骨骨折　　D. 有明显移位的无牙上颌骨骨折
E. 无明显移位的无牙上颌骨骨折

【答案】C

【解析】托槽粘片固定适用于儿童下颌骨骨折。儿童乳牙冠短小，没有明显的外形高点，单颌或者颌间结扎固位不足。故本题答案是C。

112. 颅颌固定法常用于

A. 牙槽突骨折　　B. 髁突骨折　　C. 下颌角骨折
D. 上颌骨骨折　　E. 颅骨骨折

【答案】D

【解析】颅颌固定法常用于上颌骨骨折。故本题答案是D。选项A：牙槽突骨折常采用单颌牙弓夹板固定，故不选A。选项B：髁突骨折根据髁状突移位情况采用保守治疗或手术切开治疗。选项C：下颌角骨折采用颌间固定或坚固内固定，故C不正确。

（113～114题共用备选答案）

A. 张口过度　　B. 脑脊液漏　　C. 舌后坠
D. 后牙早接触，前牙开颌　　E. 复视

113. 双侧髁突骨折可出现

114. 双侧颏孔区骨折可出现

【答案】D、C

【解析】髁状突骨折后，常因翼外肌的牵拉，向前内方移位，同时下颌升支因升颌肌群牵拉而向上移位，出现前牙不能闭合的状态。如双侧髁状突骨折，则前牙开骀更明显，故113题正确答案为D。

双侧颏孔区骨折中部骨折段由于颏舌肌、颏舌骨肌牵拉而向后移位，两侧骨折段由于下颌舌骨肌、舌骨舌肌的牵拉向中线移位，使下颌骨前部弓形变窄，这种骨折可引起舌后坠而发生呼吸困难，甚至发生窒息，故114题正确答案C。

115. 患者，男，25岁。5h前被刀砍，伤及鼻和口唇，致上唇部分软组织完全离断。患者携带的离体组织完好，应尽量设法缝合回原处，离体组织最长时间不应超过伤后

A. 1h　　B. 3h　　C. 4h
D. 6h　　E. 8h

【答案】D

【解析】唇、舌、耳、鼻及眼睑断裂伤，如离体组织尚完好，伤后时间不超过6h，应尽量设法缝回原处。缝合前，离体组织应充分清洗，并浸泡于抗生素溶液中。受伤部位应行清创术，并修剪成新鲜创面，用细针细线做细致的缝合。术后注意局部保温，全身应用抗生素。

116. 某患者因高速公路车祸导致口腔颌面部严重创伤，急诊入院。若上颌骨确认骨折，急救首选是

A. 止血　　B. 复位　　C. 止痛
D. 防止感染　　E. 保持呼吸道通畅及止血

【答案】E

【解析】对于口腔颌面部严重创伤的患者，应保持呼吸道通畅及止血，以防止阻塞性窒息、吸入性窒息，以及失血性休克，根据题意上颌骨骨折后由于重力作用，骨折块下坠可阻塞气道而出现窒息。

117. 气管切开术应切开以下哪些气管环

A. 第 1 ～ 2 气管环　B. 第 2 ～ 3 气管环　C. 第 3 ～ 5 气管环
D. 第 4 ～ 5 气管环　E. 第 5 ～ 6 气管环

【答案】C

【解析】位置不能过低以防止损伤颈部的大血管，位置不能太深防止损伤后部的食道。

118. 牙槽突骨折，其主要临床特征是

A. 牙龈撕裂　B. 牙龈出血肿胀　C. 牙齿脱落
D. 牙冠折断　E. 摇动一个牙时，邻近数个牙随之移动

【答案】E

【解析】上颌骨骨折后可伴有牙龈撕裂、出血肿胀、牙齿脱落、牙冠折断等软组织或牙的损伤，但这些都不是牙槽突骨折的特征性表现，其特征性表现为摇动一个牙时，邻近数个牙随之移动，故本题正确答案为 E。

119. 在下颌骨骨折中，影响骨折移位的主要因素是

A. 骨折线走行的方向　B. 咀嚼肌的牵引作用　C. 牙弓上有无牙
D. 暴力作用　E. 骨折的部位

【答案】B

【解析】影响骨折移位的主要因素是下颌骨有多组咀嚼肌附着。

120. 男，45 岁。交通事故致头面部创伤。因伴发颅脑损伤而发生了吸入性窒息。当即行环甲膜切开及插管术，现窒息已基本缓解。行气管切开术，缝合环甲膜处创口的时间不应超过环甲膜切开术后

A. 12h　B. 24h　C. 36h
D. 48h　E. 72h

【答案】D

【解析】套管留置过久，常导致环状软骨损伤，继发喉狭窄。紧急抢救的患者，可行环甲膜切开，插管不宜超过 48h，及时行常规气管切开术后，避免导致环状软骨损伤立即行气管插管。故本题答案是 D。

121. 颌骨骨折最重要的临床体征是

A. 咬合关系错乱　B. 张口受限　C. 骨折段活动异常
D. 局部肿痛　E. 骨摩擦音

【答案】A

【解析】颌骨骨折最重要的临床体征是咬合关系错乱。

122. 采用小环颌间结扎固定法固定下颌骨骨折时，每位患者需结扎几对小环应根据骨折的情况而定，一般每侧至少安置

A. 1 对　B. 2 对　C. 3 对
D. 4 对　E. 5 对

【答案】B

【解析】小环颌间结扎固定法固定一般每侧应安置 2 对以上，此种方法只有固定作用没有牵引作用。故本题正确答案 B。

123. 上颌骨骨折下垂移位引起的呼吸困难的主要抢救措施是

A. 清除分泌物　B. 头低侧卧位　C. 上提并固定上颌骨
D. 拉舌至口外　E. 止血

【答案】C

【解析】上颌骨骨折后由于重力作用骨折块出现下坠而引起阻塞性窒息，应当上提下颌骨从而避免呼吸困难。

124. 男性患者颊部撕脱伤，就诊时出血量较多，并有休克症状，首先应当采取的措施是

A. 安静　B. 补充血容量　C. 镇静
D. 清创缝合　E. 防止感染

【答案】B

【解析】首要任务是维持患者生命体征的稳定，对于出血性休克的患者首先应当补充血容量。

	内容	用量
休克早期或代偿期 出血在15%以下	晶体液和胶体液	成人首剂量一般为2000mL
中度休克	全血	第1h可输血1000mL左右
重度休克者 收缩压低于70mmHg	全血	10～30min内输1500mL

125. 有一颌面部损伤患者，伤后一周来院，临床检查发现面部伤口红肿，并有少量脓性分泌物，确诊为伤口感染，应采取如下哪种治疗措施

A. 用大量过氧化氢及盐水冲洗，再进行缝合
B. 严格清创，缝合大部分组织后，放置引流条
C. 清除所有感染组织后，缝合伤口
D. 局部湿敷，待感染控制后再行处理
E. 暴露创面，应用大剂量抗生素控制感染

【答案】D

【解析】没有明显化脓感染或者组织坏死的伤口可以充分清创严密缝合，可能发生感染的伤口可放置引流条，已发生明显感染的伤口不应做初期缝合，可局部湿敷，待感染控制后再处理。

126. 一患者面部大面积损伤伴有创口感染，以下哪项处理措施是不正确的

A. 一期严密缝合
B. 定向拉拢缝合
C. 应用广谱抗生素控制感染
D. 全身支持疗法
E. 用生理盐水湿敷

【答案】A

【解析】明显感染的创口渗出较为明显，严密缝合会导致引流不畅。

127. 一口腔颌面部损伤患者，有昏迷史，清醒一段时间后出现头痛加剧、不安，进而嗜睡，再次进入昏迷，应首先考虑

A. 脑震荡
B. 脑挫裂伤
C. 蛛网膜下血肿
D. 硬脑膜外血肿
E. 脑水肿

【答案】D

【解析】硬脑膜外血肿的临床表现：昏迷 - 清醒 - 嗜睡 - 再昏迷。

128. 一患者发生 Le Fort Ⅰ型骨折，关于其临床表现正确的是

A. 多伴有颅脑损伤
B. 骨折线由鼻额缝向两侧横过鼻梁、眶底，达到翼突
C. 咬合异常，可发生前牙开聆
D. 颅面分离，面中份凹陷变长
E. 出现眶下区麻木

【答案】C

【解析】Le Fort Ⅰ型骨折骨折线位置较低，一般不并发颅脑损伤，其主要的临床表现为咬合的异常。选项A、E常见于 Le Fort Ⅱ或Ⅲ骨折，Le Fort Ⅰ型骨折一般无此表现；选项B为 Le Fort Ⅱ骨折线不符合题意；选项D为 Le Fort Ⅲ骨折，不符合题意。

129. 一严重颧骨复合体损伤的患者，不会出现下列哪种症状

A. 眶周淤血
B. 眶下区麻木
C. 复视
D. 张口受限
E. 脑脊液漏

【答案】E

【解析】颧骨复合体损伤可能导致眶下神经受损出现眶下区麻木，可能累及眼外肌导致局部水肿出现复视，骨折段向内移位阻碍冠突运动出现开口受限。脑脊液漏是上颌骨骨折并发颅中窝或前颅底骨折的临床表现，故选E。

（130～133题共用备选答案）

A. Le Fort Ⅰ型骨折
B. Le Fort Ⅱ型骨折
C. Le Fort Ⅲ型骨折
D. 牙槽突骨折
E. 纵行骨折

130. 腭中缝裂开

131. 骨折线从梨状孔下方、牙槽突上方水平向两侧延伸至上颌翼突缝

132. 骨折线位于根尖上方，骨折段整体活动

133. 骨折线自鼻额缝向两侧横过鼻梁、眶内侧壁、颧上颌缝，沿上颌侧壁到达翼突

【答案】E、A、D、B

【解析】腭中缝裂开属于纵行骨折，故130题正确选项是E。

Le Fort Ⅰ型骨折 （低位骨折或水平骨折）	从梨状孔水平、牙槽突上方向两侧水平延伸至上颌翼突缝
Le Fort Ⅱ型骨折 （中位骨折或锥形骨折）	自鼻额缝向两侧横过鼻梁、眶内侧壁、眶底、颧上颌缝，再沿上颌骨侧壁至翼突。脑脊液鼻漏（位于眶底）
Le Fort Ⅲ型骨折 （高位骨折或颅面分离骨折）	骨折线自鼻额缝向两侧横过鼻梁、眶部，经颧额缝向后达翼突，脑脊液耳漏或鼻漏。（位于眶部）

根据上表可知 131 题正确选项是 A；133 题正确选项是 B；牙槽突为包绕牙根的骨，因此骨折线位于根尖上方，骨折段整体活动，应为牙槽突骨折，132 题正确选项是 D。

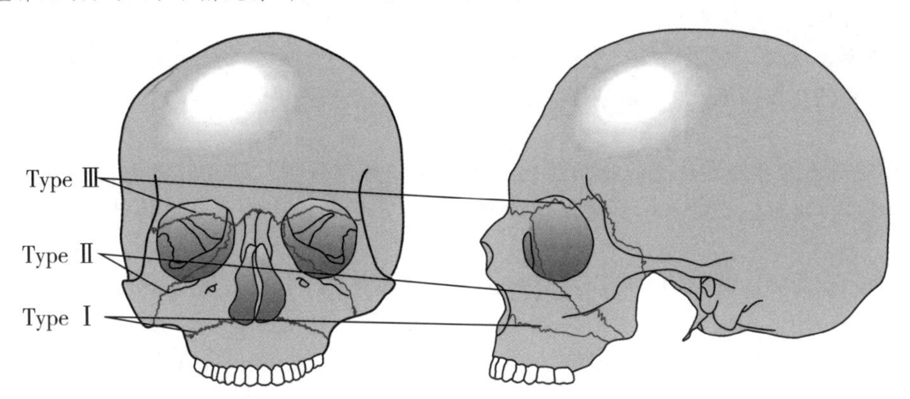

（134 ～ 137 题共用题干）

患者车祸伤，有一过性昏迷病史，急诊检查发现面中份凹陷，眶周淤血，咬合错乱，后牙早接触，前牙开殆。

134. 首先应当作哪项辅助检查

A. 头颅 CT　　B. 上颌骨华氏位片　　C. 颧弓位片
D. 上颌咬合片　　E. 鼻颏位片

【答案】A

135. 根据临床检查，颌面部的骨折可能是

A. Le Fort Ⅰ型骨折　　B. Le Fort Ⅱ型骨折　　C. Le Fort Ⅲ型骨折
D. 上颌骨纵行骨折　　E. 颧骨颧弓骨折

【答案】C

136. 检查过程中发现患者出现呼吸困难，可能的原因是

A. 患者出现休克　　B. 口内异物阻塞咽喉部　　C. 血液以及涎液误吸
D. 上颌向后下移动，推软腭向后，缩小咽腔　　E. 迷走神经损伤

【答案】D

137. 出现呼吸困难的紧急处理是

A. 手法复位，并用压舌板等吊起下移的上颌骨　　B. 颌间拴结
C. 颌间结扎 + 颅颌固定　　D. 手术切开复位固定
E. 气管切开

【答案】A

【解析】急症患者存在昏迷史，并且怀疑是 Le FortⅢ型骨折，常伴有颅脑损伤，需要行头颅 CT 检查颅脑情况，故 134 题正确答案 A。Le FortⅢ型骨折常形成颅面分离，导致面中份凹陷和拉长，故 135 题正确答案 C。上颌骨骨折常伴有组织向后下移位引起阻塞性窒息，在治疗过程中要予以重视，及时处理，故 136 题正确答案 D。主要处理措施为向前上方上提移位组织，解除阻塞性窒息，故 137 题正确答案 A。

138. 关于儿童颌骨骨折的治疗，描述正确的是

A. 首选手术复位固定　　B. 严格恢复咬合关系　　C. 颌间结扎时间不超过 3 周
D. 一般采取保守治疗　　E. 拔除影响复位的恒牙

【答案】D

【解析】儿童颌骨骨折较少见，儿童处于生长发育期，骨质柔而富有弹性，即使骨折移位一般也不大，儿童正值乳恒牙交替期，恒牙萌出后咬合关系可自行调整。因乳牙列牙冠较短，牙根吸收而致牙根不稳定，难于

做牙间或颌间固定，颌骨内众多恒牙胚，骨皮质较薄，采用内固定容易损伤牙胚，也不易固定牢靠，因此多采用保守治疗，如颅颌绷带、自凝塑胶夹板等，故选D。

139. 传统骨折愈合过程中，骨痂形成时间一般在骨折后

A. 1 ～ 6 天　B. 7 ～ 14 天　C. 15 ～ 20 天

D. 21 ～ 28 天　E. 29 ～ 35 天

【答案】B

【解析】二期骨愈合即传统的愈合方式，愈合模式大致经历四个阶段。①血肿形成：通常在伤后 4 ～ 8h 即可在骨折断端形成血肿。②血肿机化：骨折后 24 ～ 72h 内血肿逐渐机化。③骨痂形成：骨折 1 ～ 2 周后形成骨痂。④骨痂改建：一般在骨折 2 周后。故选 B。

140. 颌面部创伤患者伴发休克时，处理原则中错误的是

A. 保持伤员安静，保暖　B. 禁止随意搬动　C. 使用吗啡类药物

D. 迅速采取有效的止血措施　E. 补液和维持血压在正常水平

【答案】C

【解析】颌面部创伤患者伴发休克的抢救原则：①保持安静及保暖，禁止随意搬动伤员；②出血明显，需要迅速采取有效的止血措施；③补液，尽量使血压维持在正常水平；④禁止使用吗啡类药物，防止抑制呼吸。故选 C。

141. 男，40 岁。左腮腺区切割伤，创口已缝合 3 周，但仍未愈，有较大量清亮液体流出，进食时明显。该患者发生了

A. 感染　B. 涎瘘　C. 血肿

D. 腮腺囊肿破裂　E. 味觉出汗综合征

【答案】B

【解析】左腮腺区切割伤，创口已缝合 3 周，但仍未愈，有较大量清亮液体流出，进食时明显，该患者发生了腺瘘。故本题答案是 B。选项 E 味觉出汗综合征又称耳颞神经综合征或称 Frey 综合征。本病主要发生于腮腺手术后，病因为被切断的耳颞神经和原支配腮腺分泌功能的副交感神经纤维再生时，与被切断的原支配汗腺和皮下血管的交感神经末梢发生错位连接愈合，故而当咀嚼和味觉刺激时引起副交感神经兴奋，同时引起面部潮红和出汗。

142. 男，25 岁。4h 前被人用钝器打伤，即刻意识丧失约 20min，现清醒，眼部肿胀伴头痛、头晕、恶心和呕吐，不能回忆当时情形，初步诊断为

A. 脑震荡　B. 脾脏裂伤　C. 硬膜外血肿

D. 蛛网膜下腔出血　E. 颌骨骨折

【答案】A

【解析】脑震荡患者有明确的外伤史（钝器打伤）：意识障碍，伤后立即出现短暂的意识障碍，持续数分钟至十几分钟，一般不超过半小时。意识恢复后，大多不能回忆受伤当时和伤前一段时间的事情。伤后可出现头痛、头晕、疲乏无力、失眠、耳鸣、心悸、畏光、情绪不稳、记忆力减退等症状。因此选 A。

143. 一外伤患者经 X 线检查证实为上颌前部牙槽突骨折，伴牙龈撕裂和左上 1 脱位。以下处理措施中，哪项是不必要的

A. 缝合撕裂牙龈　B. 复位左上 1 和牙槽突　C. 调𬌗

D. 颌间结扎固定　E. 单颌结扎固定

【答案】D

【解析】复位左上 1 和牙槽突后缝合撕裂牙龈，对于牙槽突骨折可行上颌牙弓夹板固定，并调𬌗防止𬌗创伤，脱位的患牙在复位后的第 3、6、12 个月定期复查，如牙髓坏死，应行根管治疗，故此题选择 D；牙槽突骨折一般用牙弓夹板、金属丝结扎、正畸托槽方丝弓等方法固定骨折。颌间结扎固定一般用于颌骨骨折。

144. 男，16 岁。不慎跌倒，颏部先着地受撞击，致下颌中线偏左侧，左侧后牙早接触，前牙及右侧后牙开𬌗。应考虑的诊断是

A. 左侧髁突颈部骨折　B. 颞肌、咬肌痉挛　C. 右侧颞下颌关节脱位

D. 左侧颞下颌关节脱位　E. 左侧髁突骨质增生

【答案】A

【解析】患者有颏部着地受撞击病史，应考虑髁突颈部的间接性骨折，故选 A。颞肌、咬肌痉挛不会出现后牙开𬌗情况，故 B 不正确；颞下颌关节脱位主要是过度张口引起，故排除 C；髁状突骨质增生可出现摩擦音，故可排除 E。

145. 男，30 岁。因工伤致上颌前部创伤。现唇部肿胀，上、下前牙无法咬合，上前牙多个牙松动、冠折。临床考虑上颌前部牙槽突骨折的特征性表现是

A. 上唇肿　B. 牙龈撕裂　C. 创伤区咬合错乱

D. 相邻牙严重损伤　E. 邻牙与松动牙一并移动

【答案】E

【解析】上颌前部牙槽突骨折会出现出血肿胀，面部畸形，上颌牙槽骨整体动度，功能障碍，其中上颌牙槽骨整体动度会出现邻牙与松动牙一并移动，是特征性表现，所以 E 正确；而上唇肿胀，牙龈撕裂，创伤区咬合错乱，相邻牙严重损伤，在其他骨折如矢状骨折也可出现，故排除 A、B、C、D。

146. 女，24 岁。因车祸造成面部外伤。X 线片显示右侧上颌骨骨折，骨折线横过鼻背、眶部，经颧骨上方到达翼突。正确的诊断是

A. Le Fort Ⅰ型骨折　B. 鼻骨骨折　C. Le Fort Ⅱ型骨折

D. 颧弓骨折　E. Le Fort Ⅲ型骨折

【答案】E

【解析】X 线片显示右侧上颌骨骨折，排除 B、D。Le Fort Ⅰ型骨折骨折线从梨状孔水平、牙槽突上方向两侧水平延伸到上颌翼突缝。Le Fort Ⅱ型骨折骨折线自鼻额缝向两侧横过鼻梁、眶内侧壁、眶底和颧上颌缝，再沿上颌骨侧壁至翼突。Le Fort Ⅲ型骨折骨折线自鼻额缝向两侧横过鼻梁、眶部，经颧额缝向后达翼突，形成颅面分离，常导致面中部拉长和凹陷。因此本题选 E。

147. 女，25 岁。从台阶上摔倒，颏部先着地。检查：牙无明显松动，前牙开𬌗，后牙早接触，未扪及台阶和骨异常动度。最有可能的骨折是

A. 颏部骨折　B. 下颌角部骨折　C. 颏孔区骨折

D. 牙槽突骨折　E. 髁突骨折

【答案】E

【解析】双侧髁突骨折时，下颌不能做前伸运动，由于升颌肌群的牵拉，下颌支向后上移位，导致后牙早接触，前牙开𬌗明显，侧颌运动受限。故选 E。牙槽突骨折常伴有唇和牙龈组织的撕裂、肿胀、牙松动、牙折或牙脱落。双侧颏孔区骨折可有舌后坠。

148. 男，28 岁。车祸致头面部损伤半小时。查体：意识模糊，烦躁不安，面部轻度发绀，吸气时锁骨上窝、胸骨上窝、肋间隙内陷，面部检查上颌骨无活动，下牙弓变窄，下前牙骨段活动、后移，口腔内无明显异物。患者可能发生

A. 吸入性窒息　B. 脱位性窒息　C. 阻塞性窒息

D. 阀门性窒息　E. 狭窄性窒息

【答案】C

【解析】根据题干信息“下牙弓变窄，下前牙骨段活动、后移，口腔内无明显异物”可判断该患者是由于下颌骨骨折后，舌后坠引起窒息，这属于组织移位即阻塞性窒息，故本题正确答案为 C；吸入性窒息主要见于昏迷伤员，直接将血液、唾液、呕吐物或其他异物吸入气管、支气管或肺泡内而引起窒息。

【破题思路】

阻塞性窒息	喉头阻塞	血块、碎骨片等异物阻塞气道
	组织移位	上颌骨骨折骨块下坠；颏部粉碎性骨折舌后坠
	组织肿胀	—
吸入性窒息	误吸	血液、唾液、呕吐物或其他异物吸入气道

（149 ～ 151 题共用题干）

某患者右侧面部及颏部遭到重击后，出现开𬌗、闭口困难，伴右侧面部及耳颞部肿痛。检查见下颌中线偏右，右侧后牙早接触，左侧开𬌗。

149. 最可能的诊断是

A. 右侧颞肌痉挛　B. 右侧翼外肌痉挛　C. 右侧颞下颌关节脱位

D. 右侧髁突颈骨折　E. 左侧髁突肥大

【答案】D

【解析】咬合错乱是最重要的骨折体征，下颌骨髁突单侧骨折时，患侧下颌骨向外侧及后方移位，不能做

侧颌运动，下颌中线偏向患侧。由于下颌支变短以及升颌肌群的牵拉，致使后牙早接触，前牙及对侧牙可出现开聆。故此题选择D。

150. 以下各项检查中，哪项是最必要的

A. 肌电图　　B. 颌骨MRT　　C. X线平片

D. 颞下颌关节造影　　E. 试验性手法复位

【答案】C

【解析】依据患者的临床症状可以大致推测患者是下颌骨髁突单侧骨折，所以为了确定诊断，X线平片是最必要的，它是下颌骨骨折诊断的初步依据，也是必要的辅助检查，故选C。

151. 对于该患者，应该采用的治疗措施是

A. 颌间牵引、固定　　B. 颅颌绷带固定　　C. 咀嚼肌封闭

D. 手法复位、颌间固定　　E. 手术摘除髁突及关节盘

【答案】A

【解析】大多数髁突骨折可采用保守治疗，即在手法复位并恢复咬合关系后行颌间固定，故此题选择A。选项B是颞下颌关节脱位，关节复位后限制下颌运动的方法。选项C和选项D是针对咀嚼肌紊乱疾病的治疗方法。选项E是骨关节病患者经保守治疗无效而又有明显症状和功能障碍者的治疗方法。

（152～153题共用备选答案）

A. 面神经颧支损伤　　B. 面神经上颊支损伤　　C. 面神经下颊支损伤

D. 鼻腭神经损伤　　E. 眶下神经损伤

152. 颧骨和上颌骨骨折后患侧上唇麻木的原因是

153. 颧骨骨折后患侧闭眼障碍的原因是

【答案】E、A

【解析】眶下神经走行的部位，正好是在颧上颌骨的连接处，因此，颧骨上颌突的骨折移位，可造成眶下神经的损伤，使该神经支配区域出现麻木感，如同时损伤面神经颧支，可发生眼睑闭合不全。故152题选E，153题选A。

（154～156题共用备选答案）

A. 颞浅动脉压迫　　B. 动脉压迫法　　C. 缝合止血法

D. 结扎止血法　　E. 填塞止血法

颌面部创伤处理时，请选择适当的止血方法。

154. 现场急救，出现颞部较严重的出血时

155. 临床上最可靠而常用的是

156. 开放性洞穿性创口，伴组织缺损时

【答案】A、D、E

【解析】指压止血适用于现场无抢救器械及药品的紧急情况，颞浅动脉压迫法常用于颞部较严重的出血，故154题选A。结扎止血临床上最为常用且可靠，故155题选D。填塞止血用于开放性和洞穿性创口，腔窦内出血、组织缺损或颈静脉破裂出血而不能缝合结扎的情况，故156题选E。

（157～159题共用备选答案）

A. 开放性损伤　　B. 闭合性损伤　　C. 多发伤

D. 穿通伤　　E. 枪弹伤

157. 皮肤或口腔黏膜完整性受到破坏的损伤称为

158. 除颌面部损伤外，合并有其他部位或器官损伤，称为

159. 皮肤或黏膜完整性尚存的损伤称为

【答案】A、C、B

【解析】开放性损伤是指直接暴露而与外界相通的损伤，即皮肤、黏膜完整性被破坏而发生的损伤，故157题选择A。多发伤是指除了颌面部损伤外，还存在颅脑、四肢、躯干的损伤，故158题选择C。闭合性损伤是指无皮肤破损情况下，下位组织出现的损伤，故159题选择B。

多处伤	是指同一解剖部位或脏器的两处或两处以上的损伤，如面部多处软组织伤，下颌骨两处以上的骨折、全面部骨折等
多发伤	是指除口腔颌面部以外，尚有颅脑伤、胸腹伤或四肢伤等
复合伤	是指两个或两个以上的不同致伤因子引起的创伤，如撞击伤与灼伤或辐射伤并存

（160 ～ 163 题共用备选答案）

A. 暂时制动　　B. 牙间结扎　　C. 颌间结扎

D. 切开复位内固定术　　E. 暂不处理，随访

160. 移位明显的骨折需要

161. 没有移位的骨折需要

162. 移位不明显的骨折需要

163. 牙槽骨骨折可行

【答案】D、A、C、B

【解析】颌骨骨折的治疗原则，即骨折的解剖复位，功能稳定性固位，无创外科，早期功能性运动，根据不同情况选择不同的治疗方法。

移位明显，有明显功能障碍的骨折需行坚强内固定术，故 160 题选择 D。

无移位的骨折需暂时制动，故 161 题选择 A。

移位不明显的骨折需行颌间结扎，利用牙弓夹板将上、下颌单颌固定在一起，使移位的骨折段保持在正常咬合关系上愈合，故 162 题选择 C。

牙槽骨骨折可行单颌牙弓夹板固定，故 163 题选择 B。

（164 ～ 166 题共用备选答案）

A. 颅面分离　　B. 耳鼻出血　　C. 复视

D. 张口受限　　E. 局部水肿

164. 颅底骨折常伴有

165. 眶底骨折常伴有

166. 颧弓骨折常伴有

【答案】B、C、D

【解析】颌骨骨折最重要的临床体征是咬合关系错乱，对于不同类型的骨折又有各自的特征。上颌骨高位骨折多伴有颅底骨折，出现耳鼻出血或脑脊液漏，故 164 题选择 B。眶底骨折后，可因眼球移位，局部水肿及撕裂的眼下斜肌嵌入骨折线中，限制眼球运动等原因而发生复视，故 165 题选择 C。颧弓骨折，压迫了颞肌和咬肌，阻碍冠突运动，导致张口疼痛和开口受限，故 166 题选择 D。

167. 男，19 岁。不慎被玻璃划伤面部软组织，查见左耳前区皮肤长约 5cm 纵行创口，创缘整齐、有活跃的出血。确切的诊断应是面部软组织的

A. 挫伤　　B. 挫裂伤　　C. 切割伤

D. 撕裂伤　　E. 刺伤

【答案】C

【解析】被玻璃划伤，也即利器损伤，创缘整齐、有活跃的出血，为切割伤。

A 挫伤为闭合性创口；B 挫裂伤是在挫伤的基础上，创口与外界相通；D 撕裂伤创口不整齐，例如大型机器将头皮卷入；E 刺伤的创口小而深。

168. 男，29 岁。舌体外伤出现部分组织缺损，正确的处理原则是

A. 细针细线缝合　　B. 缝合不宜过深过宽　　C. 保持舌体长度

D. 保持舌体宽度　　E. 保持舌体厚度

【答案】C

【解析】舌损伤缝合原则，保证舌体正常活动，保持舌的长度，故本题正确答案 C，选项 D、E 错误；舌体较脆且机械运动频繁，缝合时用使用大针、粗线（4 号以上缝线），同时增大边距和针距，故选项 A、B 错误。

【破题思路】

舌损伤缝合原则	尽量保持舌的长度，将创口按前后纵行方向缝合 如舌的侧面与邻近牙龈或舌腹与口底黏膜均有创面时，应分别缝合各自创口，以免日后发生粘连，影响舌活动 较粗的丝线（4 号以上缝线），最好加用褥式缝合

169. 颌面部创伤后组织水肿反应快而重的原因是颌面部

A. 血运丰富　　B. 较早发生感染　　C. 皮下脂肪丰富

D. 神经丰富且敏感　　E. 处于暴露部位

【答案】A

【解析】颌面部由于血运丰富，开放性损伤出血较多，闭合性损伤易形成血肿，伤后组织肿胀迅速而严重，所以A正确。容易发生感染是颌面部特点，但不是水肿的原因，所以B错误。皮下脂肪堆积时间缓慢，不会引起迅速水肿，所以C错误。神经丰富敏感与水肿无关，所以D错误。处于暴露部位使容易细菌感染但与迅速水肿无关，所以E错误。

170. 男，18岁。打篮球时被他人打击颏部，不能咬合。外院诊断为“左颞下颌关节脱位”转来复位检查：颏点、牙中线偏右，前牙开骀，右侧后牙接触，位置后移。右耳前区肿胀，压痛明显。该患者的诊断是

A. 左髁突前脱位　B. 左髁突侧方脱位　C. 双侧髁突前脱位

D. 双侧髁突侧方脱位　E. 右侧髁突骨折

【答案】E

【解析】髁突骨折在下颌骨骨折中所占比例较高，约为17.0%～36.3%。一侧髁突骨折时，耳前区有明显的疼痛，局部肿胀、压痛。以手指深入外耳道或在髁突部触诊，如张口时髁突运动消失，可能有骨折段移位。低位骨折时，由于翼外肌的牵拉，髁突向前内移位，严重者，髁突可从关节窝内脱位，向上进入颅中窝。与此患者症状相符，故选E。

（171～177题共用题干）

男，50岁。因交通事故造成面中份创伤，有短暂昏迷史，临床检查：面中1/3凹陷，咬合错乱，影像学检查符合上颌骨Le Fort Ⅲ型骨折。

171. 现场抢救时，若发生窒息

A. 环甲膜切开后，气管切开　B. 迅速经口或鼻腔气管插管

C. 舌体牵出口外，纠正舌后坠　D. 清除口鼻腔及咽喉部血块、呕吐物等

E. 用压舌板横放于上前磨牙，并固定于头部绷带

【答案】E

【解析】对于此患者有上颌骨Le Fort Ⅲ型骨折，会造成骨折端塌陷造成呼吸道梗阻，需要用压舌板横放于上前磨牙，并固定于绷带，以避免造成梗阻，所以E正确。

172. 若患者发生脑脊液鼻漏，治疗方法中正确的是

A. 头低卧位　B. 早期手术探查　C. 反复冲洗鼻腔

D. 禁做鼻腔填塞　E. 鼻腔内置负压装置

【答案】D

【解析】脑脊液鼻漏正确的处理是：不能堵塞漏口，可不断用无菌纱布擦干，采用降颅压的措施给予脱水药物、利尿药物、肾上腺皮质激素及减少脑脊液分泌的药物，并给予低盐饮食，所以D正确。脑脊液鼻漏处理首先考虑保守治疗即患者处于半卧位，避免用力擤鼻涕，更不能冲洗鼻腔，避免引起逆行性颅内感染，所以A、C错误，除了自发性脑脊液漏外，不提倡早期进行手术，所以B错误，鼻腔内置负压装置会造成脑损伤，所以E不选。

173. 骨折段上应拔除的牙是

A. 牙有龋病　B. 伴根尖折断　C. 根尖炎症

D. 轻度牙周病　E. 同时有冠折

【答案】C

【解析】骨折段上应拔除的牙是根尖炎症。故本题答案是C。

174. 骨折愈合的4个阶段不包括

A. 出血期　B. 血肿形成　C. 血肿机化

D. 骨痂形成　E. 骨痂改建

【答案】A

【解析】骨折愈合的4个阶段包括血肿形成、血肿机化、骨痂形成、骨痂改建，不包括出血期。故本题答案是A。

175. 颌间牵引常用于复位

A. 上颌骨水平骨折　B. 上颌骨锥行骨折　C. 上颌骨横行骨折

D. 下颌骨骨折　E. 牙槽突骨折

【答案】D

【解析】颌间牵引常用于复位下颌骨骨折。故本题答案是D。

176. 吸入性窒息主要见于
A. 下颌骨颏部粉碎性骨折　B. 上颌骨横断骨折　C. 上下颌骨联合骨折
D. 颌面部创伤伴昏迷　E. 血凝块堵塞咽喉部
【答案】D
【解析】吸入性窒息主要见于颌面部创伤伴昏迷。故本题答案是D。

177. 男，35岁。颊部被硬物击伤，伤处有明显的皮下淤血和血肿，表面皮肤创口不规则裂开，其确切的诊断是
A. 跌伤　B. 挫伤　C. 挫裂伤
D. 擦伤　E. 撕脱伤
【答案】C
【解析】颊部被硬物击伤，伤处有明显的皮下淤血和血肿，表面皮肤创口不规则裂开，其确切的诊断是挫裂伤。皮下淤血和血肿为挫伤的特征性临床表现。故本题答案是C。

178. 女，20岁。工作中不慎长发卷入机器中，导致头皮撕脱伤，就诊时已是伤后5h，正确的处理方法是
A. 创面止血、暴露　B. 创面止血，用碘仿纱布覆盖
C. 创面止血，用油纱布覆盖　D. 撕脱皮肤清创，切削成中厚皮片再植
E. 撕脱皮肤清创，切削成刃厚皮片再植
【答案】D
【解析】在伤后6h内，可将撕脱的皮肤在清创后，切削成全厚或中厚层皮片做再植术；已超过6h，组织已不能利用时，则在清创后，切取健康皮片游离移植消灭创面。故本题答案是D。易误选B。

（179～180题共用题干）
男，50岁。因车祸致下颌骨多发性骨折，受伤后昏迷，清醒一段时间后呕吐，再度昏迷。检查：口唇发绀，呼吸急促伴喉鸣音，吸气时出现“三凹体征”，血压升高，伤侧瞳孔散大。

179. 紧急处理是
A. 给氧　B. 输血　C. 清创
D. 气管切开　E. 骨折复位
【答案】D

180. 患者出现再度昏迷的原因可能是
A. 呼吸困难　B. 脑震荡　C. 脑挫裂伤
D. 颅内血肿　E. 颅底骨折
【答案】D
【解析】179题患者已经出现三凹征，属于窒息状态，应尽早气管切开，解除窒息。
180题患者有颅内血肿的临床特点：昏迷-清醒-昏迷。

181. 男，20岁。被人用利器扎伤颧颞部，造成软组织出血。急诊采用压迫止血，压迫的动脉应该是
A. 面动脉　B. 颞浅动脉　C. 上颌动脉
D. 耳后动脉　E. 颞深动脉
【答案】B

182. 男，78岁。因呕血半天就诊。患者既往有胃溃疡病史。患者候诊时再次呕血，并出现口唇发绀，呼吸困难。经清理口腔内血块等异物后，患者症状仍无缓解，出现脉搏加快、血压下降。此时应立即采取的抢救措施是
A. 输血治疗　B. 抬高下颌，开放气道　C. 立即行气管切开
D. 牵出舌体，开放气道　E. 心肺复苏
【答案】C
【解析】患者老年男性，既往有胃溃疡病史，此次消化道紧急出血，从患者临床表现可判断，该患者为消化道出血误吸引起窒息，经清理口腔内血块等异物后，症状仍无缓解，考虑吸入性窒息，应立即行气管切开。

第七单元 口腔颌面部肿瘤及瘤样病变

1. 现代医学认为，绝大多数恶性肿瘤的发生可能有内在和外在因素，下述因素中，不是内在因素的是
A. 机体免疫状态 B. 遗传因素 C. 神经精神因素
D. 生物性因素 E. 基因突变
【答案】D
【解析】导致肿瘤的发生有外在和内在因素。外在因素包括：物理、化学、生物、营养因素。内在因素包括：机体免疫状态、遗传因素、精神神经因素、内分泌、基因突变。

2. 男，63岁，右舌缘疼痛不适3个月。体检见右舌缘中部有一溃疡，3cm×3cm大小，质地偏硬，深部有一浸润块，伸舌时偏向同侧。右颈上部触及1cm×1cm大小淋巴结，质中偏硬、活动、无压痛，界限清。临床考虑为鳞状细胞癌。最适宜的活检方法是
A. 切取活检 B. 切除活检 C. 吸取活检
D. 冷冻活检 E. 细针穿刺细胞学活检
【答案】A
【解析】活组织检查是在病变部位取一小块组织制成切片，在显微镜下观察细胞组织形态与结构，以确定病变性质、类型及分化程度，切取活检一般适用于表浅的组织、表面有溃疡的肿瘤，故正确答案为A。切除活检为手术和活检一次完成，切取范围不宜过大，故排除B；吸取活检是指囊性肿瘤的活检，排除C；冷冻活检是指术中切除肿瘤进行活检，排除D；细针穿刺细胞学活检用于唾液腺和某些深部肿瘤的诊断，排除E。

3. 以下说法哪项不正确
A. 恶性肿瘤组织来源不同，治疗方法各异
B. 根据肿瘤侵犯的范围，国际抗癌协会制定了TNM分类法
C. T表示原发肿瘤
D. N表示肿瘤大小
E. M表示有无远处转移
【答案】D
【解析】不同组织来源的肿瘤，治疗方法不一样；TNM分类中，T表示原发肿瘤，N表示区域性淋巴结，M表示有无远处转移。

4. 肿瘤治疗不包括
A. 手术 B. 放疗 C. 化疗
D. 理疗 E. 生物治疗
【答案】D
【解析】颌面部肿瘤的治疗方法有手术治疗、放疗、化疗、生物治疗、低温治疗、激光治疗、高温治疗、营养治疗及综合序列治疗。理疗是通过物理因素对局部的直接作用，以及对神经间接作用引起人体反应，以调整血液循环，改善营养代谢，提高免疫功能，调节神经系统功能，促进组织修复为宗旨，从而达到消除致病因素，改善病理过程，让疾病自然恢复的一种方式。肿瘤的治疗方法没有理疗。

5. 以下哪项不是良性肿瘤的特征
A. 一般生长较慢
B. 细胞分化好，细胞形态和结构与正常相似
C. 一般对机体无影响
D. 多呈浸润性生长
E. 不发生转移
【答案】D
【解析】良性肿瘤的特点是：生长较慢，细胞分化好，细胞形态和结构与正常相似，一般对机体无影响，多呈膨胀性生长，不发生转移。浸润性生长为恶性肿瘤的特征性表现。

【破题思路】良恶性肿瘤鉴别

	良性肿瘤	恶性肿瘤
发病年龄	任何年龄	癌——老年多见 肉瘤——青壮年多见
生长速度	一般慢	一般快

续表

	良性肿瘤	恶性肿瘤
生长方式	膨胀性生长	浸润性生长
与周围组织的关系	有包膜，不侵犯周围组织，界限较清楚，可移动	侵犯、破坏周围组织，界限不清，活动受限
症状	一般无症状	常有局部疼痛、麻木、头痛、张口受限、面瘫、出血等症状
转移	无	常发生转移
对机体的影响	一般对机体无影响，如生长在要害部位或发生并发症时，也可危及生命	对机体影响大，常因迅速发展、转移和侵及重要脏器及发生恶病质而死亡
组织学结构	细胞分化良好，细胞形态和结构与正常组织相似	细胞分化差，细胞形态和结构呈异型性，有异常核分裂

6. 在我国最好发的口腔颌面部恶性肿瘤是

A. 上颌窦癌　　B. 腭癌　　C. 舌癌

D. 牙龈癌　　E. 颊癌

【答案】C

【解析】舌癌是我国口腔最常见的恶性肿瘤，多数为鳞癌。

7. 以下哪项不是恶性肿瘤的特征

A. 多呈浸润性生长　　B. 常发生转移

C. 对机体影响大，常并发恶病质而死亡　　D. 多对周围组织产生破坏，界限不清

E. 细胞多分化良好

【答案】E

【解析】恶性肿瘤的特征为：多对周围组织产生破坏，界限不清，发生转移和浸润性生长，生长速度快，对机体影响大，细胞分化差等。分化良好为良性肿瘤特征表现。

8. 以下哪种不是癌前状态

A. 白斑　　B. 口腔扁平苔藓　　C. 口腔黏膜下纤维性变

D. 盘状红斑狼疮　　E. 着色性干皮病

【答案】A

【解析】口腔颌面部最常见的癌前状态有口腔扁平苔藓、口腔黏膜下纤维性变、盘状红斑狼疮、着色性干皮病、上皮过角化、先天性角化不良、梅毒等；白斑和红斑属于口腔颌面部最常见的癌前病损。

9. 以下癌前病变，癌变概率最大的是

A. 疣　　B. 慢性溃疡　　C. 白斑

D. 红斑　　E. 扁平苔藓

【答案】D

【解析】白斑和红斑属于口腔颌面部最常见的癌前病损，其中红斑的癌变危险性比白斑尤甚，80% 红斑患者病理切片证实为浸润癌或原位癌。疣是由人类乳头瘤病毒引起的一种皮肤表面赘生物，癌变的概率较小；单纯的溃疡不会癌变；扁平苔藓属癌前状态，癌变率为 1% ～ 10%。

10. 以下肿瘤具有恶性倾向的是

A. 乳头状瘤　　B. 血管瘤　　C. 纤维瘤

D. 牙龈瘤　　E. 淋巴管瘤

【答案】A

【解析】血管瘤、纤维瘤、淋巴管瘤为良性肿瘤，极少恶变。乳头状瘤为 HPV 病毒感染，为临界瘤，在一定条件下，可以变成恶性。常见的临界瘤还有成釉细胞瘤和多形性腺瘤。

11. 属于临界瘤的是

A. 牙龈瘤　　B. 血管瘤　　C. 脂肪瘤

D. 淋巴管瘤　　E. 成釉细胞瘤

【答案】E

【解析】良性肿瘤和恶性肿瘤区别是相对的，有的虽然病程长，但局部浸润性，其生物学行为介于良性和恶性之间，称为“临界瘤”，如：多形性腺瘤、成釉细胞瘤、乳头状瘤。

12. 下列药物属于细胞毒素类抗癌药的是

A. 平阳霉素　　B. 环磷酰胺　　C. 5-氟尿嘧啶

D. 长春新碱　　E. 肾上腺皮质激素

【答案】B

【解析】抗癌药物分类为多种。细胞毒素类：氮芥、环磷酰胺。抗生素类：平阳霉素、博来霉素、阿霉素、表柔比星。抗代谢类：甲氨蝶呤、氟尿嘧啶。激素类：肾上腺皮质激素。植物类：长春新碱、紫杉醇等。

13. 化疗药物最严重的不良反应是

A. 恶心呕吐　　B. 厌食　　C. 皮肤瘙痒

D. 骨髓抑制　　E. 脱发

【答案】D

【解析】化疗药物不良反应为恶心呕吐、厌食、皮肤瘙痒、骨髓抑制、脱发；骨髓抑制是最严重的不良反应，可出现白细胞减少，当白细胞低于 $3\times10^9/L$，血小板低于 $80\times10^9/L$ 时需停化疗药。

14. 以下关于成釉细胞瘤的叙述中，错误的是

A. 以下颌骨体及下颌角部为常见　　B. 可使牙齿松动、移位或脱落

C. 多呈多房性，并有一定程度的局部浸润性　　D. 不会造成下唇及颊部麻木

E. 可造成下颌骨病理性骨折

【答案】D

【解析】成釉细胞瘤属于“临界瘤”，有局部侵袭性和复发性；多发生于青壮年，以下颌骨体及下颌角部为常见；生长缓慢，侵犯周围组织，有不同症状，可使牙齿松动、移位或脱落，牙根吸收；多呈多房性，并有一定程度的局部浸润性；侵犯下牙槽神经管，会造成下唇及颊部麻木；破坏骨质过多，可造成下颌骨病理性骨折。

15. 成釉细胞瘤含有

A. 透明、淡黄色水样液体　　B. 血性液体　　C. 黄褐色液体

D. 草黄色液体　　E. 黄白色角蛋白样液体

【答案】C

【解析】成釉细胞瘤囊腔内含黄褐色囊液；囊性水瘤（大囊性淋巴管畸形）内含透明、淡黄色水样囊液；血管瘤含血性液体；根端囊肿内含草黄色液体；牙源性角化囊性瘤内含黄白色角蛋白样物质。

16. 以下哪种囊肿不属于发育性囊肿

A. 鳃裂囊肿　　B. 鼻腭囊肿　　C. 血外渗性囊肿

D. 球上颌囊肿　　E. 甲状舌管囊肿

【答案】C

【解析】口腔颌面部发育性囊肿为鳃裂囊肿、鼻腭囊肿、球上颌囊肿、甲状舌管囊肿；血外渗性囊肿为损伤后引起骨髓内出血机化伸出后而形成，与发育本身无关。

17. 口腔颌面部因炎症而引起的囊肿主要是

A. 根尖囊肿　　B. 黏液囊肿　　C. 舌下囊肿

D. 始基囊肿　　E. 牙龈囊肿

【答案】A

【解析】根尖囊肿是有根尖肉芽肿、慢性炎症的刺激导致。其余囊肿和炎症无关。

18. 被称为“滤泡囊肿”的是

A. 始基囊肿　　B. 含牙囊肿　　C. 角化囊肿

D. 根尖囊肿　　E. 鳃裂囊肿

【答案】B

【解析】含牙囊肿又称滤泡囊肿。发生于牙冠或者牙根形成之后，在缩余釉上皮与牙冠之间出现液体渗出而形成的。始基囊肿由成釉器星网状层变性而形成。根尖囊肿为根尖周炎性病变如根尖肉芽肿、根尖脓肿发展而来。

19. 沃辛瘤病史特点包括

A. 多见于男性，男女比例约 6∶1　　B. 好发于 40 ～ 70 岁中老年

C. 发病可能与吸烟有关　　D. 有消长史

E. 以上均是特点

【答案】E

【解析】沃辛瘤又名腺淋巴瘤。除A、B、C、D外还有以下特点：肿瘤多位于腮腺后下极，多呈圆形或卵圆形，表面光滑，质地较软，有时有弹性感，常呈多发性，^{99m}Tc核素呈“热结节”。

20. 体位试验阳性的肿瘤是

A. 海绵状血管瘤　　B. 牙龈瘤　　C. 角化囊性瘤

D. 成釉细胞瘤　　E. 神经鞘瘤

【答案】A

【解析】静脉畸形（海绵状血管瘤）体位移动试验阳性；血管瘤穿刺出血性液体；角化囊性瘤内含黄、白色角蛋白样物质；成釉细胞瘤囊腔内含黄褐色囊液；神经鞘瘤穿刺出不凝固的血性液体。

21. 以下关于海绵状血管瘤的叙述哪项是错误的

A. 表浅肿瘤呈现蓝色或紫色　　B. 扪之柔软，可被压缩

C. 有时可扪到静脉石　　D. 扪诊有震颤感，听诊有吹风样杂音

E. 体位移动试验阳性

【答案】D

【解析】海绵状血管瘤就是静脉畸形，其特点为表浅肿瘤呈现蓝色或紫色；扪之柔软，可被压缩；有时可扪到静脉石；体位移动试验阳性。动静脉畸形（蔓状血管瘤）扪诊有震颤感，听诊有吹风样杂音。

22. 下列哪种血管病变可扪到静脉石

A. 葡萄酒斑状毛细血管瘤　　B. 杨梅样毛细血管瘤　　C. 血管痣

D. 海绵状血管瘤　　E. 蔓状血管瘤

【答案】D

【解析】海绵状血管瘤就是静脉畸形，其特点为体位试验阳性，有时可扪到静脉石；微静脉畸形（葡萄酒斑状毛细血管瘤）特点为指压试验阳性；动静脉畸形（蔓状血管瘤）扪诊有震颤感，听诊有吹风样杂音。

23. 以下哪项不是静脉畸形的临床特点

A. 体位试验阳性　　B. 表浅肿瘤呈蓝色或紫色　　C. 有时可扪到静脉石

D. 扪之柔软，有压缩性　　E. 触诊有震颤感，听诊有吹风样杂音

【答案】E

【解析】静脉畸形临床特点为：呈蓝色或紫色；扪之柔软，可被压缩；有时可扪到静脉石；体位移动试验阳性。动静脉畸形（蔓状血管瘤）临床特点为震颤感，听诊有吹风样杂音。

24. 葡萄酒斑状血管瘤属于

A. 毛细管型血管瘤　　B. 海绵状血管瘤　　C. 混合型血管瘤

D. 蔓状血管瘤　　E. 杨梅状血管瘤

【答案】A

【解析】葡萄酒斑状血管瘤也称微静脉畸形，属于毛细管型血管瘤；海绵状血管瘤也称静脉畸形；蔓状血管瘤也称动静脉畸形。

25. 恶性淋巴瘤的治疗应首选

A. 手术加化疗　　B. 手术加放疗　　C. 化疗加放疗

D. 中药治疗　　E. 热疗

【答案】C

【解析】恶性淋巴瘤对放疗和化疗比较敏感，故首选。

26. 以下关于舌癌的叙述，哪项是错误的

A. 以鳞癌多见　　B. 多发生于舌缘，恶性程度高

C. 常发生早期颈部淋巴结转移　　D. 舌根部癌可向茎突后及咽部的淋巴转移

E. 转移途径多为直接浸润和种植转移

【答案】E

【解析】舌癌以鳞状细胞癌多见；多发生于舌缘，恶性程度高；常发生早期颈淋巴结转移，且转移率较高。

27. 长期吸雪茄烟和烟斗的人易发生

A. 牙龈癌　　B. 舌癌　　C. 颊黏膜癌

D. 腭癌　　E. 唇癌

【答案】E

【解析】长期吸雪茄和烟斗易发生唇癌，是热因素刺激导致。

28. 以下哪项不是上颌窦癌的临床特点
A. 早期无症状，不易发现
B. 以鳞癌为常见
C. 肿瘤发生在不同部位可出现不同症状，如鼻塞、复视、牙齿松动、张口受限等
D. 早期即有明显骨质破坏
E. 远处转移较少见
【答案】D
【解析】上颌窦癌以鳞癌最常见；发生在上颌窦内，早期无症状，也不发生骨质破坏，不容易被发现。
考点：中央型颌骨癌和上颌窦癌早期都不易被发现。
29. 由小痣细胞组成，位于真皮内的是
A. 交界痣　　B. 皮内痣　　C. 复合痣
D. 毛痣　　E. 雀斑样痣
【答案】B
【解析】位于真皮内的为皮内痣，由小痣细胞构成，不会恶变；痣细胞在表皮和真皮交界处为交界痣，为大痣细胞构成，可能恶变成恶性黑色素瘤；混合痣为皮内痣和交界痣的混合。
30. 以下哪一项是皮样囊肿和表皮样囊肿所独有的特征
A. 生长缓慢　　B. 多见于儿童、年轻人　　C. 触诊坚韧而有弹性，似面团样
D. 境界清　　E. 一般无自觉症状
【答案】C
【解析】皮样囊肿囊壁较厚，由皮肤和皮肤附件构成，囊腔内含有脱落的上皮细胞、皮脂腺、汗腺和毛发等结构。表皮样囊肿囊壁中无皮肤附件。其特征性特点为：触诊坚韧而有弹性，似面团样。
31. 临床上最多见的鳃裂囊肿来源于
A. 第一鳃裂　　B. 第二鳃裂　　C. 第三鳃裂
D. 第四鳃裂　　E. 胸腺咽管
【答案】B
【解析】临床上最多见的是鳃裂囊肿来源于第二鳃裂。
32. 口腔颌面部常见的临界瘤是
A. 根尖囊肿　　B. 角化囊性瘤　　C. 始基囊肿
D. 成釉细胞瘤　　E. 血管外渗性囊肿
【答案】D
【解析】成釉细胞瘤为口腔颌面最常见的临界瘤。
33. 口腔颌面部恶性肿瘤较常发于年龄段为
A. 20 岁以下　　B. 20 ～ 30 岁　　C. 30 ～ 40 岁
D. 40 ～ 60 岁　　E. 60 岁以上
【答案】D
34. 容易发生恶变的颌骨囊肿是
A. 根尖囊肿　　B. 角化囊肿　　C. 始基囊肿
D. 含牙囊肿　　E. 血管外渗性囊肿
【答案】B
【解析】牙源性角化囊肿因为囊壁薄，且周围有子囊和卫星囊，易复发，易恶变。
35. 最容易发生恶变的色素痣是
A. 雀斑样色素痣　　B. 复合痣　　C. 交界痣
D. 皮内痣　　E. 毛痣
【答案】C
【解析】痣细胞在表皮和真皮交界处为交界痣，为大痣细胞构成，可能恶变成恶性黑色素瘤。
36. 对放射线敏感的肿瘤是
A. 恶性黑色素瘤　　B. 颌骨骨肉瘤　　C. 脂肪肉瘤
D. 恶性淋巴瘤　　E. 基底细胞癌
【答案】D
【解析】恶性黑色素瘤、颌骨骨肉瘤、脂肪肉瘤属对放射线不敏感的肿瘤，故 A、B、C 排除。基底细胞癌

属对放射线中度敏感的肿瘤，排除E。恶性淋巴瘤对放射线敏感，故本题选D。

【破题思路】

放射线敏感	恶性淋巴瘤、淋巴上皮癌、浆细胞肉瘤、尤文（Ewing）肉瘤、未分化癌等
放射线中度敏感	鳞状细胞癌及基底细胞癌
放射线不敏感	腺癌、恶性黑色素瘤、骨肉瘤、纤维肉瘤、肌肉瘤（胚胎性横纹肌肉瘤除外）、脂肪肉瘤等

37. 易复发可恶变的颌骨囊肿是

A. 根端囊肿　B. 始基囊肿　C. 含牙囊肿
D. 角化囊性瘤　E. 外渗性囊肿

【答案】D

【解析】角化囊肿现称牙源性角化囊性瘤，具有潜在的侵袭性和浸润性生长的生物学行为，其生长方式特殊，术后有较高的复发倾向，可以癌变，国内报道为2.65%，故本题选D。

38. 最少发生区域性淋巴结转移的恶性肿瘤是

A. 鳞状细胞癌　B. 基底细胞癌　C. 淋巴上皮癌
D. 腺上皮癌　E. 未分化癌

【答案】B

【解析】鳞状细胞癌常向区域淋巴结转移，晚期可发生远处转移，故A排除。淋巴上皮癌有区域性淋巴结转移的倾向，10%～40%患者颈淋巴结受累，故排除C。腺性上皮癌（黏液表皮癌、腺癌、腺样囊性癌、恶性多形性腺瘤、腺泡细胞癌等），大多数唾液腺恶性肿瘤属腺上皮癌，可发生区域性淋巴结转移，故排除D。未分化癌较之鳞状细胞癌恶性程度更高，发生区域淋巴结转移的概率更高，故排除E。基底细胞癌较鳞状细胞癌恶性程度为低，一般不发生区域性淋巴结转移，故本题选B。

39. 发生于舌下腺的肿瘤其恶性肿瘤所占比例大约占

A. 30%　B. 10%　C. 50%
D. 70%　E. 90%

【答案】E

【解析】舌下腺肿瘤中，恶性肿瘤的比例高达90%，良性肿瘤只占极少数（10%）。故本题选E。

40. 舌癌区域性淋巴结转移早的原因

A. 生长快　B. 舌淋巴丰富　C. 距区域淋巴结近
D. 舌机械活动频繁　E. 舌淋巴及血运丰富，舌活动频繁

【答案】E

【解析】舌癌常发生早期颈淋巴结转移，且转移率较高，因舌体具有丰富的淋巴管和血液循环，加以舌的机械运动频繁。故本题选E。

41. 关于良性肿瘤特点的叙述，哪项是错误的

A. 永不威胁生命　B. 细胞分化程度高　C. 多呈膨胀性生长
D. 有包膜，界限清，少数可恶变　E. 肿瘤细胞与癌源组织细胞相似

【答案】A

【解析】良性肿瘤的细胞分化良好，细胞形态和结构与正常组织相似，故排除B、E。多呈膨胀性生长，排除C。有包膜，不侵犯周围组织，界限较清，可移动，少数可恶变，排除D。良性肿瘤生长在一些重要部位，如舌根、软腭等，如不及时治疗，也可发生呼吸、吞咽困难，威胁人的生命，故本题选A。

42. 以耳垂为中心结节样肿块首先考虑为

A. 腮腺混合瘤　B. 皮脂腺囊肿　C. 耳下淋巴结
D. 脂肪瘤　E. 神经鞘瘤

【答案】A

【解析】腮腺混合瘤又称多形性腺瘤，为口腔颌面部最常见的肿瘤之一。肿瘤多表现为耳下区的韧实肿块，表面呈结节状，边界清楚，中等硬度，与周围组织不粘连，有移动性，无压痛。从发病部位来确定，A项的发生概率较高。故本题选A。

43. 口腔癌好发于

A. 口腔黏膜　B. 颌骨组织　C. 腮腺组织

D. 颌下腺组织　　E. 面部皮肤

【答案】A

【解析】口腔癌是指发生于口腔黏膜的鳞状细胞癌，故本题选 A。

44. 颈淋巴结转移率最高，且早期转移的肿瘤是

A. 舌癌　　B. 唇癌　　C. 颊癌

D. 牙龈癌　　E. 上颌窦癌

【答案】A

【解析】舌癌常早期发生淋巴结转移，且转移率较高，故选 A。唇癌的转移较其他口腔癌为少见，且转移时间较迟，故 B 排除。颊癌常转移至面淋巴结、下颌下及颈深上淋巴结，有时也可转移至腮腺淋巴结，但转移常发生于晚期，故 C 排除。下牙龈癌较上牙龈癌淋巴结转移早，同时也较多见，但发生早期转移的说法不准确，故 D 排除。上颌窦癌常转移至下颌下及颈上部淋巴结，有时可转移至耳前及咽后淋巴结，故排除 E。

45. 根治舌下腺囊肿的方法是

A. 抽出囊液　　B. 抽出囊液，注入 2% 碘酊　　C. 摘除囊肿

D. 摘除囊肿及舌下腺　　E. 行袋形缝合术

【答案】D

【解析】根治舌下腺囊肿的方法是摘除舌下腺，故本题选 D。舌下腺囊肿是特指发生于口底的黏液囊肿。单纯地去除囊肿并不能从根源上断绝舌下腺囊肿的形成，故排除 A、B、C；袋形缝合术一般指不耐受手术的患者以及婴儿的治疗方法，亦排除 E。

46. 囊壁中含有皮肤附件结构的囊肿是

A. 皮脂腺囊肿　　B. 皮样囊肿　　C. 表皮样囊肿

D. 鳃裂囊肿　　E. 甲状舌管囊肿

【答案】B

【解析】皮脂腺囊肿主要是由于皮脂腺排泄管阻塞的潴留性囊肿，排除 A。鳃裂囊肿囊壁厚薄不均，含有淋巴样组织，通常多覆有复层鳞状上皮，少数则被以柱状上皮，排除 D。甲状舌管囊肿囊壁可内衬假复层纤毛柱状上皮或复层鳞状上皮，纤维性囊壁内偶见甲状腺或黏液腺组织，排除 E。皮样囊肿囊壁较厚，可见皮肤和皮肤附件，故本题选 B。囊壁中无皮肤附件者，则为表皮样囊肿。故排除 C。

47. 最多发生双侧颈淋巴结转移的肿瘤是

A. 舌癌　　B. 口底癌　　C. 颊癌

D. 腭癌　　E. 上颌窦癌

【答案】B

【解析】舌癌的颈淋巴结转移常发生于一侧，故 A 排除。颊癌常转移至面淋巴结、下颌下及颈深上淋巴结，有时也可转移至腮腺淋巴结，并未有关于其单双侧的叙述，故 C 排除。硬腭癌的转移主要是向颈深上淋巴结，有时双侧淋巴结可累及，但较口底癌少见，故 D 排除。上颌窦癌常转移至下颌下及颈深上淋巴结，有时可转移至耳前及咽后淋巴结，并未有关于其单双侧的叙述，E 排除。而口底癌常早期发生淋巴结转移，转移率仅次于舌癌，并常发生双侧颈淋巴结转移，故选 B。

48. 关于牙龈癌的叙述，哪项是错误的

A. 多为鳞癌　　B. 男性多于女性，以溃疡型最多见　　C. 早期向牙槽突及颌骨浸润

D. 下牙龈发病率高于上牙龈　　E. 上牙龈癌比下牙龈癌转移早

【答案】E

【解析】牙龈癌多为分化度较高的鳞状细胞癌，故 A 排除。男性多于女性，生长缓慢，以溃疡型多见，故 B 排除。早期向牙槽突及颌骨浸润，使骨质破坏，引起牙松动和疼痛，故 C 排除。下牙龈癌较上牙龈癌多见，故 D 排除。下颌牙龈癌比上颌牙龈癌淋巴结转移早，同时也较多见，故本题选 E。

49. 口腔颌面部最常见的恶性肿瘤是

A. 未分化癌　　B. 腺源性上皮癌　　C. 鳞状上皮细胞癌

D. 恶性淋巴瘤　　E. 多形性腺瘤

【答案】C

【解析】鳞状细胞癌是口腔颌面部最常见的恶性肿瘤，故本题选 C。

50. 皮样囊肿和表皮样囊肿的主要区别是

A. 皮样囊肿内不含角化物　　B. 表皮样囊肿内不含角化物

C. 皮样囊肿的囊壁不含皮肤附属结构　　D. 表皮样囊肿的囊壁含皮肤附属结构

E. 皮样囊肿含一种或多种皮肤附属结构

【答案】E

【解析】皮样囊肿或表皮样囊肿为胚胎发育时期遗留于组织中的上皮细胞发展而形成的囊肿，后者也可由于损伤、手术使上皮细胞植入而形成。而囊壁中无皮肤附件者，则为表皮样囊肿，故皮样囊肿和表皮样囊肿的主要区别为囊壁中有无皮肤附件，故本题选 E。

51. 当白细胞和血小板下降到什么状态时，应考虑停用化疗药

A. 白细胞 4.0×10⁹/L，血小板 100×10⁹/L
B. 白细胞 3.0×10⁹/L，血小板 100×10⁹/L
C. 白细胞 4.0×10⁹/L，血小板 80×10⁹/L
D. 白细胞 3.0×10⁹/L，血小板 80×10⁹/L
E. 白细胞 3.0×10⁹/L，血小板 60×10⁹/L

【答案】D

【解析】当白细胞下降到 3.0×10⁹/L，血小板降到 80×10⁹/L，应予停药，白细胞严重减少时，应给予抗生素或丙种球蛋白以预防感染。必要时应输入鲜血或行成分输血。故本题选 D。

52. 甲状舌管囊肿好发在颈中线的

A. 舌骨上部
B. 舌骨下部
C. 舌根部
D. 舌骨上、下部
E. 胸骨切迹上

【答案】D

【解析】甲状舌管囊肿可发生于颈正中线，自舌盲孔至胸骨切迹间的任何部位，但以舌骨上下部最为常见，故本题选 D。

53. 第二鳃裂瘘的外口常见于

A. 耳垂周围
B. 下颌角处
C. 胸锁乳突肌前缘中 1/3 与上 1/3 交界处
D. 胸锁乳突肌前缘中 1/3 与下 1/3 交界处
E. 胸锁乳突肌前缘下 1/3 处

【答案】D

【解析】第一鳃裂：内口—外耳道、外口—耳垂。第二鳃裂：内口—咽侧壁，外口—颈中下 1/3。第三鳃裂：内口—梨状隐窝或食管入口部、外口—颈根区。第二鳃裂瘘的外口常见于胸锁乳突肌前缘中 1/3 与下 1/3 交界处，故本题答案为 D。

54. 多形性腺瘤的恶变率有

A. 10% 以下
B. 15% ～ 20%
C. 30% 左右
D. 50% 左右
E. 60% 左右

【答案】A

【解析】一般认为，有 3% ～ 4% 的多形性腺瘤发生恶性转化，尤其长期存在的多形性腺瘤癌变的危险性增高，故本题选 A。

55. 甲氨蝶呤属于哪类抗肿瘤药物

A. 细胞毒素类
B. 抗代谢类
C. 抗生素类
D. 激素类
E. 植物类

【答案】B

【解析】抗癌药物分类为多种。细胞毒素类：氮芥、环磷酰胺。抗生素类：平阳霉素、博来霉素、阿霉素、表柔比星。抗代谢类：甲氨蝶呤、氟尿嘧啶。激素类：肾上腺皮质激素。植物类：紫杉醇、长春新碱。

56. 下列哪项检查要用造影显示

A. 根尖囊肿
B. 鼻腭管囊肿
C. 甲状舌管瘘
D. 孤立性骨囊肿
E. 角化囊肿

【答案】C

【解析】造影是通过摄入含原子序数高的元素物质，然后在欲诊断的体内部位摄取放射照片以供医学诊断。一般为缺乏自然对比的结构或器官，可将密度高于或低于该结构或器官的物质引入器官内或其周围间隙，使之产生对比显影。碘油造影可明确甲状舌管囊肿的瘘管行径。本题答案 C。

57. 确定唾液腺占位性病变首选的检查方法为

A. 唾液腺平片
B. 唾液腺造影术
C. B 超
D. CT
E. 磁共振成像（MRI）

【答案】C

【解析】B 超对于腮腺病变较实用，可以判断有无占位性病变以及肿瘤的大小，评估大致的性质。首选 B

超检查。CT检查特别适用于腮腺深叶肿瘤，尤其是与咽旁肿瘤难以区分者，以及范围非常广泛的肿瘤。唾液腺造影对于唾液腺炎症及舍格伦综合征的诊断价值虽很高，但在肿瘤方面，其诊断价值已逐渐被B超、CT及MRI等所取代。故本题选C。

58. 下列哪个选项是非唾液腺造影的适应证

A. 涎腺慢性炎症　　B. 舍格伦综合征　　C. 涎瘘
D. 涎腺急性炎症　　E. 涎腺导管阴性结石

【答案】D

【解析】唾液腺造影禁忌证：碘过敏者、涎腺急性炎症期、唾液腺阳性结石。故排除A、B、C、E。本题答案为D。

59. 不属于牙源性颌骨囊肿的为

A. 始基囊肿　　B. 甲状舌管囊肿　　C. 含牙囊肿
D. 根尖囊肿　　E. 滤泡囊肿

【答案】B

【解析】牙源性颌骨囊肿有三种：根端囊肿、始基囊肿、含牙囊肿（滤泡囊肿）。口腔颌面部软组织囊肿分为四种：皮脂腺囊肿、皮样和表皮样囊肿、甲状舌管囊肿、鳃裂囊肿。

60. 淋巴管畸形好发部位不包括

A. 腭部　　B. 舌部　　C. 颊部
D. 唇部　　E. 颈部

【答案】A

【解析】淋巴管畸形好发部位包括舌、唇、颊、颈部。

61. 成釉细胞瘤的穿刺液常为

A. 淡黄色　　B. 不凝的血性液体　　C. 清亮的黏液
D. 褐色液体　　E. 草黄色液体

【答案】D

【解析】成釉细胞瘤囊腔内含黄褐色囊液；囊性水瘤（大囊性淋巴管畸形）内含透明、淡黄色水样囊液；血管瘤含血性液体；根端囊肿内含草黄色液体。

62. 不属于蔓状血管瘤临床表现的是

A. 体位移动试验阳性　　B. 表面皮温高　　C. 扪诊有震颤感
D. 听诊有吹风样杂音　　E. 肿瘤高起呈念珠状

【答案】A

【解析】蔓状血管瘤又称葡萄状血管瘤，也称动静脉畸形，高出皮肤呈半圆状隆起，皮肤往往潮红及毛细血管扩张，局部温度增高，B不选。扪之有震颤感，C不选。触有搏动感，压之肿块缩小，压紧时搏动消失，听诊可闻及血管杂音，D不选。病变处隆起，血管扩张增生，E不选。A项为海绵状血管瘤（静脉畸形）临床特点，与本题目不符合。此题选A。

63. 关于唇癌的描述错误的是

A. 唇癌主要是鳞癌　　B. 唇癌多发于下唇
C. 唇癌一般以手术治疗为主　　D. 下唇癌常向颏下及下颌下淋巴结转移
E. 唇癌较其他口腔癌易发生颈淋巴结转移

【答案】E

【解析】唇红部发生的癌几乎都为鳞癌，所以A正确。唇癌上下唇均可发生，以下唇多见，所以B正确。早期唇癌可采用外科手术治疗，所以C正确。上唇癌转移率高于下唇，转移淋巴结多为颏下、颌下及颈深上淋巴结，所以D正确。唇癌的颈淋巴结转移率较低，所以E错误，故此题选E。

64. 牙龈瘤的起因多为

A. 激素代谢紊乱　　B. 过勤的刷牙　　C. 机械及慢性炎症刺激
D. 家族遗传史　　E. 自发性病变，无明确原因

【答案】C

【解析】牙龈瘤非真性肿瘤，仅为诊断学名词。其病因为局部机械性和炎症刺激。

65. 患者，49岁。因左下牙疼痛2个月，下唇麻木3周就诊。曲面断层片示左下颌骨体区2cm×3cm的低密度溶骨破坏区，边界不清呈虫蚀状，无死骨形成及新骨增生，最可能的诊断是

A. 下颌骨骨髓炎　　B. 成釉细胞瘤　　C. 角化囊肿

D. 含牙囊肿　　E. 原发性骨内癌

【答案】E

【解析】下唇麻木常是中央性颌骨癌的首要症状，X线早期表现为虫蚀状。故此题选E。

66. 患者，男，60岁。右侧鼻翼有1个深棕色结节7年，近2周出现疼痛并长大。检查见：结节1cm×3cm大小，表面有破溃，深棕色，周围皮肤出现多个黑色点状小结节。最可能的临床诊断为

A. 皮内痣恶变　　B. 复合痣恶变　　C. 交界痣恶变

D. 毛痣恶变　　E. 雀斑样色素痣恶变

【答案】C

【解析】深棕色结节考虑是痣，近期发生疼痛、增大、破溃、结节，考虑发生恶变。最容易发生恶变的痣是交界痣。

67. 最常引起牙根吸收的颌骨病变是

A. 角化囊性瘤　　B. 根端囊肿　　C. 残余囊肿

D. 成釉细胞瘤　　E. 牙源性黏液瘤

【答案】D

【解析】成釉细胞瘤和牙源腺性黏液瘤均可造成牙根的吸收，呈截断性吸收，但后者没有前者常见，所以D正确，不选E。其余3个选项的病变一般都不会造成牙根的吸收，排除A、B、C。本题选D。

68. 不属于口腔癌“无瘤”手术要求的是

A. 保证手术在正常组织内进行　　B. 避免切破肿瘤，勿挤压瘤体

C. 不宜整块挖出，暴露的肿瘤面覆以纱布、缝包　　D. 创口缝合前大量低渗盐水冲洗，化疗药物湿敷

E. 创口缝合时更换手套及器械

【答案】C

【解析】“无瘤原则”要求整体扩大切除，绝对不可分块，防止种植性转移。

69. 男，56岁。左颊黏膜下肿物半年逐渐增大，轻度疼痛，近来在进食时常咬颊。造成局部黏膜糜烂。检查见左颊肿块约2cm×2cm大小，界限不清。表面黏膜糜烂，质地硬。该患者最可能的诊断是

A. 鳞状细胞癌　　B. 淋巴瘤　　C. 特异性感染

D. 腺上皮恶性肿瘤　　E. 良性肿瘤伴感染

【答案】A

【解析】此患者的肿物增大迅速，轻度疼痛，检查见界限不清，为恶性肿瘤倾向，所以排除C、E。淋巴瘤为进行性、无痛性淋巴结增生，此患者症状不符，所以B不选。腺上皮恶性肿瘤发生的部位应该在腮腺附近，所以排除D。此患者最有可能的诊断是鳞状细胞癌，故选A。

70. 对放射线不敏感的肿瘤是

A. 未分化癌　　B. 恶性淋巴瘤　　C. 鳞状细胞癌

D. 恶性淋巴上皮瘤　　E. 骨肉瘤

【答案】E

【解析】颌骨骨肉瘤属对放射线不敏感的肿瘤；鳞状细胞癌属对放射线中度敏感的肿瘤，排除C。未分化癌、淋巴瘤、恶性淋巴上皮瘤均对放射线敏感；故本题选E。

71. 恶性黑色素瘤首选的治疗法是

A. 手术治疗　　B. 放射治疗　　C. 化疗

D. 免疫治疗　　E. 冷冻治疗

【答案】E

【解析】恶性黑色素瘤首选治疗方案为原发灶首选冷冻治疗→化学治疗→颈部选择性或治疗性清扫术→免疫治疗。

72. 关于牙龈瘤临床特点的叙述错误的是

A. 来源于牙槽骨　　B. 非真性肿瘤　　C. 切除后易复发

D. 与内分泌有关　　E. 通常分为三型

【答案】A

【解析】牙龈瘤来源于牙周膜及牙槽突的结缔组织，和内分泌相关，和激素有关，分为纤维型、血管型、巨细胞型三种，非真性肿瘤，但切除后易复发。故本题答案是A，而B、C、D、E的叙述正确。

73. 关于中央性颌骨癌临床特点的叙述错误的是

A. 主要来自牙胚成釉上皮的剩余细胞　　B. 好发于上颌骨

C. 多伴下唇麻木　D. 预后较差
E. X 线表现有溶骨破坏
【答案】B
【解析】中央性颌骨癌好发于下颌骨，且恶性程度高，其余均正确，故本题答案是 B。
74. 近年来女性口腔癌发病率的变化趋势是
A. 上升　B. 下降　C. 不变
D. 无规律　E. 波浪式
【答案】A
【解析】近年来女性吸烟饮酒者增多，生活压力增大，接受不良刺激增加。口腔癌发生率呈上升态势。故本题答案是 A。
75. 口腔癌中发病率居第二位的是
A. 腭癌　B. 颊癌　C. 唇癌
D. 口底癌　E. 舌癌
【答案】B
【解析】口腔癌中发病率居第二位的是颊癌或牙龈癌。发病率居第一位的是舌癌。故本题答案是 B。易误选 E。
76. 口腔颌面部脓肿形成后，主要的治疗措施是
A. 大剂量抗生素　B. 对症治疗　C. 大剂量激素
D. 脓肿切开引流和应用抗生素　E. 局部外敷中药
【答案】D
【解析】口腔颌面感染治疗原则是：局部为主，全身为辅。故本题答案是脓肿切开引流和应用抗生素。易误选 C。
77. 男，50 岁。左耳垂后下肿胀、破溃后有脓液流出，其中可见针尖大小淡黑色颗粒，经化验为硫黄颗粒。对于该病最有效的药物是
A. 大环内酯类（红霉素等）　B. 青霉素族　C. 喹诺酮类（诺氟沙星等）
D. 氨基糖苷类（链霉素等）　E. 硝基咪唑类抗生素（甲硝唑等）
【答案】B
【解析】题干中硫黄颗粒是放线菌病的典型临床表现。放线菌病的治疗首选药物为青霉素。因此应选 B。
78. 皮脂腺囊肿的特征性表现是
A. 生长缓慢，时大时小　B. 大小不一，多为圆形
C. 与皮肤粘连，病变中央有小色素点　D. 质软，无压痛，有波动感
E. 边界清楚，无浸润
【答案】C
【解析】皮脂腺囊肿为潴留性囊肿，其特征性表现是病变中央有小色素点。考虑为堵塞的排泄管。
79. 腮腺区低分化黏液表皮样癌的治疗不宜
A. 面神经保留不能勉强　B. 一般不做颈淋巴清扫术　C. 术后辅助放疗
D. 疑有血行转移可辅以化疗　E. 涉及下颌骨时，应行下颌骨部分切除
【答案】B
【解析】腮腺黏液表皮样癌治疗方法根据病理性质：低分化者手术做大，做选择性颈淋巴清扫术，不保留面神经；高分化者手术做小，不做颈部淋巴清扫术，保留面神经；故本题答案是 B。易误选 D。
80. 舌下腺囊肿治疗中错误的是
A. 摘除舌下腺　B. 口外型需从口外入路　C. 口外型术后需加压包扎
D. 囊壁可不摘除　E. 舌下腺摘除后需放置引流物
【答案】B
【解析】舌下腺囊肿治疗中关键是摘除舌下腺。不管是口内还是口外型，手术切口有且只能在口内入路。故本题答案是 B（该项的叙述是错误的）。
81. 始基囊肿属于
A. 胚胎性软组织囊肿　B. 潴留囊肿　C. 牙源性囊肿
D. 面裂囊肿　E. 血外渗性囊肿
【答案】C

【解析】此题是基本概念题。始基囊肿发生于成釉器发育的早期阶段，是星形网状层发生变性、液体渗出蓄积而形成的囊肿，与牙的发育有关，属于牙源性囊肿（根端囊肿、始基囊肿、含牙囊肿）。选项B潴留囊肿有皮脂腺囊肿、黏液囊肿；选项D面裂囊肿有鼻唇囊肿、鼻腭管囊肿、正中囊肿、球状上颌囊肿。

82. 囊肿壁中含皮肤附件的是

A. 甲状舌管囊肿　　B. 皮样囊肿　　C. 表皮样囊肿

D. 角化囊性瘤　　E. 舌下腺囊肿

【答案】B

【解析】囊肿壁中含皮肤附件的是皮样囊肿，穿刺出豆腐渣样物质。故本题答案是B。

【破题思路】

囊肿	特点
皮脂腺囊肿	“小色素点”、白色凝乳状皮脂腺分泌物
皮样囊肿	扪诊“面团感”，白色豆腐渣样分泌物
角化囊性瘤	囊内容物黄、白色角蛋白样（皮脂样）物质
舌下腺囊肿	单纯型、口外型、哑铃型；内容物“蛋清样”

83. 下列关于疣状癌的论述错误的是

A. 是口腔鳞状细胞癌的一型　　B. 呈外生性生长　　C. 生长缓慢，有局部侵蚀性

D. 一般不转移　　E. 核分裂多见，易转移

【答案】E

【解析】疣状癌是一种少见的鳞状细胞癌亚型，低度恶性，极少转移。

84. 下列是牙源性角化囊肿易复发的原因，除了

A. 囊壁薄　　B. 可能存在多发病灶　　C. 同一病灶内有多个囊腔

D. 可能存在子囊　　E. 囊肿内有角化物

【答案】E

【解析】牙源性角化囊肿是典型的牙源性囊肿，其特点之一是较易复发，原因是囊壁薄，可能存在多个病灶，多囊，囊壁上有子囊等。并非有角化物。

85. 属于抗代谢的化疗药物是

A. 长春新碱　　B. 平阳霉素　　C. 顺铂

D. 甲氨蝶呤　　E. 环磷酰胺

【答案】D

【解析】抗癌药物分类为多种。细胞毒素类：氮芥、环磷酰胺。抗生素类：平阳霉素、博来霉素、阿霉素、表柔比星。抗代谢类：甲氨蝶呤、氟尿嘧啶。激素类：肾上腺皮质激素。植物类：长春新碱。

86. 属于口腔癌瘤一级预防的是

A. 早发现　　B. 早诊断　　C. 早治疗

D. 病因预防　　E. 防止复发

【答案】D

【解析】一级预防：病因预防。二级预防：三早。三级预防：根治肿瘤、延长寿命、减轻病痛以及防止复发等。故本题答案是D。易误选C。

87. 男，18岁。左面颊部皮脂腺囊肿感染反复发作，分析原因，主要是

A. 抗生素用量不足　　B. 感染细菌的抗药性强　　C. 未及时切除病灶

D. 引流不畅　　E. 全身抵抗力差

【答案】C

【解析】左面颊部皮脂腺囊肿首选手术治疗，根治病灶。感染反复发作，分析原因主要是未及时切除病灶。故本题答案是C。易误选B。

88. 男，21岁。右下颌骨膨隆近半年，无自觉症状，临床初诊为成釉细胞瘤。拍摄曲面断层片，其X线表现为

A. 分房大小一致，牙根水平吸收　　B. 房隔不清，边缘无切迹，牙根移位

C. 分房不清，房隔粗大，有骨化现象　D. 分房不清，有骨质破坏和骨膜反应
E. 分房大小不均，边缘有切迹，牙根吸收，房隔清楚
【答案】E
【解析】分房大小不均，边缘有切迹，牙根吸收，房隔清楚为成釉细胞瘤的特征性 X 线表现。故本题答案是 E。
89. 男，25 岁。舌骨上囊性肿块 2 年余，临床确诊为甲状舌管囊肿，正确的治疗方法是
A. 完整摘除囊肿　B. 在舌骨表面剥离囊肿　C. 切除囊肿及舌骨中段
D. 囊腔内注射硬化剂　E. 切开引流、减压
【答案】C
【解析】甲状舌管囊肿手术需要切除三个部分：甲状舌管、囊肿、舌骨中份（舌囊肿和舌骨中份粘连，存在细微的副管）。若不切除一部分舌骨易复发。故本题答案是 C。易误选 B。
90. 男，26 岁。发现右面部膨隆 1 个月。曲面断层片显示右下颌骨体后部及下颌支多房型透影区，部分呈蜂窝状改变，下颌支骨质膨胀明显，下颌第三磨牙移位。此种 X 线表现最可能的诊断是
A. 根尖囊肿　B. 含牙囊肿　C. 成釉细胞瘤
D. 牙源性角化囊肿　E. 骨纤维异常增殖症
【答案】C
【解析】曲面断层片显示右下颌骨体后部及下颌支多房型透影区，部分呈蜂窝状改变，下颌支骨质膨胀明显，下颌第三磨牙移位。此种 X 线表现最可能的诊断是成釉细胞瘤。应与角化囊肿鉴别，后者一般为单房，不造成牙移位。故本题答案是 C。易误选 B。选项 B 含牙囊肿，牙冠位囊内，囊肿包绕牙冠釉牙骨质界（牙颈部）。
91. 男，65 岁。左腮腺后下极可触及 2.0cm×2.0cm 大小质软肿物，肿物有消长史，核素扫描可见浓聚表现，此肿物最可能是
A. 慢性淋巴结炎　B. 多形性腺瘤　C. Warthin 瘤
D. 黏液表皮样癌　E. 腺样囊性癌
【答案】C
【解析】Warthin 瘤即腺淋巴瘤，质软肿物，且有消长史，锝核素扫描可见浓聚表现。此肿物最可能是 Warthin 瘤，因符合 Warthin 瘤的特征表现。故本题答案是 C。
92. 男，66 岁。上颌窦癌出现流泪症状。原因是肿瘤侵犯了
A. 上颌窦上壁　B. 上颌窦内上壁　C. 上颌窦内下壁
D. 同侧鼻腔　E. 上颌窦后壁
【答案】B
【解析】上颌窦癌出现流泪症状，原因是肿瘤侵犯了上颌窦内上壁。流泪是因为肿瘤导致鼻泪管阻塞。故本题答案是 B。易误选 D。
93. 女，54 岁。发现左下牙龈菜花样溃疡 2 个月，无下唇麻木症状。活检诊为“鳞癌Ⅰ级”。查见溃疡 3cm×2cm 大小，颌面、颈部未触及明显肿大淋巴结。对该患者应首先补充的局部检查是
A. CT　B. B 超　C. 曲面断层
D. 核素骨扫描　E. PET
【答案】C
【解析】牙龈癌确诊后，应行曲面断层检查，观察有无侵犯牙槽突或颌骨。
（94～96 题共用备选答案）
A. 氮芥　B. 平阳霉素　C. 甲氨蝶呤
D. 长春新碱　E. 顺铂
94. 属植物类抗癌药物是
95. 属代谢类抗癌药物是
96. 属细胞毒素类抗癌药物是
【答案】D、C、A
【解析】抗癌药物分类为多种。细胞毒素类：氮芥、环磷酰胺。抗生素类：平阳霉素、博来霉素、阿霉素、表柔比星。抗代谢类：甲氨蝶呤、氟尿嘧啶。激素类：肾上腺皮质激素。其他类：顺铂。
97. 男，35 岁。右面下部膨隆 2 年余，X 线片示右下颌体部呈肥皂泡沫状囊性阴影最有可能的诊断是
A. 颌骨成釉细胞瘤　B. 颌骨角化囊性瘤　C. 颌骨巨细胞瘤
D. 颌骨中心性癌　E. 颌骨中心性血管瘤

【答案】C

【解析】“肥皂泡沫状囊性阴影”恰是颌骨巨细胞瘤的特征性表现。因此应选 C。

98. 含有皮肤附件的囊肿可能是

A. 皮脂腺囊肿　B. 甲状舌管囊肿　C. 皮样囊肿
D. 表皮样囊肿　E. 始基囊肿

【答案】C

【解析】含有皮肤附件的囊肿可能是皮样囊肿。囊壁中无皮肤附件的为表皮样囊肿；皮脂腺囊肿内为潴留的皮脂；甲状舌管囊肿、始基囊肿内为囊壁上皮分泌的液体样物质。故本题答案是 C。易误选 E。

99. 较易发生癌变的是

A. 白斑　B. 腺周口疮　C. 扁平苔藓
D. 红斑狼疮　E. 创伤性溃疡

【答案】A

【解析】较易发生癌变的是白斑和红斑，且红斑恶性度更高（本题无此选项）。故本题答案是 A。易误选 D。

100. 肿瘤致病的内在因素不包括

A. 精神心理因素　B. 内分泌因素　C. 生物因素
D. 机体免疫状态　E. 遗传因素

【答案】C

【解析】物理、化学、生物、营养因素属于外在导致肿瘤发生的因素。故本题答案是 C。易误选 E。

101. 以下关于囊肿型淋巴管瘤的叙述错误的是

A. 表面皮肤色泽正常　B. 扪之柔软，有波动感
C. 体位移动试验阳性　D. 有时需做穿刺检查以明确诊断
E. 可与毛细管型淋巴管瘤同时存在

【答案】C

【解析】囊肿型淋巴管瘤好发部位为颈部锁骨上区、下颌下区及上颈部。一般为多房性囊腔，彼此间隔，内有透明、淡黄色水样液体。病损大小不一，表面皮肤色泽正常，呈充盈状态，扪诊柔软，有波动感。与深层血管瘤不同的是体位移动试验阴性，但有时透光试验为阳性。

102. 男，45 岁。右舌中 1/3 边缘出现溃疡一个月，扩展较快，伴疼痛。近一周出现右下颌下淋巴结肿大，临床诊断最大的可能是

A. 创伤性溃疡　B. 结核性溃疡　C. 复发性阿弗他溃疡
D. 鳞状细胞癌　E. 恶性淋巴瘤

【答案】D

【解析】根据病史，溃疡有自愈性，该区域溃疡扩展快，伴发疼痛，故考虑右侧舌部鳞状细胞癌（溃疡型）可能，且有右侧颌下区淋巴结转移。

103. 男，65 岁。因扁桃体癌行放疗 70Gy。放疗后 2 年出现下颌磨牙区黏膜破溃，牙槽突骨面外露并长期溢脓，牙松动。最可能的诊断是

A. 牙周炎　B. 多间隙感染　C. 放射性颌骨骨髓炎
D. 扁桃体癌复发侵犯颌骨　E. 中央性化脓性颌骨骨髓炎

【答案】C

【解析】患者放疗后 2 年出现下颌磨牙区黏膜破溃，牙槽突骨面外露并长期溢脓，牙松动。最可能的诊断是放射性颌骨骨髓炎（有放疗病史）。故本题答案是 C。易误选 E。

（104 ～ 106 题共用题干）

患者，男，65 岁。右舌缘疼痛不适 4 个月。体检见右舌缘中部有一溃疡，4cm×3cm 大小，质地偏硬，深部有一浸润块，伸舌时偏向同侧。右颈上部触及 1cm×1cm 大小淋巴结，质中偏硬，活动，无压痛，边界清。临床考虑鳞状细胞癌。

104. 最适宜的活检方法是

A. 吸取活检　B. 冰冻活检　C. 切取活检
D. 切除活检　E. 细针穿刺细胞学活检

【答案】C

【解析】吸取活检和细针穿刺活检很少采用，它们一般适用于深部肿物活检；冰冻活检一般适用于临床诊断不明确又怀疑为恶性肿瘤者，术中进行冰冻活检以明确肿瘤性质；切除活检一般适用于较小的肿物或淋巴

结；对于较大的舌部溃疡一般采取切取活检。

105. 对鳞状细胞癌首选的化疗药物是

A. 环磷酰胺　B. 氟尿嘧啶　C. 平阳霉素

D. 长春新碱　E. 氮芥

【答案】C

【解析】对于鳞状细胞癌的单一药物化疗中，平阳霉素是首选，且每日给药一次；环磷酰胺、氟尿嘧啶、长春新碱、氮芥等大部分适用于联合用药，而且不适用于鳞状细胞癌。

106. 若发生远处转移，最常见的转移部位为

A. 脑　B. 骨　C. 肾

D. 肺　E. 心

【答案】D

【解析】颌面部鳞状细胞癌常见远处转移部位是肺，腹腔的恶性肿瘤常见肝、肾转移。

107. 患者，女，38 岁。发现肿块位于右侧颊侧部皮下缓慢生长 6 年，检查见肿块与皮肤紧密粘连，中央可见 1 个小色素点，圆形，与周围组织界限明显，质地软，无压痛，可移动，无自觉症状。可诊断为

A. 甲状舌管囊肿　B. 鳃裂囊肿　C. 表皮样囊肿

D. 皮脂腺囊肿　E. 皮样囊肿

【答案】D

【解析】只有皮脂腺囊肿中央可以见到黑色小色素点。直接选 D。

108. 决定恶性肿瘤治疗原则的因素一般不包括

A. 患者经济状况　B. 生长部位　C. 分化程度

D. 临床分期　E. 组织来源

【答案】A

【解析】口腔颌面部肿瘤的治疗原则，恶性肿瘤治疗原则应根据组织来源，生长部位，分化程度，发展速度，临床分期，患者机体情况，而患者机体状况不包括患者的经济状况，故此题选 A。

109. 大囊性淋巴管瘤的临床表现如下，除了

A. 有可压缩性，体位移动试验阳性　B. 表面皮肤正常，柔软有波动感

C. 主要发生于颈部锁骨上　D. 内有透明浅黄色水样液体

E. 好发于儿童及青少年

【答案】A

【解析】体位移动试验阳性为静脉畸形的特征。

110. 发生液性病变时可穿刺出不凝固血性液体的肿瘤是

A. 血管内皮瘤　B. 成釉细胞瘤　C. 骨肉瘤

D. 神经鞘瘤　E. 神经纤维瘤

【答案】D

【解析】穿刺液若是不凝固血性液体为神经鞘瘤；若是凝固的血性液体为血管性病变。

111. 面部皮肤癌较多见的是

A. 淋巴上皮癌　B. 未分化瘤　C. 基底细胞癌

D. 腺上皮癌　E. 鳞状细胞癌

【答案】C

【解析】面部皮肤癌主要有鳞状细胞癌及基底细胞癌，其中基底细胞癌较多见，恶性程度低，一般不发生区域性淋巴结转移。

112. 成釉细胞瘤被认作为临界瘤，其原因为

A. 易恶变　B. 易出血　C. 易感染

D. 易远处转移　E. 有局部浸润性

【答案】E

【解析】成釉细胞瘤的生物学行为不是恶性肿瘤，不发生远处转移，不经常感染和出血，但是它有局部浸润性生长的特点，所以手术切除时要做适当扩大。

113. 舌癌的最好发部位

A. 舌腹　B. 舌根　C. 舌背

D. 舌尖　E. 舌侧缘

【答案】E

【解析】舌癌是最常见的口腔癌之一。其最好发部位为舌中 1/3 侧缘，这与尖锐牙尖、不良修复体等有一定关系，其次是舌尖、舌背。

114. 痣样基底细胞癌综合征的表现中，不包括

A. 多发性角化囊性瘤　　B. 皮肤基底细胞痣　　C. 易伴发成釉细胞瘤

D. 小脑镰钙化　　E. 分叉肋

【答案】C

【解析】痣样基底细胞癌综合征表现有：多发性角化囊性瘤同时伴发皮肤基底细胞痣，分叉肋，眶距增宽，颅骨异常，小脑镰钙化。痣样基底细胞癌综合征不伴发成釉细胞瘤，故此题选 C。

115. 骨纤维异常增殖症常见的典型 X 线表现是

A. 呈日光放射状排列的骨刺　　B. 大小不等的圆形齿状阴影　　C. 不规则骨质破坏

D. 单囊状阴影　　E. 毛玻璃样阴影

【答案】E

【解析】骨纤维异常增殖症是较具有特征的骨病变，其 X 线表现也有一定的特点，多为边界不甚清晰的毛玻璃状，有时与骨化纤维瘤难以鉴别，但同其他骨病变在 X 线表现上较易区分。日光放射影是骨肉瘤的 X 线特点，不规则骨破坏是恶性肿瘤的特点，单囊阴影是颌骨囊肿的特点。

116. 舌下腺囊肿的穿刺液常为

A. 淡黄色　　B. 不凝的血性液体　　C. 清亮的黏液

D. 褐色液体　　E. 草黄色液体

【答案】C

117. 下面哪种肿瘤经常术前放疗

A. 牙龈癌　　B. 上颌窦癌　　C. 腭癌

D. 舌癌　　E. 颊癌

【答案】B

【解析】在口腔癌中，均采用以手术治疗为首选的治疗方法，但是上颌窦癌可以术前放疗，提高术后效果。

（118 ～ 120 题共用题干）

女性，25 岁。左耳垂下有时大时小的肿块 6 年，检查见：左耳垂下可见一个 2cm×2cm 的肿块，表面皮肤正常，但稍偏蓝色，边界不清，质软可被压缩，头低位时肿块膨大，头恢复正常位时，肿块亦恢复原状。

118. 初步临床诊断

A. 毛细管型血管瘤　　B. 海绵状血管瘤　　C. 蔓状血管瘤

D. 囊肿型淋巴管瘤　　E. 海绵状淋巴管瘤

【答案】B

【解析】头低位时肿块膨大，头恢复正常位时肿块亦恢复原状是体位移动试验阳性，是海绵状血管瘤（静脉畸形）的症状，因此 B 正确。其他四个选项均没有体位试验阳性的特征。

119. 若为确定诊断以利治疗，还应做的检查是

A. 肿块穿刺术　　B. B 超检查　　C. X 线片检查

D. 活体组织病理学检查　　E. 磁共振成像检查

【答案】A

【解析】怀疑海绵状血管瘤时，为了确诊应采取穿刺的方法（逢囊必穿）。

120. 若辅助检查穿刺抽出血性液体，结合临床诊断，治疗应采用

A. 激光治疗　　B. 放射治疗　　C. 低温治疗

D. 激素治疗　　E. 注射硬化剂治疗

【答案】E

【解析】如果辅助检查穿刺抽出血性液体，则可确诊为海绵状血管瘤，血管瘤的治疗方法很多，有外科切除、放射治疗、激光治疗、硬化剂治疗、栓塞治疗等。海绵状血管瘤一般采取硬化剂治疗，如果疗效不好再采取外科切除及低温治疗。面部毛细血管瘤可以用激光照射。婴幼儿血管瘤采取激素治疗。此题选 E。

121. 患者，女，56 岁。因左下牙疼痛 3 个月，下唇麻木 4 周就诊。专科检查见，左下唇较对侧感觉迟钝，松动Ⅱ度，无龋坏。全景片示左下颌体区见一 2cm×4cm 边界不清的密度减低区，牙根有吸收。根据以上临床表现，最可能的诊断是

A. 中央性颌骨癌　　B. 含牙囊肿　　C. 角化囊肿

D. 成釉细胞瘤　　E. 下颌骨骨髓炎

【答案】A

【解析】颌骨中心性恶性肿瘤常造成颌骨边界不清破坏，典型的临床症状是下唇麻木，伴发牙齿松动。

122. 患者，男，46岁。下颌前牙唇侧牙龈出现黑色斑块状肿物8月余。其黑色斑块渐扩大，遂出现双侧下颌下淋巴结肿大。最不宜采用的检查是

A. PET 检查　　B. MRI 检查　　C. CT 检查

D. 冷冻活检　　E. 切取活检

【答案】E

【解析】从题目中病史来看，患者可能患有恶性黑色素瘤，一般不做切取和穿刺活检（不能见血，防止转移），只是在术中做冰冻活检。

123. 患者，女，42岁。左腭部肿块3年，渐进性增大，表面黏膜呈浅蓝色，触诊为实性，无结节，压迫无退缩，无症状。最可能的诊断是

A. 炎症　　B. 多形性腺瘤　　C. 黏液表皮样癌

D. 黏液囊肿　　E. 海绵状血管瘤

【答案】C

【解析】腭部多形性腺瘤可以为结节状，表面黏膜颜色正常。

黏液囊肿有波动感。

海绵状血管瘤有压缩性，炎症有疼痛。

黏液表皮样癌可以是实质性，表面黏膜呈浅蓝色。

124. 患儿，女，6个月。出生后25天发现左腮腺区膨隆，渐长大，触诊较硬，体位移动试验（±）：全身情况良好。该患儿目前最不恰当的处理是

A. 穿刺检查　　B. 手术切除　　C. 做雌二醇检查

D. 严密观察　　E. B 超检查

【答案】B

【解析】患者为婴幼儿，一般良性肿瘤采用保守治疗或尽量创伤小的治疗，所以此患儿不宜采用手术切除。

125. 患者，男，69岁。右颊黏膜溃疡6个月，溃疡大小约3.0cm×4.0cm，活检为鳞癌Ⅱ级。右侧下颌下可触及3个肿大淋巴结，粘连。该患者的颈部淋巴结处理应是

A. 双侧功能性颈清扫术　　B. 右侧肩胛舌骨上颈清扫术　　C. 右侧根治性颈清扫术

D. 双侧根治性颈清扫术　　E. 右侧根治性颈清扫术 + 左侧功能性颈清扫术

【答案】C

【解析】临床上明确颊癌并右侧颌下淋巴结转移，所以应该做右侧根治性颈淋巴结清扫术。根治性颈清除术是指将一侧颈部含淋巴结之组织全部清除（Ⅰ至Ⅴ区之淋巴结）；肩胛舌骨上颈清除术是指有选择地整块清除口腔鳞癌患者颈部最有可能发生转移的淋巴结；选择性颈淋巴清扫术虽未发现转移淋巴结，但根据原发癌的部位及生物学行为，经验证明易发生颈淋巴结转移，为预防其转移或治疗已存在的微小转移灶而行的颈淋巴清扫术。

126. 患者，女，16岁。左上颈部肿物2年，有消长史，感冒时易增大。触诊囊性感明显，穿刺液为浑浊的淡黄色稍黏稠液体。该患者最可能的诊断为

A. 舌下腺囊肿口外型　　B. 甲状舌管囊肿　　C. 下颌下腺囊肿

D. 第二鳃裂囊肿　　E. 囊性水瘤

【答案】D

【解析】患者为上颈部囊性肿物，内容物浑浊的淡黄色稍黏稠液体，感冒时易增大，首先诊断为第二鳃裂囊肿，囊性水瘤内容物为清亮的淡黄色液体，其他几个囊肿位置不正确。

（127～129题共用题干）

患者，男，73岁。右下牙龈溃疡5个月。体检见右下牙龈有一溃疡，3.0cm×2.5cm大小，溃疡所在区牙略松动，右颈上部触及1个2.0cm×2.0cm大小淋巴结，质地偏硬、尚可活动，未发现远处转移。临床考虑为牙龈癌。

127. 为了明确诊断，最适宜的检查方法是

A. 脱落细胞涂片镜检　　B. 切取活检　　C. 吸取活检

D. 切除活检　　E. 细针穿刺细胞学活检

【答案】B

【解析】表浅或有溃疡的肿瘤可采用切取活检，口腔牙龈癌常见于溃疡型，故一般先做肿物切取活检，明

确诊断。

128. 其 TNM 分类是

A. $T_0N_1M_0$　　B. $T_2N_1M_0$　　C. $T_3N_2M_0$

D. $T_4N_2M_0$　　E. $T_4N_3M_0$

【答案】B

【解析】根据 UICCTNM 分类，T_2——肿瘤最大直径为 >2cm，≤ 4cm；N_1——同侧单个淋巴结转移直径不超过 3cm；M_0——无远处转移；故此题正确答案为 B。

129. 对局部还应做的检查是

A. B 超　　B. CT　　C. MRI

D. X 线片　　E. 核素扫描

【答案】D

【解析】牙龈癌可侵犯颌骨，故应首先 X 线检查，明确是否有颌骨破坏，为手术方案做准备。

130. 患者，女，68 岁。颊侧牙龈溃疡半年，经两周抗炎治疗不愈。为明确诊断，应选用的检查为

A. 牙片　　B. CT　　C. B 超

D. 切取活检　　E. 细针吸活检

【答案】D

【解析】对于颊侧牙龈溃疡半年不愈，应高度警惕恶性肿瘤，明确诊断首先要采取切取活检的诊断方法。明确病理首选切取活检。

131. 不易发生淋巴管瘤的部位是

A. 颈部　　B. 唇部　　C. 颊部

D. 舌部　　E. 腭部

【答案】E

【解析】淋巴管瘤好发部位为颌下区、上颈部等，而腭部不是好发部位。

（132 ～ 136 题共用题干）

患者，男，60 岁。因左下黏膜溃疡伴疼痛 3 个月来院求治。查体见患者下颌牙列缺失，位于前磨牙区黏膜溃疡，约 2cm×4cm 大小，边界清楚，溃疡中间凹陷，呈火山口样，基底浸润，左颈部扪及淋巴结未肿大。

132. 该病例最可能的诊断为

A. 阿弗他溃疡　　B. 腺周口疮　　C. 牙龈癌

D. 牙龈瘤　　E. 创伤性溃疡

【答案】C

133. 有利于确诊的诊断依据为

A. CT　　B. MRI　　C. 病理切片

D. ^{99m}Tc 核素扫描　　E. 冰冻切片

【答案】C

134. 如需要进一步检查颌骨是否破坏，最简单的辅助检查是

A. 手术探查　　B. MRI　　C. 超声

D. CT　　E. 曲面断层片

【答案】E

135. 如果活检确诊为牙龈鳞状细胞癌，各项相关生化检查报告正常，最佳的治疗方法

A. 化疗 + 手术治疗　　B. 化疗　　C. 放疗

D. 基因治疗　　E. 免疫治疗

【答案】A

136. 如果患者已经接受手术治疗，手术后患者最应该注意的是

A. 定期复查，预防复发　　B. 注意口腔卫生　　C. 注意心理健康

D. 安装合适的义齿　　E. 注意饮食清淡

【答案】A

【解析】临床诊断非常重要，患者黏膜溃疡，约 2cm×4cm 大小，边界清楚，溃疡中间凹陷，呈火山口样，基底浸润，左颈部扪及淋巴结未肿大，考虑牙龈癌。想要明确性质，切取活检；治疗采取综合序列治疗，术前诱导化疗 + 手术；术后定期复查，专科检查 +CT，预防复发。

137. 以下不属于口腔颌面部肿瘤的影像学检查是

A. CT　　B. FNA　　C. X 线
D. MRI　　E. CT

【答案】B

【解析】FNA 是指细针吸取活检，为穿刺的一种检查方法，对于有波动感或含有液体的肿瘤，可用该方法进行检查。其不属于影像学检查。

138. 对于口腔恶性肿瘤手术而言，“无瘤”操作是非常重要的，以下对“无瘤”操作叙述错误的是

A. 切除肿瘤时不宜分块挖出　　B. 肿瘤表面若有溃疡，可采用电灼处理
C. 可采用电刀　　D. 缝合前应用大量低渗盐水及 5% 氮芥冲洗湿敷
E. 创口缝合时不必更换手套或器械

【答案】E

【解析】“无瘤”操作中在创口缝合时必定要更换手套或器械，防止术中肿瘤细胞种植性转移。

139. 以下口腔癌中最易发生颈部淋巴结转移的是

A. 上颌窦癌　　B. 腭癌　　C. 牙龈癌
D. 舌癌　　E. 颊癌

【答案】D

【解析】舌体具有丰富的淋巴管和血液循环，加以舌的机械活动频繁，是最容易发生颈部淋巴结转移的口腔颌面部鳞癌。其次是口底癌。

140. 患者，男，21 岁，7 岁开始左面颊部肿胀畸形，表面皮肤可见咖啡色斑，检查见左、右面部不对称，左面颊可扪及多发性结节，质软，皮肤松弛下垂面部，胸部与背部可见大片棕褐色色素斑，最可能的诊断是

A. 淋巴管瘤　　B. 血管瘤　　C. 神经鞘瘤
D. 神经纤维瘤　　E. 脂肪瘤

【答案】D

【解析】神经纤维瘤的典型表现为年轻人多发，皮肤呈大小不一的棕色斑，扪诊皮肤内可有多发性瘤结节，若皮肤上棕色斑或咖啡色斑大于 1.5cm，有 5 ～ 6 个以上可诊断为神经纤维瘤病。故此题正确答案为 D。

（141 ～ 142 题共用题干）

患者，男，3 岁，右颈上部无痛性肿块半年，体检见右颈上部胸锁乳突肌前及表面有一肿块，4cm×3cm，质地软，有波动感，边界不甚清，表面肤色正常。

141. 最有可能的诊断为

A. 血管瘤　　B. 囊性水瘤　　C. 甲状舌管囊肿
D. 口外型舌下腺囊肿　　E. 海绵型淋巴管瘤

【答案】B

142. 穿刺的液体最可能的性状为

A. 血性液体　　B. 呈棕色　　C. 乳白色
D. 淡黄色、清亮　　E. 淡黄色、微浑、含胆固醇结晶

【答案】D

【解析】右颈上部无痛性肿块，质地软，有波动感，考虑囊性水瘤（大囊型淋巴管畸形）；穿刺液为淡黄色清亮液体，透光试验阳性。

（143 ～ 146 题共用题干）

患者，女，35 岁，主诉左下颌区无痛性肿胀 1 年就诊，无疼痛及麻木感，临床查见左下颌角明显膨隆，皮肤色、温均正常，无波动感，口内左磨牙区前庭沟丰满，舌侧膨隆明显，触有乒乓球样感，黏膜无破溃。

143. 最有可能的诊断是

A. 角化囊性瘤　　B. 成釉细胞瘤　　C. 颌骨中心性癌
D. 颌骨骨髓炎　　E. 骨肉瘤

【答案】A

144. 角化囊性瘤最好发的部位是

A. 上颌结节　　B. 上颌骨体　　C. 下颌正中部
D. 下颌第三磨牙区及升支　　E. 下颌颏孔区

【答案】D

145. 对于该患者下一步要做的最有意义的检查是

A. 做 CT 检查　　B. 普通 X 线片检查　　C. 取活检
D. B 超检查　　E. 穿刺检查
【答案】B
146. 按照你的诊断，应选择的最佳治疗方案为
A. 可行下颌骨刮治术　　B. 下颌骨区段切除
C. 下颌骨区段切除植钛板，二期植骨　　D. 下颌骨区段切除 + 同期植骨
E. 半侧下颌骨切除术
【答案】D
【解析】结合病史和临床检查，该颌骨占位性病变考虑为角化囊性瘤；此时最好做曲面体层（X 线）检查，看颌骨破坏情况；最佳治疗方案为截断性切除颌骨 + 同期植骨。
（147 ～ 149 题共用题干）
患者，男性，54 岁。右舌侧缘溃疡 5 个月不愈，全身一般情况良好，门诊活检诊断为“舌鳞状细胞癌（Ⅱ～Ⅲ级）”，经专家门诊详细检查后诊断为“右舌侧缘鳞状细胞癌（$T_3N_{2a}M_0$）”。
147. T_3 的含义是指肿瘤浸润的最大直径
A. 1cm　　B. 1 ～ 2cm　　C. 等于 2cm
D. 2 ～ 4cm　　E. 大于 4cm
【答案】E
148. N_{2a} 的意思是指
A. 同侧单个淋巴结转移，直径 >3cm，但 <6cm　　B. 同侧单个淋巴结转移，直径 <3cm
C. 同侧单个淋巴结转移，直径 >6cm　　D. 多个同侧淋巴结转移，直径 <6cm
E. 双侧或对侧淋巴结转移，直径 <6cm
【答案】A
149. 患者应选择的最佳治疗方案为
A. 已无手术指征，鳞癌对放疗不敏感，尽快化疗　　B. 已无手术指征，化疗 + 放疗
C. 已无手术指征，鳞癌对化疗不敏感，尽快放疗　　D. 鳞癌对放、化疗均不敏感，尽快手术治疗
E. 术前化疗 + 手术治疗 + 术后放、化疗
【答案】E
【解析】根据 TNM 分类，T_3 为肿瘤最大直径大于 4cm；N_{2a} 指同侧单个淋巴结转移，直径 >3cm，但 <6cm；因患者 M_0 为无远处转移，故以综合序列治疗方案：术前予诱导化疗，手术后追加放疗或化疗。
150. 属于口咽癌的是
A. 下颌第一磨牙正对颊黏膜癌　　B. 舌根鳞状细胞癌　　C. 上颌第二磨牙牙龈癌
D. 舌腹黏膜鳞状细胞癌　　E. 硬腭黏膜鳞状细胞癌
【答案】B
【解析】口咽包括舌根、会厌谷、口腔侧壁（含扁桃体、腭咽弓、腭舌弓）、口腔后壁以及软腭和腭垂，此区的癌瘤属口咽癌范畴。口咽癌主要为鳞癌，口咽部是恶性淋巴瘤的好发部位，在口咽癌中以原发于扁桃体和舌根者为常见。由口咽癌发生的范畴可以确定。故本题选 B。
151. 属于良性肿瘤的是
A. 非霍奇金淋巴瘤　　B. 多发性骨髓瘤　　C. 牙源性角化囊性瘤
D. 霍奇金淋巴瘤　　E. 黏膜黑色素瘤
【答案】C
【解析】恶性淋巴瘤为恶性肿瘤，起源于淋巴系统，在病理上分为霍奇金淋巴瘤和非霍奇金淋巴瘤，故本题 A、D 错误。多发性骨髓瘤是一种恶性浆细胞病，其中瘤细胞起源于骨髓中的浆细胞，故 B 错误。黑色素瘤为好发于皮肤，可由交界痣恶变而来，故 E 错误。牙源性肿瘤绝大多数为良性，恶性甚少，牙源性角化囊性瘤是一种良性单囊或多囊发生于颌骨内的牙源性肿瘤，故选 C。
152. 最可能含有静脉石的是
A. 血管瘤　　B. 静脉畸形　　C. 微静脉畸形
D. 动静脉畸形　　E. 混合型脉管畸形
【答案】B
【解析】静脉畸形也叫海绵状血管瘤，是由衬有内皮细胞的无数血窦组成，并可钙化为静脉石。血管瘤多见于婴儿出生时或出生后不久，增生期表现为毛细血管扩张，四周围以晕状白色区域，迅速变为红斑，高低不

平，似草莓状，一般一年后进入静止消退，排除A；微静脉畸形，即常见的葡萄酒色斑，常发生于颜面部，沿三叉神经分布，呈鲜红或紫红，排除C；动静脉畸形好发部位为颞浅动脉，呈念珠状，皮温略高，患者自觉搏动，扪诊有震颤感，听诊有吹风样杂音，排除D；混合型脉管畸形为存在一种类型以上的脉管畸形的统称，不一定含有静脉石，排除E。

153. 属于发育性囊肿的是

A. 甲状舌管囊肿　B. 舌下腺囊肿　C. 唾液腺囊肿

D. 皮脂腺囊肿　E. 根端囊肿

【答案】A

【解析】甲状舌管囊肿是胚胎发育过程中甲状舌管不消失，上皮残存而形成的，故正确答案为A；舌下腺囊肿或唾液腺囊肿主要是由于导管堵塞使得唾液滞留而产生的囊肿，故其为潴留性囊肿；皮脂腺囊肿是由于皮脂腺排泄管阻塞而引起的囊肿，亦为潴留性囊肿；根端囊肿是炎症牙源性囊肿，可由于根尖周肉芽肿进展而来。本题中只有甲状舌管囊肿属发育性囊肿，故选A。

154. 由成釉器星网状层变性发展而来的颌骨囊肿是

A. 始基囊肿　B. 含牙囊肿　C. 根尖周囊肿

D. 球上颌囊肿　E. 牙源性角化囊肿

【答案】A

【解析】始基囊肿发生于成釉器发育早期，成釉器受刺激后其星网层发生变性并有液体渗出蓄积形成囊肿。含牙囊肿是由于在牙冠形成后，牙冠面和缩余釉上皮之间有液体渗出而形成。根尖周囊肿主要是由根尖周肉芽肿发展而来。球上颌囊肿属于非牙源性囊肿。牙源性角化囊肿来源于原始的牙胚或残余牙板。

155. 属瘤样病变的是

A. 神经鞘膜瘤　B. 颈动脉体瘤　C. 神经纤维瘤

D. 牙龈瘤　E. 纤维瘤

【答案】D

【解析】牙龈瘤是慢性刺激和炎症引起的病理性组织增生，而非真性肿瘤，牙龈瘤只是一个形态学及部位命名的诊断学名词。故此题正确答案为D。

156. 属于潴留性囊肿的是

A. 皮脂腺囊肿　B. 皮样囊肿　C. 鳃裂囊肿

D. 表皮样囊肿　E. 甲状舌管囊肿

【答案】A

【解析】皮脂腺囊肿主要是由于皮脂腺排泄管阻塞，是分泌物滞留于管内，其上皮被逐渐增多的内容物膨胀而形成，属于潴留性囊肿。故选A。鳃裂囊肿是胚胎发育时期鳃裂组织残留后形成的；甲状舌管囊为甲状舌管未完全退化消失，上皮残留而形成；皮样囊肿和表皮样囊肿来源于胚胎发育时期遗留的上皮细胞或损伤或手术使上皮细胞植入而形成。

157. 口底囊肿囊腔内充满白色豆腐渣样物质，镜下见角化复层鳞状上皮衬里，囊壁内含有皮肤附属器。最可能的病理诊断是

A. 表皮样囊肿　B. 皮样囊肿　C. 畸胎样囊肿

D. 口底囊肿　E. 蛤蟆肿

【答案】B

【解析】皮样囊肿的典型病例特征是囊壁中含有皮肤附属器。

158. 最常见的颌骨上皮性牙源性肿瘤为

A. 成釉细胞瘤　B. 多形性腺瘤　C. 血管瘤

D. 角化囊性瘤　E. 淋巴管瘤

【答案】A

【解析】成釉细胞瘤组织学来源是牙板上皮，属临界瘤，也是最常见的颌骨上皮性牙源性肿瘤，最好发于下颌骨。

159. 具有局部浸润性生长的肿瘤为

A. 海绵状血管瘤　B. 囊性水瘤　C. 牙龈瘤

D. 成釉细胞瘤　E. 蔓状血管瘤

【答案】D

【解析】具有局部浸润性生长的肿瘤主要是指恶性肿瘤，但也有肿瘤生物学行为介于良性和恶性之间，具

有恶性倾向可转变为恶性肿瘤，称为“临界瘤”，如成釉细胞瘤、多形性腺瘤，故选A、B、C、E中均属于瘤样病变或良性肿瘤，无浸润性生长的行为。

160. 通常不会发生恶变的囊肿是

A. 鳃裂囊肿　B. 囊性水瘤　C. 皮脂腺囊肿

D. 甲状舌管瘘　E. 角化囊性瘤

【答案】B

【解析】大囊型淋巴管畸形又称囊性水瘤，一般不会发生恶变。其余均可能发生恶变。

161. 男孩，9岁。颈侧肿块2个月，破溃1周。检查：见瘘口位于颈前侧方甲状软骨水平，最可能的诊断是

A. 甲状舌管瘘　B. 皮样囊肿伴瘘管形成　C. 第一鳃裂瘘

D. 第二鳃裂瘘　E. 第三鳃裂瘘

【答案】A

【解析】甲状舌管囊肿1～10岁儿童好发，发生于颈部中线，以舌骨上下部最为多见。囊肿生长缓慢，呈圆形；若囊肿感染破溃，或误诊为脓肿行切开引流，可形成甲状舌管瘘。根据病史及检查最可能的诊断是甲状舌管瘘。

162. 男，28岁。右侧下颌骨膨隆半年，偶有胀痛。检查：右侧下颌骨体部膨隆，可触及囊性感。曲面体层片示右下颌尖牙至下颌支前缘多房透射性病变，病变膨隆明显，前磨牙和磨牙牙根锯齿状吸收，边缘可见切迹。最可能的诊断是

A. 根尖周囊肿　B. 含牙囊肿　C. 始基囊肿

D. 牙源性角化囊性瘤　E. 成釉细胞瘤

【答案】E

【解析】本患者结合病史，以及重要的影像学检查：囊内的牙根锯齿状吸收，边缘可见半月形切迹。符合成釉细胞瘤的诊断。

163. 男，28岁。诊断为下颌成釉细胞瘤，其穿刺液可能为

A. 黄褐色液体　B. 血性液体不凝固　C. 黄色清亮液体

D. 蛋清样液体　E. 乳白色豆渣样物

【答案】A

【解析】成釉细胞瘤穿刺液可见黄褐色液体；神经鞘瘤穿刺液为血性不凝固液体；黄色清亮液体见于甲状舌管囊肿的穿刺物；舌下腺囊肿的穿刺检查可见蛋清样液体；乳白色豆渣样物多见于皮样囊肿或表皮样囊肿。故选A。

164. 男，16岁。颏下舌骨前3cm×3cm肿块，界限清，呈圆球形，与周围组织无粘连，可活动，质地柔韧似面团样感觉，触痛，自颏下扪压肿物不缩小，吞咽时肿物不上下移动。最可能的诊断是

A. 甲状舌管囊肿　B. 海绵状血管瘤　C. 舌异位甲状腺

D. 皮样囊肿　E. 脂肪瘤

【答案】D

【解析】皮样囊肿典型特点为扪诊“面团样感觉”；甲状舌管囊肿特点为可随吞咽肿物会上下移动，与题意不符，故A错误。海绵状血管瘤可以被压缩，而题中扪压肿物不缩小，故排除B。

舌异位甲状腺呈典型的“含橄榄”语音，表面呈蓝紫色，C错误。脂肪瘤基部受压时，可见分叶形态，皮肤可出现“橘皮”状，与本题中面团样感觉不符，故E排除。

皮样囊肿好发于口底、颏下，本题的其余表现也同该病相符合，故选D。

165. 女孩，3岁。左面部肿大，畸形，随年龄而增长。检查：左鼻及唇颊增大、下坠，面部及躯干皮肤有多处咖啡色斑。最可能的临床诊断是

A. 嗜酸性粒细胞增生性淋巴肉芽肿　B. 大囊性淋巴管瘤

C. 神经纤维瘤病　D. 放线菌病

E. 海绵状血管瘤

【答案】C

【解析】据题意患儿面部广泛肿胀甚至下垂、软，有多处咖啡色斑，这些都是神经纤维瘤病的主要特征性表现，因此C正确；面部肿大、畸形最常见于海绵状血管瘤、囊性淋巴管瘤、神经纤维瘤病，其次是嗜酸性粒细胞增生性淋巴肉芽肿、放线菌病。前三者表现为面部肿胀，弥漫无边界，质软，后两者肿胀较硬，而题干提示质软，因此A、B、D、E错误，本题应选C。

166. 男，65 岁。因扁桃体癌欲进行放疗，放疗前应

A. 对仍能保留的龋坏磨牙治疗后进行金属全冠修复
B. 对无法治愈的病牙予以拔除并进行活动义齿修复
C. 对仍能保留的龋坏牙治疗后进行金属全冠修复
D. 牙周洁治，取出口腔内已有的金属义齿
E. 对所有龋齿、牙周炎等病牙均予以拔除

【答案】D

【解析】放疗前应常规进行牙周洁治，注意口腔卫生。为避免金属造成二次辐射还应取出口腔内已有的金属义齿，故 D 正确；放疗前对口腔内病灶牙进行处理，对仍能保留的龋坏、牙周炎等病牙应先予以治疗，而无法治愈的病牙应予以拔除。不能进行金属义齿修复，以免对黏膜造成损害，所以 A、C、E 错误。

167. 男，30 岁。左腮腺后下极腺淋巴瘤 2cm×3cm 大小，进行区域切除术，术中发现腮腺下极有数个淋巴结，对这些淋巴结的处理应是

A. 无须特殊处理
B. 保留，但术后需放疗
C. 保留与瘤体粘连的淋巴结
D. 与肿瘤发生有关，应摘除
E. 术中冷冻切片决定是否切除

【答案】D

【解析】腺淋巴瘤唯一的治疗方法是手术切除。此患者在手术中发现腮腺下极有数个淋巴结需要摘除，防止肿瘤复发。

168. 男，30 岁。左下颌骨体部中枢性血管瘤出血，急诊入院。该患者最佳的治疗方案为

A. 即刻手术切除病变下颌骨
B. 硬化剂注射止血
C. 栓塞后手术治疗
D. 局部压迫止血
E. 严密观察

【答案】C

【解析】中枢性血管瘤，栓塞血管止血后，切除病变部位，故正确答案为 C，A 错误；硬化剂用于静脉畸形的止血，对血管瘤发生的大出血效果不明显，所以 B 不选；局部压迫止血只能暂时缓解，不能解决根源，所以 D 不选；由于患者正在出血，观察会导致失血不止，所以 E 不选。

169. 男，60 岁。右颊黏膜溃疡 2 个月，溃疡大小约 5cm，活检为鳞癌Ⅰ级。右侧下颌下可触及 2 个肿大淋巴结，粘连。该患者的颈部淋巴结处理应是

A. 右侧根治性颈清扫术 + 左侧功能性颈清扫术
B. 右侧肩胛舌骨上颈清扫术
C. 右侧根治性颈清扫术
D. 双侧根治性颈清扫术
E. 双侧功能性颈清扫术

【答案】C

【解析】颊黏膜癌的颈淋巴结转移率比较高，颈淋巴结肿大者需要进行治疗性颈淋巴结清扫术，所以 C 正确；淋巴结清扫不彻底容易复发，所以 B 不选；由于活检为鳞癌Ⅰ级，恶性度不高，且为右侧颊部黏膜发病，不需要进行双侧的颈淋巴结清扫术，所以 A、D、E 不选。故本题选 C。

170. 女，50 岁。左腮腺鸡蛋大小肿块 5 年。肿块生长缓慢，无明显不适，但近 2 个月来肿块生长变快，并伴轻度疼痛，无发热。检查：肿块位于下极，6cm×5cm 大小，呈结节状，质地偏硬，局部囊性变，活动度差，面神经颊支轻微瘫痪，腮腺导管口不红肿，分泌清亮。该肿块首先应考虑为

A. 良性肿瘤伴感染
B. 良性肿瘤恶性变
C. 恶性肿瘤伴感染
D. 肿瘤囊性变
E. 肿瘤坏死

【答案】B

【解析】5 年内患者腮腺区肿物生长缓慢，无不适，符合良性肿瘤特征，但 2 个月来肿块生长变快，伴轻度疼痛，查体活动度差且面神经颊支轻微瘫痪，应为恶性肿瘤特点，说明良性肿瘤恶性变，B 正确；良性肿瘤伴感染不波及面神经而出现面瘫症状，所以 A 不选；恶性肿瘤一开始就有周围组织浸润症状，所以 C 不选；肿瘤囊性变和坏死也不会出现神经侵犯症状，所以 D、E 不选。

171. 某患者一侧下颌骨磨牙区、下颌角及升支部渐进性膨大，按之有乒乓球感。X 线检查示透明囊性阴影，呈多房性，房室大小极不一致，阴影边缘呈切迹状。最可能的诊断是

A. 牙源性角化囊肿
B. 成釉细胞瘤
C. 牙源性黏液瘤
D. 牙源性钙化囊肿
E. 牙源性纤维瘤

【答案】B

【解析】成釉细胞瘤的典型表现为：早期呈蜂房状，以后形成多房性囊肿样阴影，单房比较少。成釉细胞瘤因为多房性及有一定程度的局部浸润性故周围囊壁边缘常不整齐、呈半月形切迹。在囊内的牙根尖有不规则吸收现象。因此选 B。

172. 男，77 岁。左侧舌尖麻木 2 个月，左口底曾有鱼骨刺伤史。检查发现同侧口底有一索条状肿块，

1.5cm×1cm 大小，边界不清。X 线片未见导管阳性结石，该患者的诊断可能是

A. 下颌下腺导管阴性结石　B. 口底结核　C. 口底瘢痕增生

D. 舌下腺恶性肿瘤　E. 舌下腺良性肿瘤

【答案】D

【解析】此患者口底检查有一索条状肿块，边界不清，未见导管阳性结石，左侧舌尖麻木 2 个月表明有舌神经侵犯，考虑恶性肿瘤，D 正确；阴性结石、结核、瘢痕增生、良性肿瘤，不会出现神经侵犯，排除 A、B、C、E，故此题选 D。

173. 男，26 岁。右下颌区肿块 4 个月余，触诊质地偏软，抗感染治疗无好转，穿刺为黏稠的液体，口内无异常。诊断是

A. 右下颌下腺囊肿　B. 右下颌下腺多形性腺瘤　C. 右下颌下淋巴管瘤

D. 右舌下腺囊肿口外型　E. 右下颌下淋巴结炎

【答案】D

【解析】舌下腺囊肿诊断要点：①好发于儿童及青少年；②囊肿位于口底一侧黏膜下，呈淡蓝色肿物，囊壁薄，质地柔软；③较大舌下腺囊肿可穿入下颌舌骨肌进入颌下区，也可波及对侧口底；④囊肿可因创伤而破溃，流出黏稠蛋清样液体，囊肿暂时消失，数日后创口愈合囊肿长大如前；⑤囊肿继发感染时，可出现口底部肿胀疼痛，影响进食；舌下腺囊肿可抽出黏稠液体。与此患者的表现相符，故选 D。

174. 男，76 岁。右舌侧缘癌，其颈淋巴结转移的常见部位为

A. 对侧下颌下淋巴结　B. 左侧颈深上淋巴结

C. 左侧颈深中淋巴结　D. 右侧下颌下淋巴结或颈深淋巴结

E. 右侧下颌下淋巴结或颈浅淋巴结

【答案】D

【解析】舌癌的颈淋巴转移率为 35%，主要转换部位是颈深上区，约 26.1%。颊癌颈淋巴转移率为 52.9%，主要转移到下颌下区淋巴占 41.2%。口底癌的颈淋巴转移率 42.8%，向下颌下区转移。下龈癌颈转移率为 75%，下颌下区及颈深上区基本相当（均为 T_4）。综上，应选 D。

（175 ～ 177 题共用题干）

男，57 岁，2 个月前因右侧部溃疡伴疼痛就诊，口服维生素和漱口液含漱无效。检查：右舌腹与舌缘交界处可见一约 1cm×1.5cm 溃疡面，表面有坏死组织，边缘突起呈火山口状，边界不清，触痛明显，溃疡正对右下 1 边缘锐利残根，右侧下颌下可触及约 2cm×1cm 大小淋巴结，活动度差，无压痛。

175. 最可能的诊断是

A. 右舌缘黏膜创伤性溃疡　B. 右舌根黏膜创伤性溃疡　C. 右舌缘黏膜鳞状细胞癌

D. 右舌根黏膜鳞状细胞癌　E. 右舌体黏膜鳞状细胞癌

【答案】C

【解析】舌癌是最常见的口腔癌，多发于舌缘，其次舌尖，最后舌背，常为溃疡型或浸润型，一般恶化程度较高，浸润性较强。结合题目溃疡形态，本题选 C。

176. 下颌下肿大淋巴结应考虑为

A. 正常淋巴结　B. 急性淋巴结炎　C. 淋巴结转移癌

D. 结核性淋巴炎　E. 反应性淋巴结增生

【答案】C

【解析】根据病史，考虑舌缘恶性肿瘤，且淋巴结肿大，活动度差，考虑鳞癌淋巴结转移。

177. 下一步进行的诊疗措施是

A. 查血常规，无手术禁忌后，行病变局灶切除活检术

B. 查血常规，行病变切取活检术，磨除右下 1 的锐利边缘

C. 查血常规及肿瘤标志物、胸部 X 线片及 B 超

D. 查血常规，X 线牙片，B 超，肿瘤标志物筛查

E. 立即切除溃疡不做特殊处理，待其自愈

【答案】A

【解析】根据病史，考虑舌缘恶性肿瘤，但最终病理必须活检。

（178 ～ 181 题共用备选答案）

A. 舌下腺囊肿　B. 表皮样囊肿　C. 皮脂腺囊肿

D. 角化囊性瘤　E. 含牙囊肿

178. 在缩余釉上皮与牙冠面之间出现液体渗出而形成的囊肿是
179. 穿刺抽出后的囊液呈蛋清样黏稠拉丝状的是
180. 囊肿壁与皮肤紧密粘连，中央有一小色素点的是
181. 可表现为多发的是

【答案】E、A、C、D

【解析】含牙囊肿是由于缩余釉上皮与牙冠面之间出现液体渗出而形成的囊肿，囊壁位于牙颈部，故178题选E。舌下腺囊肿主要是由于导管堵塞使得唾液滞留而产生的囊肿，舌下腺分泌的唾液为蛋清样，故179题选A。皮脂腺囊肿囊壁与皮肤紧密粘连，且囊肿的中央有一“小色素点”，为皮脂腺的开口，故180题选C。角化囊性瘤的囊壁中常有小的囊腔出现，可表现为多发囊肿，故181题选D。

（182～185题共用备选答案）

A. 刮治术　　B. 纯截骨术　　C. 截骨 + 植骨
D. 颌骨矩形切除术　　E. 截骨 + 钛板植入

182. 较大黏液瘤主要采用
183. 含牙囊肿主要采用
184. 较大型角化囊性瘤主要采用
185. 较小型成釉细胞瘤主要采用

【答案】C、A、A、D

【解析】黏液瘤虽属于良性肿瘤，局部具有侵袭性，术后易复发，临床上按低度恶性肿瘤处理，较大的肿瘤需要部分切除颌骨并进行植骨术，所以182题选C。

含牙囊肿和角化囊性瘤主要的治疗方法是囊肿刮治术，所以183题和184题选A。

成釉细胞瘤属于临界瘤，具有局部侵袭性，对于病变范围不大，下颌骨下缘和升支有一定厚度正常骨质者可进行颌骨矩形切除术，保留了下颌骨的连续性，较好地保存患者的咀嚼功能和外形，所以185题选D。

（186～188题共用备选答案）

A. 牙冠或牙根形成之后　　B. 埋伏牙　　C. 根尖周肉芽肿
D. 牙板残余　　E. 成釉器

发育的早期与下列囊肿发生有关的是

186. 角化囊性瘤
187. 始基囊肿
188. 含牙囊肿

【答案】D、E、A

【解析】组织学发生上，角化囊性瘤来源于原始的牙胚或牙板残余，所以186题选D；始基囊肿为成釉器星网状层变性形成，所以187题选E；含牙囊肿又称为滤泡囊肿，是缩余釉上皮与牙冠之间蓄积液体而形成，因此其发生于牙冠或牙根形成之后，临床上常见囊肿内含一个牙冠，所以188题选A。

189. 不宜行组织活检术的恶性肿瘤是

A. 舌癌　　B. 唇癌　　C. 恶性淋巴瘤
D. 恶性黑色素瘤　　E. 肉瘤

【答案】D

【解析】恶性黑色素瘤易发生转移，活检刺激易使肿瘤发生转移。故若临床上高度怀疑是恶性黑色素瘤者可在手术完整切除后冷冻活组织检查明确诊断，不宜行组织活检术。恶性淋巴瘤、舌癌、唇癌、肉瘤均可进行活检以明确诊断。

190. 由成釉器星形网状层变性发展而来的颌骨囊肿是

A. 始基囊肿　　B. 含牙囊肿　　C. 根尖周囊肿
D. 球上颌囊肿　　E. 牙源性角化囊性瘤

【答案】A

【解析】始基囊肿为成釉器的星形网状层发生变性，液体渗出，蓄积其中而形成的囊肿。牙源性角化囊肿来源于牙胚或牙板残余，根尖周囊肿为牙源性炎症性颌骨囊肿，为根尖肉芽肿或根尖脓肿发展而来。球上颌囊肿为面裂囊肿，好发部位为上颌侧切牙和尖牙之间。

191. 牙源性角化囊肿X线表现，错误的是

A. 呈单房或多房圆形低密度影　　B. 病变沿颌骨长轴扩展　　C. 骨质膨胀明显、房差悬殊

D. 可含牙　E. 邻牙被推移位或脱落

【答案】C

【解析】牙源性角化囊性瘤在X线片上可表现为单房型或多房型（单房多见）、沿颌骨长轴生长、邻牙被推移位或脱落。成釉细胞瘤最典型的表现是呈多房型、房差悬殊、边缘呈切迹状、受累牙根呈锯齿状吸收。

192. 最常见的口腔癌是

A. 舌癌　B. 牙龈癌　C. 颊癌

D. 唇癌　E. 口底癌

【答案】A

【解析】在我国口腔颌面部恶性肿瘤以鳞状细胞癌最为常见，常见的好发部位是舌，故我国最常见的口腔癌是舌癌。

193. 多形性腺瘤易复发的原因是

A. 因为发生在腮腺　B. 包膜不完整，其内常有瘤细胞侵入　C. 该肿瘤好转移

D. 无包膜　E. 有恶变可能

【答案】B

【解析】多形性腺瘤易复发的原因是包膜不完整，或在包膜中有瘤细胞以及术中包膜易残留。无包膜及易发生转移是恶性肿瘤的特点。

194. 女，22岁。上颈部包块冬枣大小，触质软，似有囊性感。穿刺病变时可穿刺出不凝固血性液体，则其最有可能的诊断是

A. 血管淋巴管瘤　B. 神经鞘瘤　C. 淋巴管瘤

D. 淋巴血管瘤　E. 血管内皮瘤

【答案】B

【解析】囊肿穿刺液为不凝固的液体只有神经鞘瘤，答案直接选择B。血管淋巴管瘤为黄红色小疱，淋巴管瘤为淡黄色穿刺液。

195. 淋巴管瘤好发部位不包括

A. 腭部　B. 舌部　C. 颊部

D. 唇部　E. 颈部

【答案】A

【解析】淋巴管瘤好发部位为颌下区、上颈部等，而腭部不是好发部位。故正确答案为A。淋巴管瘤是脉管畸形，为发育畸形，常见于儿童及青少年，好发于舌、唇、颊及颈部。因此B、C、D、E均是淋巴管瘤好发部位。

196. 口腔癌是世界上10种最常见的癌症之一，在我国最常见的3种依次是

A. 颊癌、牙龈癌、腭癌　B. 牙龈癌、颊癌、腭癌　C. 舌癌、牙龈癌、颊癌

D. 舌癌、颊癌、牙龈癌　E. 舌癌、牙龈癌、口底癌

【答案】D

【解析】流行病学调查显示，我国口腔颌面部恶性肿瘤好发部位依次是：舌、颊、牙龈、腭、上颌窦，故本题选D。

197. 口腔癌早期发生颈淋巴转移及转移率最高的是

A. 口唇癌　B. 牙龈癌　C. 颊癌

D. 舌癌　E. 上颌窦癌

【答案】D

【解析】口腔癌早期发生颈淋巴转移及转移率最高的是舌癌。故本题答案是D。

198. 鳃裂囊肿多发生于

A. 第一鳃裂　B. 第二鳃裂　C. 第三鳃裂

D. 第四鳃裂　E. 第一、第二鳃裂

【答案】B

【解析】鳃裂囊肿又称颈淋巴上皮囊肿，可以来自第一、第二或第三、第四鳃裂，而95%鳃裂囊肿来源于第二鳃裂。

199. 听诊有吹风样杂音的病变是

A. 毛细血管性血管瘤　B. 海绵状血管瘤　C. 淋巴管瘤

D. 蔓状血管瘤　E. 淋巴血管瘤

【答案】D

【解析】听诊有吹风样杂音的病变是蔓状血管瘤（动静脉畸形），患者自觉有波动感，扪诊有震颤感，听诊吹风样杂音。

200. 女，25岁。右颌下区无痛性肿块发现10余年。肿块生长缓慢，压缩感（+），体位移动试验（+），触诊质软。该患者最可能的诊断是

A. 淋巴管瘤
B. 舌下腺囊肿口外型
C. 下颌下腺囊肿
D. 海绵状血管瘤
E. 皮样囊肿

【答案】D

【解析】根据病史，患者肿块有压缩感（+），体位移动试验（+），触诊质软。该患者最可能的诊断是海绵状血管瘤（静脉畸形）。故本题答案是D。易误选B。

（201～203题共用备选答案）

A. 不规则透光阴影，骨质破坏明显，呈火山口样
B. 单房性透光阴影，有一牙于透光边缘，其冠向阴影内，根部位于阴影外
C. 单房性透光阴影，局部有残根
D. 多房性透光阴影，沿下颌长轴呈轴向生长
E. 多房性透光阴影，房差大，牙根呈锯齿状吸收

201. 含牙囊肿的X线片表现是
202. 根尖囊肿的X线片表现是
203. 成釉细胞瘤的X线片表现是

【答案】B、C、E

【解析】含牙囊肿的X线片表现是颌骨中边缘光滑的类圆形透射影，内含不同发育阶段的未萌出牙的牙冠，牙冠一般朝向囊腔，囊壁常包绕此牙的颈部。根尖囊肿的X线片表现是以病源牙根为中心形成的单个类圆形骨质破坏低密度区，边缘清晰锐利的骨白线。成釉细胞瘤的X线片表现以多房型最多见，房差大，下颌体和下颌角；受侵犯的颌骨有不同程度的膨胀，多向唇颊侧；牙根可因肿瘤侵袭成锯齿状或截断状吸收。

（204～207题共用备选答案）

A. 过度吸烟与饮酒
B. 残根、残冠和不良修复体
C. EB病毒
D. 多种维生素缺乏
E. 癌基因被激活或抗癌基因被抑制

关于肿瘤的致病因素

204. 属于遗传性因素的是
205. 属于物理因素的是
206. 属于化学因素的是
207. 属于生物因素的是

【答案】E、B、A、C

【解析】多种维生素缺乏属于营养因素。

【破题思路】

外在因素	特点
物理因素	热、损伤、紫外线、X线及其他放射性物质，以及长期慢性刺激等因素
化学因素	煤焦油、吸烟及酒精等均可致癌
生物因素	某些恶性肿瘤可由病毒引起 如：Burkitt淋巴瘤与EB病毒有关
营养因素	维生素、微量元素均与癌瘤的发生、发展有一定关系

内在因素	影响
神经精神因素	肿瘤发生发展的有利因素
内分泌因素	内分泌功能紊乱可引起某些肿瘤
机体免疫状态	无论在早期或晚期患者免疫都有下降
遗传因素	癌症患者可有家族史
基因突变	人类染色体中存在着癌基因

（208～210题共用备选答案）

A. 骨肉瘤　B. 鳞状细胞癌　C. 恶性淋巴瘤
D. 基底细胞癌　E. 鼻咽癌

208. 对放疗高度敏感的肿瘤为
209. 对放疗不敏感的肿瘤为
210. 对放、化疗均高度敏感的肿瘤为

【答案】E、A、C
【解析】

放射线敏感	恶性淋巴瘤、淋巴上皮癌、浆细胞肉瘤、尤文（Ewing）肉瘤、未分化癌等
放射线中度敏感	鳞状细胞癌及基底细胞癌
放射线不敏感	腺癌、恶性黑色素瘤、骨肉瘤、纤维肉瘤、肌肉瘤（胚胎性横纹肌肉瘤除外）、脂肪肉瘤等

（211～214题共用备选答案）

A. 下颌骨体有大小不等的多房阴影
B. 下颌骨内有单房透明阴影，四周有白色骨质线
C. 颌骨内虫蚀状骨质破坏区，四周骨质可有破坏
D. 下颌角见骨质疏松脱钙，并有骨质增生
E. 下颌骨体有骨质破坏，并有死骨形成

211. 成釉细胞瘤X线表现
212. 颌骨囊肿X线表现
213. 颌骨中央性癌X线表现
214. 中央性颌骨骨髓炎X线表现

【答案】A、B、C、E
【解析】成釉细胞瘤X线表现：下颌多见，多见于下颌体和下颌角。X线表现可分为四型。①多房型：分房大小相差悬殊，房呈圆形或椭圆形密度减低影，分隔清晰锐利；骨质膨胀，以向颊舌侧为甚。肿瘤可含牙或不含牙，邻牙可被肿瘤推压而移位，也可被侵蚀呈锯齿状或截断状；肿瘤部分边缘增生硬化；肿瘤可向牙根之间的牙槽骨生长或突入其间。②蜂窝型：呈基本相同的小分隔，间隔粗糙。③单房型：呈单房状密度减低影像。④局部恶性征型：颌骨膨胀不明显，牙槽侧密质骨消失。

颌骨囊肿X线表现界限清楚的低密度影，四周有白色骨质线。

下唇麻木常是中央性颌骨癌的首要症状，此时应及时行X线片检查。颌骨内虫蚀状骨质破坏区，四周骨质可有破坏。临床、X线不能完全鉴别时，应于手术时冰冻活检，以排除中央性癌。

中央性颌骨骨髓炎可以有大块死骨形成，与周围骨质分界清楚或伴有病理性骨折。

（215～219题共用备选答案）

A. 牙源性颌骨囊肿　B. 发育性囊肿　C. 阻塞性囊肿
D. 牙源性肿瘤　E. 孤立性囊肿

215. 血外渗性囊肿属于
216. 皮脂腺囊肿属于
217. 根尖囊肿属于
218. 成釉细胞瘤属于
219. 第二鳃裂囊肿属于

【答案】E、C、A、D、B
【解析】血外渗性囊肿属于孤立性囊肿。

皮脂腺囊肿中医称“粉瘤”。属于潴留性囊肿，因皮脂腺排泄管阻塞，皮脂腺囊状上皮被逐渐增多的内容物膨胀而形成。囊内为白色凝乳状皮脂腺分泌物。

牙源性炎症性颌骨囊肿：根端囊肿。牙源性发育性囊肿：始基囊肿、含牙囊肿。

成釉细胞瘤为颌骨中心性上皮肿瘤，在牙源性肿瘤中较为常见。

第二鳃裂囊肿为鳃弓组织残留所致，属于发育性囊肿。

（220～224题共用备选答案）

A. 红褐色血样液体，经久不凝
B. 微混浊的黄色黏稠性液体
C. 淡黄色清亮液体，含淋巴细胞
D. 黄色或棕色清亮液体，含胆固醇结晶
E. 乳白色豆渣样分泌物

220. 鳃裂囊肿穿刺液多为
221. 囊性水瘤穿刺液多为
222. 神经鞘瘤穿刺液多为
223. 甲状舌管囊肿穿刺液可为
224. 皮样囊肿穿刺物为

【答案】D、C、A、B、E

【解析】鳃裂囊肿穿刺液位黄色或棕色清亮液体，含或不含胆固醇晶体；囊性水瘤也叫大囊性淋巴管畸形；神经鞘瘤穿刺液多为褐色血样液体；甲状舌管囊肿穿刺液可为透明、微混浊的黄色稀薄或黏稠液体；皮样囊肿穿刺物为乳白色豆渣样分泌物。

（225～228题共用备选答案）

A. 颏下淋巴结
B. 颌下淋巴结
C. 颈二腹肌淋巴结
D. 颈肩胛舌骨肌淋巴结
E. 颈深上淋巴结

225. 舌尖淋巴管大部分引流至
226. 舌体边缘的淋巴管部分引流至颌下淋巴结，另一部分至
227. 舌中央淋巴管最后多汇入
228. 舌后1/3的淋巴管汇入两侧

【答案】A、E、E、E

【解析】舌尖淋巴管大部分引流至颏下淋巴结，舌中央淋巴管最后多汇入颈深上淋巴结，舌后1/3的淋巴管汇入两侧颈深上淋巴结，舌体边缘的淋巴管部分引流至颌下淋巴结，另一部分至颈深上淋巴结。

229. 关于黏液表皮样癌特点的描述，错误的是

A. 约2/3的黏液表皮样癌发生在腮腺
B. 有的无包膜而向周围组织浸润
C. 低分化型常见颈淋巴结转移
D. 血行转移多见，且多转移至肝脏
E. 高分化型生长慢、转移率低、预后较佳

【答案】D

【解析】黏液表皮样癌低分化者淋巴转移率高，且可出现血行转移，远处转移一般转移至肺，正确答案应是D。黏液表皮样癌在大唾液腺多见于腮腺，小唾液腺多见于腭腺。高分化黏液表皮样癌临床上与多形性腺瘤相似，生长缓慢，淋巴结转移率低，预后佳。低分化黏液表皮样癌生长迅速，与正常组织界限不清，活动度差，不少病例见颈淋巴结转移。

230. 关于腮腺多形性腺瘤手术方式的选择，错误的是

A. 单纯肿瘤摘除术
B. 将肿瘤连同周围腮腺组织一并切除术
C. 肿瘤在浅叶时，将肿瘤和腮腺浅叶一并切除
D. 肿瘤在深叶时，将肿瘤连同全腮腺均切除
E. 各种术式均要保留面神经

【答案】A

【解析】腮腺多形性腺瘤为临界性肿瘤，包膜不完整，如行单纯摘除术易造成术后复发，故不应施行单纯肿瘤摘除术；故本题答案为A。多形性腺瘤虽为临界瘤但除非恶变侵袭神经否则均应保留面神经。故肿瘤在浅叶，则手术为腮腺肿瘤及浅叶摘除术+面神经解剖术；故肿瘤在深叶，则手术为腮腺肿瘤及全腮腺摘除术+面神经解剖术。

231. 牙源性角化囊性瘤X线表现，错误的是

A. 呈单房或多房圆形低密度影
B. 病变沿颌骨长轴扩展
C. 骨质膨胀明显、房差悬殊
D. 可含牙
E. 邻牙被推移位或脱落

【答案】C

【解析】牙源性角化囊性瘤在X线片上可表现为单房型或多房型、沿颌骨长轴生长、邻牙被推移位或脱落。骨质膨胀明显、房差悬殊是成釉细胞瘤的典型特征。

232. 牙源性角化囊性瘤易复发，下列因素中与复发无关的是

A. 囊壁薄
B. 可能存在多发病灶
C. 同一病灶内有多个囊腔
D. 可能存在子囊
E. 囊内有角化物

【答案】E

【解析】牙源性角化囊性瘤较易复发的原因有囊壁薄，可能存在多个病灶，多囊，囊壁上有子囊等，故手术不易刮除彻底，而导致易复发，囊肿中有无角化物与是否复发无关。

233. 关于甲状舌管囊肿，说法不正确的是

A. 肿块随吞咽上下移动

B. 发生于颈前正中线上任何部位

C. 甲状舌管囊肿一般不会发生癌变

D. 手术治疗应包括切除部分舌骨中份

E. 可与异位甲状腺同时存在

【答案】C

【解析】甲状舌管囊肿可发生于颈前正中线上任何部位，舌骨上下，典型特点为肿物随吞咽上下移动，有时与异位甲状腺同时存在，或破溃后形成甲状舌管瘘时长期不治愈，可发生癌变，手术治疗时应切除囊肿及部分舌骨中份组织。

（234～237 题共用题干）

男，颏下无痛性缓慢生长圆球状肿物 3 年，大小 5cm×6cm×4cm，表面光滑，境界清，质地似面团样，可活动，无触痛，肿物不随吞咽而活动，口底黏膜下未见异常。

234. 肿物内容物最可能的是

A. 乳白色稠粥状物质

B. 淡黄色透明蛋清样黏稠液体

C. 黄色透明稀薄水样液体

D. 乳白色豆渣样角化物质，肉眼可见含有毛发

E. 草黄色含胆固醇晶体的清亮液体，黄色透明稀薄水样液体

【答案】D

【解析】依据题意"面团样"考虑为皮样囊肿，而皮样囊肿的内容物性状是乳白色豆渣样角化物质，含有皮肤附件，肉眼可见毛发。内容物是乳白色稠粥状物质见于皮脂腺囊肿。淡黄色透明蛋清样黏稠液体多见于舌下腺囊肿。黄色透明稀薄水样液体多见于甲状舌管囊肿。草黄色含胆固醇晶体的清亮液体、黄色透明稀薄水样液体常发生在鳃裂囊肿。故选 D。

235. 该患者在行手术治疗时，应取的体位是

A. 坐位头后仰

B. 平仰位

C. 平卧垫肩后仰位

D. 侧卧位

E. 平卧塑肩头转向一侧

【答案】C

【解析】手术体位的安置要符合手术操作的需要，应尽量暴露操作区域，方便手术的进行。该患者的肿物位于颏下，故需要暴露患者的正面，因此 D 和 E 不正确，为了使患者放松，应该采取卧位，故排除 A。C 比 B 增加了垫肩及头后仰，使操作区域可以呈拱形暴露，更有利于对术区的操作。故选 C。

236. 选用的手术切口是

A. 口底黏膜避开导管口平行下颌体弧形切口

B. 颏下皮肤距下颌骨下缘 2cm 与其平行的弧形切口

C. 额下皮肤的梭形切口

D. 两侧下颌下缘下 2cm，颏下正中至舌骨"T"形切口

E. 口底黏膜及额下皮肤的弧形切口

【答案】B

【解析】该患者口底黏膜无异常，考虑该囊肿位于下颌舌骨肌或颏舌骨肌以下，在做手术切口时，应选择在口外颏下部皮肤上做切口，A、E 都是口内切口，故排除。而 C 的切口过小，D 的切口太大，只有 B 符合题意，故选 B。

237. 术后为消灭无效腔，防止形成血肿选用的包扎是

A. 四头带

B. 交叉十字绷带

C. 颈部绷带

D. 颅颌弹性绷带

E. 颈腋"8"字绷带

【答案】B

【解析】A 和 B 都可用于颌面和上颈部术后的包扎，而交叉十字绷带更适合进行加压包扎，故选 B。颈部绷带法主要用于颈部手术后的包扎。D 颅颌弹性绷带主要用于颌骨骨折或颞下颌关节脱位的包扎固定。E 颈腋"8"字绷带法主要用于颈淋巴清扫术后锁骨上创口的包扎。

（238～241 题共用题干）

男，43 岁。右下颌体部膨胀 5 年，生长缓慢。查体：下颌骨畸形，现张口受限，右下磨牙松动脱落，肿物表面见齿痕，颊侧膨隆。X 线片示：右下颌角部阴影约 4cm×5cm 大小，可见多房性透光区，边缘呈半月切迹，左下前磨牙牙根呈锯齿状吸收，下颌骨下缘受累。

238. 最可能的诊断是

A. 角化囊性瘤

B. 根尖周囊肿

C. 成釉细胞瘤

D. 含牙囊肿

E. 骨化纤维瘤

239. 不属于其特征的是
A. 穿刺抽出褐色液体
B. X 线片肿瘤内可见钙化影
C. 肿瘤部位骨皮质膨隆
D. X 线片示多房病变且房室大小悬殊
E. X 线片示牙根呈锯齿状吸收
240. 关于其组织来源不正确的是
A. 成釉器
B. 牙板残余上皮
C. 牙周膜内上皮
D. 口腔黏膜基底细胞
E. 根尖周囊肿衬里上皮
241. 其治疗方案应为
A. 肿瘤刮除术
B. 下颌骨方块切除术
C. 半侧下颌骨切除
D. 下颌骨部分切除 + 同期植骨
E. 下颌骨全切除
【答案】C、B、E、D
【解析】成釉细胞瘤典型 X 线表现为牙根呈锯齿状吸收。成釉细胞瘤极少发生钙化。且除了根尖周囊肿衬里上皮以外，都可能是成釉细胞瘤的组织来源。下颌骨成釉细胞瘤的手术治疗方案，为扩大切除 + 修复重建。故该病手术方法：下颌骨部分切除 + 同期植骨应该是最佳选项。

（242 ～ 243 题共用题干）
男，64 岁。右侧舌缘溃疡不愈 2 月就诊，吸烟史 20 年（1 包 / 日）。检查：右侧中份舌缘可见溃烂，中央凹陷，边缘隆起质硬，范围约 1.5cm×1.5cm，触痛明显。右下 5、6、7 残根，有锐利边缘。
242. 对该患者最佳的处理方法是
A. 漱口水含漱
B. 溃疡糊剂涂布
C. 拔除右下后牙残根
D. 切取组织活检
E. 右舌病灶扩大切除术
243. 若该患者诊断为右舌缘鳞癌，下列描述不正确的是
A. 常早期发生颈淋巴结转移，且转移率较高
B. 可发生远处转移，多转移至肺部
C. 颈淋巴结转移常在一侧
D. 若病变生长越过舌体中线可向对侧颈淋巴结转移
E. 可转移至颏下或直接至颈深中群淋巴结
【答案】D、E
【解析】242 题：根据题干患者口内存在右下 5、6、7 残根，有锐利边缘。侧舌缘溃疡不愈 2 个月有吸烟史，考虑为长期吸烟、局部残根锐利边缘的刺激下导致癌变。故应首先明确通过活检明确诊断，故正确答案为 D。

243 题：舌体具有丰富的淋巴管和血液循环，加以舌的机械运动频繁，一旦恶变易移，即常发生早期颈淋巴结转移，且转移率较高；此外，舌癌远处转移则多转移至肺部。舌癌的颈淋巴结转移常在一侧，如发生于舌背或越过舌体中线的舌癌可以向对侧颈淋巴结转移。故 A、B、C、D 均正确。舌尖部癌可以转移至颏下或直接至颈深中群淋巴结，而此患者为舌中份侧缘鳞癌故应选择 E。

（244 ～ 247 题共用题干）
女，25 岁。右唇颊部的肿块 10 年，肿块时大时小。检查：右唇颊部可见一直径 4cm 的肿物，表面皮肤正常，右侧口角和唇部黏膜呈蓝色，边界不清，扪之柔软，可被压缩，体位动试验阳性。
244. 其最有可能的临床诊断为
A. 增殖期血管瘤
B. 消退期血管瘤
C. 静脉畸形
D. 动静脉畸形
E. 大囊性淋巴管畸形
245. 为进一步明确诊断，还应行
A. 穿刺检查
B. B 型超声检查
C. X 线片检查
D. 切取活组织检查
E. 磁共振成像检查
246. 辅助检查若抽出血性液体，主要应采用
A. 激光治疗
B. 放射治疗
C. 低温治疗
D. 激素治疗
E. 硬化剂注射治疗
247. 治疗所用的药物是
A. 泼尼松
B. 地塞米松
C. 鱼肝油酸钠
D. 心得安
E. 普萘洛尔
【答案】C、A、E、C
【解析】244 题：位于唇颊部，时大时小，能被压缩、界限不清、表面呈蓝紫色、体位移动试验阳性者，应首先考虑静脉畸形的可能。

245 题：除体位移动试验外，穿刺检查对明确血管瘤和脉管畸形的诊断有重要意义。而确定部位、大小、

范围及其吻合支的情况，可以采用超声、动脉造影、瘤腔造影或磁共振血管成像（MRI 或 MRA）来协助诊断。故选 A。

246 题：穿刺抽出血性液体进一步证实为静脉畸形，静脉畸形以硬化剂注射治疗为主要治疗手段。

247 题：硬化剂注射治疗的药物有 5% 鱼肝油酸钠、平阳霉素、无水乙醇。增殖期血管瘤过去首选口服大剂量泼尼松进行治疗。现在口服普萘洛尔（心得安）已成为治疗增殖期血管瘤的一线药物。

（248 ～ 250 题共用备选答案）

A. 黏稠的略带黄色的蛋清样液体　　B. 黄色或棕色的、清亮的、含或不含胆固醇的液体

C. 透明、微混浊的黄色稀薄或黏稠性液体　　D. 透明、淡黄色水样清亮液体

E. 褐色不凝的血样液体

248. 神经鞘瘤穿刺液的特点为

249. 舌下腺囊肿穿刺液的特点为

250. 甲状舌管囊肿穿刺液的特点为

【答案】E、A、C

【解析】神经鞘瘤愈大越易发生黏液性变，质软如囊肿，穿刺可抽出褐色血样液体但不凝结。

黏稠的略带黄色的蛋清样液体是舌下腺囊肿的穿刺液特点。

甲状舌管囊肿穿刺液的特点为 C。B 为鳃裂囊肿的穿刺物特点；而 D 为囊性水瘤的特点。

251. 男，12 岁。自幼喉结上有蚕豆大的肿块，近来有增大、肿痛，后肿物破溃，伤口肉芽肿状，一直流白色液体。最可能的诊断是

A. 淋巴结化脓性感染　　B. 甲状腺峡部腺癌　　C. 甲状舌管囊肿感染

D. 鳃裂囊肿感染　　E. 舌下腺肿瘤

【答案】C

【解析】颈部肿块临床上十分常见，需熟悉其鉴别诊断。从仅有的资料看，其特点有：幼时发生颈前部肿物，位于舌骨体以下，长期无症状，近来增大、有肿痛，说明发生了继发感染，经皮肤破出、不愈合、流白色液体，应是先天性的甲状舌管囊肿，因其与舌根盲孔相通，唾液流入发生化脓性感染，前面仅为皮肤，极易烂穿，内容物似唾液样流出成为瘘管，经久不愈。

252. 男，39 岁。因上腭无痛性肿块 6 个月入院。专科检查：硬腭后侧可见一肿块，表面呈红斑，局部可见溃疡，质地较软，活检结果可见弥漫性大细胞，考虑非霍奇金淋巴瘤。结合该患者病史及临床检查，以下关于该疾病的发生特点，说法正确的是

A. 与免疫功能紊乱、长期抗原刺激等因素无关

B. 与 EB 病毒感染无关

C. 起源于淋巴系统的良性肿瘤

D. 可发生于任何淋巴组织，以 B 淋巴细胞来源最常见

E. 主要好发于儿童

【答案】D

【解析】结合患者病史、临床检查及活检结果，考虑非霍奇金淋巴瘤，该疾病起源于淋巴系统的恶性肿瘤，多与免疫功能紊乱、长期抗原刺激、病毒感染如 EB 病毒等因素有关，以 B 淋巴细胞来源最常见。

第八单元　唾液腺疾病

1. 急性化脓性腮腺炎的主要病因是

A. 腮腺导管结石　　B. 严重的全身疾病，如脓毒血症、急性传染病、腹部大手术等

C. 腮腺外伤　　D. 口腔溃疡

E. 牙槽脓肿

【答案】B

【解析】急性化脓性腮腺炎多由于高热失水性疾病导致唾液分泌减少，细菌经导管口逆行进入腺体所致。故又称手术后腮腺炎。

2. 急性化脓性腮腺炎多发于哪个年龄段

A. 婴幼儿　　B. 儿童　　C. 青年人

D. 成年人　　E. 老年人

【答案】E

【解析】急性化脓性腮腺炎多发生在长期住院的患者或免疫力低下的老年人。

3. 急性化脓性腮腺炎的切开引流指征不包括

A. 局部有跳痛及压痛　　B. 局部有明显的凹陷性水肿　　C. 腮腺导管口有脓液排出

D. 穿刺可抽出脓液　　E. 腮腺区红肿发热

【答案】E

【解析】切开引流指征：

① 局部有明显的凹陷性水肿。

② 局部有跳痛并有局限性压痛点，穿刺抽出脓液。

③ 腮腺导管口有脓液排出，全身感染中毒症状明显。

单纯红肿发热不符合切开引流指征，故选 E。

4. 儿童复发性腮腺炎最常见的发病年龄是

A. 7 岁左右　　B. 5 岁左右　　C. 3 岁左右

D. 2 岁左右　　E. 1 岁左右

【答案】B

【解析】儿童复发性腮腺炎发病年龄自婴幼儿到 15 岁，以 5 岁左右最常见。

5. 成人慢性复发性腮腺炎的主要病因是

A. 急性化脓性腮腺炎转化而来　　B. 腮腺导管结石

C. 儿童复发性腮腺炎延期治愈而来　　D. 腮腺区外伤继发感染而来

E. 化脓性中耳炎波及而来

【答案】C

【解析】成人慢性复发性腮腺炎多由儿童复发性腮腺炎迁延未愈而来，故本题正确答案为 C。选项 B 腮腺导管结石可引起慢性阻塞性腮腺炎。

6. 关于复发性腮腺炎的叙述，错误的是

A. 腮腺反复肿胀

B. 腮腺造影示主导管葱皮样改变，末梢导管呈点、球状扩张

C. 随年龄增长，发病间歇期延长

D. 可有自身免疫异常

E. 严重时可手术切除腮腺

【答案】B

【解析】复发性腮腺炎腮腺造影的表现应为末梢导管呈点、球状扩张，排空迟缓，主导管及腺内导管无明显异常。葱皮样改变为舍格伦综合征的造影改变。

7. 慢性阻塞性腮腺炎最常见的病因是

A. 导管较长导致的唾液滞留　　B. 导管口黏膜损伤致导管口狭窄　　C. 导管异物

D. 导管结石　　E. 增龄性改变，导致唾液淤滞

【答案】B

【解析】慢性阻塞性腮腺炎病因是导管口狭窄，异物（结石阻塞）导管亦可引起，但腮腺为纯浆液性腺体，分泌物稀薄，故不易发生涎石。因此常见原因为导管口黏膜损伤致导管口狭窄。

8. 慢性阻塞性腮腺炎挤压腮腺时导管口分泌情况是

A. 未见明显分泌物　B. 为黄稠脓性分泌物　C. 分泌物清亮

D. 为雪花样分泌物　E. 脓血性分泌物

【答案】D

【解析】慢性阻塞性腮腺炎导管口轻微红肿，挤压腮腺可从导管口流出浑浊的雪花样唾液。

9. 慢性阻塞性腮腺炎腮腺造影的 X 线表现特点是

A. 腮腺腺体有破坏而出现碘油池　B. 导管系统无明显变化　C. 分支导管呈抱球状表现

D. 主导管扩张不整呈腊肠样变　E. 末梢导管呈点状、球状扩张

【答案】D

【解析】慢性复发性腮腺炎和慢性阻塞性腮腺炎造影的 X 线表现区分是前者主要表现为末梢导管的点球状扩张及排空迟缓，而后者主要表现为主导管的扩张不整呈腊肠样变。

10. 下列哪种唾液腺疾病以中年女性多见

A. 急性化脓性腮腺炎　B. 慢性复发性腮腺炎　C. 慢性阻塞性腮腺炎

D. 下颌下腺炎　E. 舍格伦综合征

【答案】E

【解析】舍格伦综合征是自身免疫性疾病，好发人群为中年女性，故本题正确答案为 E。选项 A 急性化脓性腮腺炎好发人群为高热失水性疾病或大手术后的人群；选项 B 慢性复发性腮腺炎好发人群为 5 ～ 15 岁儿童，但尤以 5 岁男孩多见；选项 C，慢性阻塞性腮腺炎好发人群为成年男性；选项 D，下颌下腺炎常伴发于涎石病患者，涎石病可发生在任何年龄段，但尤以 20 ～ 40 岁中青年多见。

11. 唾液量测定判断分泌减少的标准是 5g 白蜡咀嚼 3min。全唾液量低于

A. 1mL　B. 2mL　C. 3mL

D. 4mL　E. 5mL

【答案】C

【解析】唾液流量测定：5g 白蜡咀嚼 3min，全唾液量低于 3mL 为分泌减少。

12. 舍格伦综合征的症状不包括

A. 多发性关节炎　B. 腮腺肿大　C. 口干

D. 干燥性结膜炎　E. 睾丸慢性炎症

【答案】E

【解析】舍格伦综合征临床表现：眼干、口干、唾液腺及泪腺肿大、类风湿性关节炎等结缔组织病；若仅表现为外分泌腺的破坏为原发性，若除外分泌腺破坏还伴有结缔组织病则为继发性。

13. 舍格伦综合征伴发的结缔组织病中最常见的是

A. 硬皮病　B. 多发性肌炎　C. 红斑狼疮

D. 类风湿性关节炎　E. 结节性动脉炎

【答案】D

【解析】继发性舍格伦综合征可伴有类风湿性关节炎（50%）、系统性红斑狼疮（10%），还可伴有硬皮病、多发性肌炎等。

14. 涎石病好发于

A. 下颌下腺　B. 舌下腺　C. 腮腺

D. 小唾液腺　E. 唇腺

【答案】A

【解析】下颌下腺解剖特点如下。①下颌下腺为混合性腺体，分泌的唾液富含黏蛋白，较腮腺分泌液黏滞，钙的含量也高出 2 倍，钙盐容易沉积。②下颌下腺导管自下向上走行，腺体分泌液逆重力方向流动，导管长，在口底后部有一弯曲部，导管全程较曲折，这些解剖结构均使唾液易于淤滞，导致涎石形成。

15. 关于下颌下腺炎的叙述哪项是错误的

A. 多为涎石造成唾液排出受阻继发感染所致　B. 反复发作者下颌下腺可呈硬结性肿块

C. 双手触诊应从导管前部向后进行　D. 少数涎石 X 线片可能不显影

E. 腺内涎石需做下颌下腺摘除术

【答案】C

【解析】应该从后向前行双手合诊，其目的是避免将前部结石推向深部。故选 C。

16. 涎石病的临床特点

A. 以 20 ～ 40 岁中青年多见　B. 病程长短不一　C. 进食时腺体肿胀并伴有疼痛

D. 导管口溢脓　E. 以上特点均对

【答案】E

【解析】涎石病临床特点：可发生于任何年龄，20 ～ 40 岁多见，进食时腺体肿大伴疼痛，导管口黏膜红肿有脓性液体流出，触诊可触及硬块并有压痛，涎石阻塞可引起腺体继发感染。

17. 涎石病多发生于颌下腺的原因不包括

A. 下颌下腺分泌量小　B. 颌下腺分泌的唾液较腮腺分泌液黏滞

C. 分泌液钙的含量高，钙盐容易沉积　D. 颌下腺导管自下向上走行，腺体分泌逆重力方向流动

E. 导管长，全程较曲折

【答案】A

【解析】下颌下腺为三大唾液腺中分泌量最多的，约占 60% ～ 65%。故 A 不准确也不符合题意，本题答案为 A。下颌下腺解剖特点如下。①下颌下腺为混合性腺体，分泌的唾液富含黏蛋白，较腮腺分泌液黏滞，钙的含量也高出 2 倍，钙盐容易沉积。②下颌下腺导管自下向上走行，腺体分泌液逆重力方向流动，导管长，在口底后部有一弯曲部，导管全程较曲折，这些解剖结构均使唾液易于淤滞，导致涎石形成。故本题答案为 A。

18. 如怀疑有下颌下腺导管结石，以下哪种 X 线片检查为首选

A. 下颌下腺造影　B. 下颌体腔片

C. 下颌曲面断层片　D. 下颌下腺侧位片加下颌横断殆片

E. 下颌骨侧位片加下颌横断殆片

【答案】D

【解析】如怀疑有下颌下腺导管结石，选择下颌下腺侧位片加下颌横断殆片。前者适用于下腺导管后部及腺体内的结石，后者适用于下颌下腺导管较前部的结石。

19. 怀疑下颌下腺导管较前部的涎石，应该首选以下哪种检查方法

A. CT　B. B 超　C. 下颌横断殆片

D. 下颌全景片　E. 下颌下腺侧位片

【答案】C

【解析】阳性涎石用 X 线平片即可检出。下颌下腺导管前部的结石应采用下颌横断殆片，若不显影再考虑行造影检查，故本题正确答案为 C。下颌下腺侧位片适用于下颌下腺导管后部及腺体内的涎石。阴性涎石需用唾液腺造影术检查。

20. 俗称的“蛤蟆肿”是指

A. 黏液腺囊肿　B. 舌下腺囊肿　C. 皮样囊肿

D. 表皮样囊肿　E. 甲状舌管囊肿

【答案】B

【解析】很形象，舌下腺囊肿的患者局部肿大舌抬高，像蛤蟆。

21. 易被误诊为下颌下腺囊肿的是

A. 黏液囊肿　B. 舌下腺囊肿单纯型　C. 舌下腺囊肿口外型

D. 舌下腺囊肿哑铃型　E. 口底皮样囊肿

【答案】C

【解析】舌下腺囊肿口外型表现为颌下区肿物与下颌下腺所在解剖部位接近，因此舌下腺囊肿口外型应易被误诊为下颌下腺囊肿；选项 A 黏液囊肿好发部位为下唇和舌尖腹侧；选项 B 舌下腺囊肿单纯型表现为口底肿胀，舌体太高似重舌；选项 D 舌下腺囊肿哑铃型，口内舌下区和口外颌下区均有肿物。选项 E 口底皮样囊肿亦是向口外膨隆。

22. 目前，舌下腺囊肿的处理常用

A. 袋形缝合　B. 尽可能摘除囊肿　C. 完整摘除囊肿

D. 摘除舌下腺　E. 引流囊液

【答案】D

【解析】根治舌下腺囊肿的方法是切除舌下腺腺体，残留部分囊壁不致造成复发；如机体状况较差的老年人和小孩可用袋形缝合，待机体状态好转再行舌下腺摘除术。

23. 关于唾液腺肿瘤以下哪种说法是正确的

A. 腮腺肿瘤80%发生于腮腺深叶

B. 颌下腺良性肿瘤全是混合瘤

C. 舌下腺肿瘤良性多见

D. 小唾液腺肿瘤大部分发生于腭部

E. 涎腺肿瘤大多数发生在小唾液腺

【答案】D

【解析】小唾液腺发生肿瘤时好发部位为腭部，故D正确；腮腺肿瘤80%发生于腮腺浅叶，故A错误；颌下腺良性肿瘤除混合瘤外还可发生腺淋巴瘤等，故B错误；舌下腺肿瘤中恶性肿瘤比例高达90%，故C错误，涎腺肿瘤大多数发生腮腺，故E错误。

24. 以下关于腮腺良性肿瘤的诊断与治疗哪项是错误的

A. 可采用“细针吸取活检”做穿刺细胞学检查

B. 术前行活组织检查以明确诊断

C. 术中可行冰冻活组织检查以明确肿瘤性质

D. 术中应保证面神经不受损伤

E. 禁忌做简单的、顺包膜剥离的剜出术

【答案】B

【解析】腮腺和下颌下腺肿瘤禁忌做活检。

25. 多形性腺瘤的好发部位依次是

A. 腭腺、腮腺、舌下腺、颌下腺

B. 腮腺、腭腺、颌下腺、舌下腺

C. 腮腺、颌下腺、唇腺、腭腺

D. 颌下腺、腭腺、腮腺、唇腺

E. 腮腺、舌下腺、颌下腺、腭腺

【答案】B

【解析】多形性腺瘤最常见于腮腺，其次为下颌下腺，舌下腺极少见，发生于小唾液腺者，以腭部最为常见。

26. 治疗腮腺浅叶混合瘤应采用

A. 肿瘤剜出术

B. 保留面神经、腮腺浅叶摘除术

C. 腮腺全切术

D. 放射治疗

E. 化学治疗

【答案】B

【解析】混合瘤即为多形性腺瘤，属于良性肿瘤（临界瘤），各种术式均应保留面神经，若其恶变侵袭至面神经才考虑牺牲面神经；位于浅叶的肿瘤一般期摘除浅叶，故B正确。位于腮腺浅叶的良性肿瘤，做肿瘤及腮腺浅叶切除、面神经解剖术。

27. 关于腮腺多形性腺瘤手术的叙述中，错误的是

A. 单纯肿瘤摘除术

B. 将肿瘤连同周围腮腺组织一并切除术

C. 肿瘤在浅叶时，将肿瘤和腮腺浅叶一并切除术

D. 肿瘤在深叶时，将肿瘤连同全腮腺切除术

E. 各种术式均要保留面神经

【答案】A

【解析】手术应从包膜外正常组织进行，同时切除部分或整个腺体，保留面神经。

28. 关于腮腺浅叶肿瘤手术切除，不正确的是

A. 术前亚甲蓝导管注入

B. 可行区域切除术

C. 需行面神经解剖术

D. 可行浅叶切除术

E. 需行腮腺全叶切除术

【答案】E

【解析】位于腮腺浅叶的良性肿瘤，做肿瘤及腮腺浅叶切除、面神经解剖术。

29. 以下关于涎腺肿瘤的叙述哪项是错误的

A. 巨大混合瘤不妨碍面神经功能，但混合瘤可以恶变

B. 腺淋巴瘤多见于老年男性，好发于腮腺后下极，有些病例有消长史

C. 黏液表皮样癌好发于小唾液腺，其预后主要取决于分化程度和局部手术的彻底性

D. 腺样囊性癌侵袭性强，血行转移率高，常出现疼痛和面神经麻痹

E. 腮腺恶性肿瘤术中如见面神经穿过瘤体时，应考虑牺牲面神经

【答案】C

【解析】黏液表皮样癌发生于腮腺者居多，其次是腭部和下颌下腺，也可发生于其他小唾液腺，特别是磨牙后腺。

30. 腺样囊性癌最常发生远隔转移的脏器是

A. 脑

B. 骨

C. 肝

D. 肾

E. 肺

【答案】E

【解析】腺样囊性癌血行转移率高，以肺部最多见。

31. 以下哪项不是腺样囊性癌的特征

A. 好发于腮腺和下颌下腺　B. 肿瘤沿神经血管束生长　C. 浸润性极强

D. 区域淋巴结转移率低　E. 可带瘤生存

【答案】A

【解析】腺样囊性癌最常见于腭部小唾液腺及腮腺。

32. 腮腺淋巴结炎与慢性化脓性腮腺炎的主要鉴别诊断是

A. 体温升高　B. 腮腺区肿大　C. 有明显压痛

D. 唾液腺分泌正常　E. 口干

【答案】D

【解析】慢性阻塞性腮腺炎以前与复发性腮腺炎一起统称为慢性化脓性腮腺炎。慢性阻塞性腮腺炎挤压腮腺可从导管口流出混浊的“雪花样”或黏稠的蛋清样唾液，有时有黏液栓子。慢性复发性腮腺炎导管口有脓液或胶冻样分泌物。而腮腺淋巴结炎分泌物正常。

33. 单纯涎石摘除术适用于

A. 涎石发生在导管内　B. 涎石发生在导管与腺体交界处

C. 涎石发生在腺体内　D. 涎石发生在导管内，腺体尚未纤维化者

E. 涎石发生在导管内，腺体已纤维化者

【答案】D

【解析】单纯涎石摘除术适用于能扪及相当于下颌第二磨牙以前部位的涎石且无下颌下腺反复感染史，腺体尚未纤维化者。

34. 黏液囊肿的内容物的性质为

A. 白色凝乳状物质　B. 黄白色角化物质　C. 无色透明黏稠液体

D. 豆腐渣样物质　E. 淡黄色含胆固醇结晶液体

【答案】C

【解析】

黏液囊肿	蛋清样透明黏稠液体
皮脂腺囊肿	白色凝乳状
皮样表皮样囊肿	乳白色豆腐渣样
甲状舌管囊肿	黄色稀薄液体
鳃裂囊肿	黄色清亮
牙源性角化囊性瘤	黄白色的角蛋白样（皮脂样）物质
囊性水瘤	淡黄色水样液体
成釉细胞瘤	褐色液体
神经鞘瘤	褐色血样液体，不凝结
舌下腺囊肿	蛋清样

35. 腮腺区包块通常不做术前病理检查，而采取手术时做冰冻检查的主要原因是

A. 有面神经不易取标本　B. 患者免受两次手术痛苦　C. 增加刀口感染机会

D. 重复切口影响美观　E. 增加解剖面神经的困难，并且不符合肿瘤治疗原则

【答案】E

【解析】肿瘤治疗原则：手术和病理检查争取一期完成。

36. 以下哪种迹象可能与多形性腺瘤恶变无关

A. 肿瘤为多发　B. 肿瘤在近期生长加速　C. 肿瘤出现疼痛

D. 瘤体不活动　E. 出现面瘫症状

【答案】A

【解析】B、C、D、E 均为肿瘤恶变的迹象。

37. 腮腺手术中寻找面神经颊支的标志是

A. 腮腺前缘　B. 腮腺导管　C. 腮腺上前缘

D. 耳屏前　　E. 腮腺上缘

【答案】B

【解析】通过138例腮腺切除手术，观察、测量腮腺导管与面神经上、下颊支的距离与走向。结果：面神经上颊支位于腮腺导管上0.2～1cm范围内，下颊支位于导管下0.2～1.5cm内。结论：面神经上、下颊支与腮腺导管的关系恒定，以导管为标志，寻找解剖面神经较为安全、方便、可靠。故本题答案为B。

38. 以下关于舍格伦综合征的叙述中，哪项是错误的

A. 多发生于中年以上妇女

B. 属慢性炎症性、全身自身免疫性疾病

C. 可合并唾液腺及泪腺的肿大和类风湿性关节炎等结缔组织病

D. B超检查可作为诊断该疾病的重要方法

E. 结节型者可行保存面神经的腮腺浅叶及肿块切除

【答案】D

【解析】舍格伦综合征是一个主要累及外分泌腺体的自身免疫病，又名干燥舍格伦综合征。临床除有唾液腺和泪腺受损功能下降而出现口干、眼干外，尚有其他外分泌腺及腺体外其他器官的受累。本病分为原发性和继发性两类，前者仅为外分泌腺破坏、后者除外分泌腺破坏以外还伴发结缔组织病。主要的诊断方法包括施墨试验、四碘四氯荧光素（玫瑰红）染色、唾液流量测定等，不包括B超检查，故本题答案为D。

39. 关于急性化脓性腮腺炎病因的说法不包括

A. 主要致病菌是链球菌　　B. 常见于腹部大手术后

C. 常见于高热或禁食的患者　　D. 常见于体质虚弱、长期卧床的患者

E. 常见于急性传染病或脓毒血症的患者

【答案】A

【解析】化脓性疾病主要致病菌是金黄色葡萄球菌，故A选项说法错误。该病多见于严重的全身性疾病，如胃肠道大手术等原因造成大量体液丧失、脓毒血症、长期高热、禁食、脱水等。也可见于体质虚弱、长期卧床的患者。这些原因造成全身及腮腺局部抵抗力极度低下，口腔内致病菌逆行感染至腮腺而发病。

40. 哪一解剖结构将腮腺分为深叶和浅叶

A. 面横动脉　　B. 腮腺导管　　C. 面神经

D. 面后静脉　　E. 颈外动脉

【答案】C

【解析】临床上腮腺深叶和浅叶的划分是以面神经主干进入腮腺的位置来划分的，故本题正确答案为C。

41. 患者，女，54岁。口眼干燥多年，双侧腮腺弥漫性肿大，Schirmer试验<5mm。不宜采用的治疗方法是

A. 0.5%甲基纤维素滴眼　　B. 经常用液体湿润口腔　　C. 积极防治龋病

D. 中医药治疗　　E. 切除腮腺，解除自身抗原

【答案】E

【解析】舍格伦综合征是一种自身免疫性疾病，其特征表现为外分泌腺的进行性破坏，导致黏膜及结膜干燥，并伴有自身免疫性病征。治疗方案主要为对症治疗，即使用眼药水、人工唾液等缓解症状。应注意口腔卫生，减少逆行性感染的机会。伴发急性炎症时可用抗生素治疗。中药治疗亦可缓解症状，阻止病变进展。对于类肿瘤型舍格伦综合征，可采用手术治疗，切除受累腺体，以防止恶性变。综上，一般情况下切除腮腺没有必要，选E。

42. 急性化脓性腮腺炎的主要致病菌是

A. 链球菌　　B. 大肠埃希菌　　C. 肺炎双球菌

D. 金黄色葡萄球菌　　E. 白念珠菌

【答案】D

【解析】急性化脓性腮腺炎主要的致病菌为金黄色葡萄球菌，故选D；链球菌、大肠埃希菌、肺炎双球菌也均属于化脓性感染（非特异性感）的致病菌，但不是主要致病菌。

（43～45题共用备选答案）

A. 儿童复发性腮腺炎　　B. 舍格伦综合征　　C. 阻塞性腮腺炎

D. 结核　　E. 腺淋巴瘤

符合下列腮腺造影表现的病变是

43. 主导管扩张，边缘不整齐呈羽毛状，末梢导管弥漫，散在的点状扩张

44. 主导管扩张呈腊肠状，分支导管扩张

45. 主导管形态正常，分支导管数目较少，末梢导管点状扩张，8年后复查末梢导管点状扩张完全消失
【答案】B、C、A
【解析】

疾病	表现（造影）
舍格伦综合征	末梢导管点球状扩张＋主导管羽毛状、葱皮样
慢性阻塞性腮腺炎	导管扩张、腊肠样
慢性复发性腮腺炎	末梢导管呈点状、球状扩张，排空迟缓
结核	腮腺区长久不愈的瘘管
腺淋巴瘤	热结节、腮腺后下极多发

46. 纤维化慢性下颌下腺炎的治疗方法是
A. 硬化剂治疗
B. 导管结扎术
C. 药物治疗
D. 摘除涎石
E. 下颌下腺摘除
【答案】E
【解析】下颌下腺涎石病反复发作，使得下颌下腺继发慢性纤维硬化性下颌下腺炎，出现腺体萎缩。失去功能时，此时应考虑摘除下颌下腺。故选E。静脉畸形、淋巴管畸形、关节囊扩张伴有关节盘附着松弛均可采用选项A硬化剂治疗；选项B导管结扎术一般适用于腺瘘；选项D下7以前的结石且腺体未出现纤维化者可摘除涎石。

47. 玫瑰红染色试验用于
A. 口腔癌
B. 牙石检查
C. 慢性腮腺炎
D. 舍格伦综合征
E. 口腔癌前病变
【答案】D
【解析】舍格伦综合征典型的表现为口干、眼干；玫瑰红（四碘四氯荧光素）染色试验用于检查角膜上皮干燥状态，所以D正确。口腔癌的可进行活体组织检查确诊，所以A错误；牙石的应进行视诊、探诊，所以B错误；慢性腮腺炎根据病史和临床检查和造影，所以C错误；口腔癌前病变也应靠肉眼和病理检查确诊，故E错误；故本题应选D。

48. 急性化脓性腮腺炎的主要感染途径是经
A. 腮腺导管逆行感染
B. 口内破损黏膜
C. 牙源性途径
D. 血源性途径
E. 淋巴途径
【答案】A
【解析】急性化脓性腮腺炎多由于高热失水性疾病导致唾液分泌减少，细菌经导管口逆行进入腺体所致，故又称手术后腮腺炎，故A正确，其他感染途径不会发生。

49. 12岁男孩，双腮腺反复肿胀3年，每年肿胀4～5次，每次持续1周，无口干、眼干症状，腮腺造影有点球状扩张，合适的处理为
A. 理疗
B. 多饮水、按摩腺体，保持口腔卫生，必要时抗感染治疗
C. 应行双腮腺手术切除
D. 腮腺内注入甲紫致腺体萎缩
E. 主导管结扎治疗
【答案】B
【解析】根据题意可诊断为儿童复发性腮腺炎。该病有自愈性，治疗应以增强抵抗力，防止继发感染，减少发作为治疗原则。嘱患者多饮水，每天按摩腺体帮助排空唾液，用淡盐水漱口，保持口腔卫生；咀嚼口香糖，刺激唾液分泌；若有急性表现，可用抗生素；腮腺造影对其也有一定治疗作用；频繁复发者可肌注胸腺肽，调节免疫力。由其治疗方法可知，B为正确选项。

50. 患者，女，35岁。左下颌下腺炎长期反复发作，双合诊左口底区可触及一硬结，为明确是否有结石，最正确的检查是
A. 拍牙片
B. B超检查
C. CT检查
D. MRI检查
E. 拍下颌咬合片
【答案】E
【解析】据题意可初步诊断为下颌下腺结石。下颌下腺结石确诊应做X线摄片检查，首选投照下颌横断𬌗片（前部结石）及下颌下腺侧位片（后部结石），故本题应选E。若不显影则考虑为阴性结石，可行造影检查，结石部位可表现为充盈缺损。

（51～53题共用备选答案）

A. 急性化脓性腮腺炎　　B. 慢性阻塞性腮腺炎　　C. 流行性腮腺炎

D. 舍格伦综合征　　E. 腮腺放线菌病

51. 以上为自身免疫性疾病的是

52. 又被称为“手术后腮腺炎”的是

53. 又被称为“腮腺管炎”的是

【答案】D、A、B

【解析】

急性化脓性腮腺炎	手术后腮腺炎
慢性阻塞性腮腺炎	腮腺管炎
舍格伦综合征	自身免疫性疾病、干燥综合征
流行性腮腺炎	病毒感染、接触史、淀粉酶升高
腮腺放线菌病	硫黄颗粒

54. 青春期后有自愈趋势的腮腺疾病是

A. 急性化脓性腮腺炎　　B. 慢性阻塞性腮腺炎　　C. 慢性复发性腮腺炎

D. 流行性腮腺炎　　E. 腮腺良性肥大

【答案】C

【解析】慢性复发性腮腺炎儿童多发，多与腮腺发育不全、免疫功能低下等因素相关，青春期后随着免疫系统发育的完善，发作频率越来越低，有自愈趋势，故本题正确答案为C。

55. 关于舍格伦综合征临床特点的叙述不正确的是

A. 它是一种自身免疫性疾病　　B. 它是一种主要破坏外分泌腺的慢性炎症性疾病

C. 女性发病率明显高于男性　　D. 它大多发生于单侧腮腺

E. 唇腺活检有助于明确诊断

【答案】D

【解析】唾液腺肿大以腮腺为最常见，也可伴下颌下腺、舌下腺及小唾液腺肿大。多为双侧，也可单侧发生。故本题答案是D。

56. 怀疑下颌下腺导管前部阳性结石，首选检查方法是

A. 下颌骨侧位片　　B. 下颌前部𬌗片　　C. 下颌横断𬌗片

D. 下颌骨后前位片　　E. 曲面体层片

【答案】C

【解析】怀疑下颌下腺导管前部阳性结石，首选检查方法是下颌横断𬌗片。下颌横断𬌗片可明确看到下颌下腺导管内前部的结石，此外还可以诊断：①下颌骨体部颊、舌侧密质骨有无膨胀、增生及破坏；②异物及阻生牙定位；③下颌骨骨折时颊舌向移位情况。故本题答案是C。选项A下颌骨侧位片用于观察下颌骨体部、升支及髁突的病变；选项B下颌前部𬌗片用于观察下颌颏部有无骨折及炎症、肿瘤等病变引起的骨质变化；选项D下颌骨后前位片常用于双侧对比观察升支骨质改变；选项E曲面体层片用于观察上下颌骨肿瘤、外伤、炎症、畸形等病变。

57. 治疗急性化脓性腮腺炎的有效抗生素为

A. 青霉素　　B. 林可毒素　　C. 红霉素

D. 氯霉素　　E. 诺氟沙星

【答案】A

【解析】急性化脓性腮腺炎主要致病菌为金黄色葡萄球菌，青霉素或头孢菌素等抗革兰阳性球菌有效，故本题正确答案为A；选项B林可毒素可用于慢性呼吸道疾病和耐青霉素的金色葡萄球菌治疗；选项C红霉素应用于链球菌引起的扁桃体炎、猩红热等的感染；选项D氯霉素于治疗由伤寒杆菌、志贺菌属、大肠埃希菌等引起的感染；选项E属于喹诺酮类抗菌药，是治疗肠炎痢疾的常用药。

58. 最容易发生囊肿的唾液腺是

A. 舌下腺　　B. 腮腺　　C. 下颌下腺

D. 唾液腺　　E. 唇腺

【答案】A

59. 唾液腺良性肿瘤造影的特征性表现是

A. 导管粗细不均，呈腊肠状　　B. 导管移位，呈抱球状　　C. 造影剂外溢，呈点状或片状
D. 导管变细　　E. 腺泡充盈缺损

【答案】B

【解析】唾液腺良性肿瘤造影的特征性表现是导管移位，呈抱球状。是由于导管系统受压移位所致。故本题答案是B。易误选E。

60. 涎石病最好发于

A. 腭腺　　B. 唇腺　　C. 舌下腺
D. 下颌下腺　　E. 腮腺

【答案】D

【解析】涎石病最好发于下颌下腺。涎石病85%发生于下颌下腺。涎石多发于下颌下腺，与下列因素有关。

① 下颌下腺为混合性腺体，分泌的唾液富含黏蛋白，较腮腺分泌液黏滞，钙的含量也高出2倍，钙盐容易沉积。

② 下颌下腺导管自下向上走行，腺体分泌液逆重力方向流动，导管长，在口底后部有一弯曲部，导管全程较曲折，这些解剖结构均使唾液易于淤滞，导致涎石形成。故本题答案是D。易误选E。

61. 涎腺黏液囊肿好发于

A. 上唇和舌下腺　　B. 下唇和舌下腺　　C. 上唇和下颌下腺
D. 下唇和下颌下腺　　E. 舌下腺和下颌下腺

【答案】B

【解析】唾液腺黏液囊肿好发于下唇和舌下腺。黏液囊肿一般是由黏膜下腺体受伤或导管系统阻塞所致。故本题答案是B。易误选E。

62. 唾液腺炎最主要的感染途径是

A. 血源性　　B. 淋巴源性　　C. 邻近组织炎症波及
D. 损伤　　E. 逆行性

【答案】E

【解析】唾液腺发生感染主要见于颌下腺和腮腺，一般由于细菌逆行进入所致，腮腺常见机体失水，唾液分泌减少或导管口损伤等原因导致唾液排出不通畅而导致细菌进入腺体导致感染，故本题正确答案E。

63. 唾液腺造影的禁忌证是

A. 涎腺急性炎症期间　　B. 患有出血性疾患　　C. 使用抗凝血药物
D. 开口受限　　E. 腺体外肿物

【答案】A

【解析】三种情况下禁忌唾液腺造影：急性炎症期、阳性结石和碘过敏者。故本题正确答案是A。

64. 唾液腺造影检查的禁忌证为

A. 急性化脓性腮腺炎　　B. 外伤性涎瘘　　C. 阴性涎石症
D. 腮腺恶性肿瘤　　E. 腮腺慢性反复肿胀

【答案】A

【解析】三种情况下禁忌唾液腺造影：急性炎症期、阳性结石和碘过敏者。涎腺慢性炎症、涎瘘、舍格伦综合征、唾液腺良、恶性肿瘤均可应用造影。故本题正确答案为A。

65. 男，43岁。近几年来左侧腮腺数次肿痛，每年发作1～2次，抗感染治疗可控制；平常口内有时有咸味液体流出。检查腮腺导管口有少量分泌物，尚清。该患者不宜实行的治疗是

A. 导管冲洗　　B. 急性发作时全身抗感染治疗　　C. 维生素C含服
D. 按摩腮腺腺体帮助排唾　　E. 腮腺切除术

【答案】E

【解析】慢性阻塞性腮腺炎不宜手术切除腮腺。故本题答案是E。

66. 男，10岁。近5年来左侧腮腺反复肿胀，间隔1～2个月发作一次。有助于明确诊断的检查是

A. CT检查　　B. B超检查　　C. 唾液腺造影
D. 放射性核素扫描　　E. 唇腺活检

【答案】C

【解析】据题意考虑为慢性复发性腮腺炎，故可通过造影进行诊断，典型的表现为末梢导管点球状扩张。故本题答案是C。

67. 男，7 岁。2 年来双侧腮腺反复肿胀，抗感染治疗可缓解，宜进行的检查是

A. CT　　B. B 超　　C. 腮腺造影

D. 细针吸活检　　E. 切取活检

【答案】C

【解析】据题意考虑为慢性复发性腮腺炎，故可通过造影进行诊断，典型的表现为末梢导管点球状扩张。故本题答案是 C。

（68 ～ 70 题共用题干）

男，48 岁。左耳下无痛性包块 3 年半。检查：扪及 4cm×3cm 大小，界清，质中，无压痛，可活动，导管口无红肿，分泌液清亮。

68. 根据临床表现，不应考虑的诊断方法是

A. 穿刺细胞学检查　　B. 腮腺造影　　C. 术中冰冻活检

D. CT 检查　　E. 切开病检

69. 该患者经锝核素扫描，肿块有核浓集，应考虑的诊断是腮腺

A. 多形性腺瘤　　B. 腺淋巴瘤　　C. 淋巴结炎

D. 神经鞘瘤　　E. 囊肿

70. 根据你的临床诊断，其最合理的治疗方法应是

A. 放疗　　B. 化疗　　C. 肿瘤切除术

D. 肿瘤及全腮腺切除术　　E. 肿瘤及腮腺浅叶切除术

【答案】E、B、E

【解析】腮腺区肿瘤禁忌活检，因其这样易造成肿瘤被膜破裂致肿瘤种植。可采用细针吸取活检（6 号针头），亦可进行造影、CT 和术中冰冻活检，故 68 题正确答案为 E。锝核素扫描，肿块有核浓集即为热结节现象，此现象出现在腺淋巴瘤，故 69 题正确答案为 B。腺淋巴瘤好发部位为腮腺后下极，且组织发生与淋巴结有关，治疗原则除切除肿瘤外还应切除肿瘤周围的淋巴结，故 70 题正确答案为 E。

（71 ～ 73 题共用题干）

女，55 岁。眼干、口干 5 年，右腮腺肿物 3 年，逐渐加重，现已出现咀嚼及吞咽困难。右腮腺肿物 2cm×3cm 大小，表面光滑，无压痛，未见面瘫征象。有类风湿性关节炎病史 15 年。

71. 若 Schirmer 试验为 3mm/5min，下唇腺活检见局灶性唾液腺炎症，诊断为

A. 原发性舍格伦综合征　　B. 继发性舍格伦综合征　　C. 腮腺混合瘤

D. 腮腺结节病　　E. 腮腺急性淋巴瘤

72. 若对该患者行腮腺造影检查，其表现中不正确的是

A. 腺体排空功能差　　B. 主导管可呈花边样或葱皮样改变　　C. 分支导管数目减少变细

D. 末梢导管不同程度萎缩　　E. 肿瘤样改变

73. 本病例首选的治疗方法是

A. 保存面神经的腺叶与肿块切除　　B. 0.5% 甲基纤维素对症治疗

C. 漱口水含漱　　D. 激素治疗

E. 中医中药治疗

【答案】B、D、A

【解析】根据题干信息患者有类风湿性关节炎病史 15 年及眼干、口干 5 年，继发性舍格伦综合征是指除外分泌腺破坏外还伴有结缔组织病，故可诊断为继发性舍格伦综合征，71 题正确答案为 B。舍格伦综合征造影表现为末梢导管点球状扩张，故 72 题正确答案 D。为防止病变恶化，首选手术切除，其余治疗措施均为对症处理，不能作为对本病例首选的治疗方法，故 73 题正确答案 A。

74. 男，25 岁。双侧腮腺区肿痛不适 3 年，时大时小。腮腺造影片显示主导管扩张、变形似腊肠状，末梢导管不规则扩张，可能的诊断是

A. 腮腺结核　　B. 腮腺恶性肿瘤　　C. 腮腺良性肥大

D. 慢性阻塞性腮腺炎　　E. 舍格伦综合征

【答案】D

【解析】腮腺造影片显示主导管扩张、变形似腊肠状，末梢导管不规则扩张，可能的诊断是慢性阻塞性腮腺炎。故本题答案是 D。易误选 B。

75. 患者，42 岁。右耳垂下肿物 6 年，生长缓慢，无痛。检查肿物以耳垂为中心，界限清楚，活动，呈椭圆形，表面呈结节状，硬度中等。最可能的临床诊断是右侧腮腺

A. 混合瘤　B. 腺淋巴瘤　C. 脉管畸形
D. 黏液表皮样癌　E. 淋巴结炎

【答案】A

【解析】混合瘤又称多形性腺瘤，为无痛性肿块，生长缓慢，常无自觉症状，肿瘤呈球状或椭圆形，表面结节状，质中等硬度，周界清楚，为最常见的唾液腺良性肿瘤，因此A正确。腺淋巴瘤又称Warthin瘤，多见于中老年男性，有吸烟史。肿瘤本身有消长史，肿瘤呈圆形或卵圆形，表面光滑，很少有结节，质地较软，有弹性感，因此B错误。脉管畸形可分为血管畸形和淋巴管畸形，不同的毛管畸形可有不同临床表现，如静脉畸形可出现体位移动实验阳性、动静脉畸形可出现吹风样杂音等，因此C不符合题意错误。根据患者的临床表现，不可能是恶性肿瘤，也不是炎症，因此D、E错误。应选A。

76. Schirmer 试验滤纸夹持时间是

A. 1min　B. 2min　C. 3min
D. 4min　E. 5min

【答案】E

【解析】舍格伦综合征由于泪腺受侵，泪液分泌减少，表现为眼干症状，可以用Schirmer试验检测，用5mm×35mm的滤纸2条置于眼睑内1/3和中1/3处闭眼5min后检查滤纸湿润程度，低于5mm则表明泪液分泌减少。

77. 舍格伦综合征常合并肿大的腺体是

A. 下颌下腺　B. 舌下腺　C. 腮腺
D. 泪腺　E. 唇腺

【答案】C

【解析】本题主要考查舍格伦综合征的临床表现。其中唾液腺肿大为其临床表现之一，肿大以腮腺最为常见，也可伴下颌下腺、舌下腺及小唾液腺肿大。多为双侧，也可单侧发生。腮腺呈弥漫性肿大，边界不明显，表面光滑，与周围组织无粘连。

78. 以下哪个结构在下颌下腺摘除术时不会被涉及

A. 颌外动脉　B. 面前静脉　C. 面神经下颌缘支
D. 舌神经　E. 舌咽神经

【答案】E

79. 核素扫描对以下哪种肿瘤有特殊诊断意义

A. 多形性腺瘤　B. 黏液表皮样癌　C. 沃辛瘤
D. 腺样囊性癌　E. 肌上皮瘤

【答案】C

【解析】沃辛瘤，又称腺淋巴瘤，做^{99m}Tc核素扫描时表现为瘤体内^{99m}Tc核素高度聚集，称为“热结节”现象，具有特征性。

80. 腮腺良性肥大的改变属于

A. 炎症性　B. 非炎症性　C. 病毒性感染
D. 特异性感染　E. 家族性

【答案】B

81. 患者，男性，27岁，左颌下区肿物两个月余，触诊为极柔软的囊性肿物，5cm×3cm大小，透光试验阴性，无压痛，应进行的辅助检查是

A. 末梢血象化验　B. 左颌下区手术探查及活体组织检查　C. 肿物的B型超声波
D. 左颌下腺造影，必要时行CT　E. 肿物穿刺，必要时行穿刺物涂片

【答案】E

【解析】透光试验阴性说明不是颌下区囊性水瘤可排除，对于囊性肿物首先考虑穿刺，根据内容物的性状做出诊断。故本题正确答案E。

82. 患者，女性，在行左腮腺浅叶切除加面神经解剖术后3个月开始出现进食时左耳垂下皮肤潮红、出汗，最有可能的原因是

A. 腮腺术后发生涎瘘　B. 系手术中损伤耳大神经所致
C. 该区域副交感神经与交感神经发生错位愈合　D. 该区域副交感神经与面神经发生错位愈合
E. 该区域交感神经与面神经发生错位愈合

【答案】C

【解析】腮腺浅叶切除及肿瘤切除术后部分患者进食时耳前下区皮肤发生潮红、出汗，此现象称为“味觉性出汗综合征”或“Frey 综合征”，这是由于术中切断的耳颞神经和原支配腮腺分泌的副交感神经分泌神经支再生时与皮肤汗腺和浅表血管的交感神经支错位联结所致。

83. 患者，男性，65 岁左侧口底发生花生米大小肿物 2 个月，与周围组织粘连，伴有同侧舌尖麻木、疼痛，触肿物质硬，条索状，1.5cm×1cm 大小，动度差，X 线片未见导管阳性结石，最符合该患者的诊断是

A. 左侧慢性下颌下腺炎　　B. 左下颌下腺恶性肿瘤　　C. 左下颌下腺良性肿瘤
D. 左舌下腺恶性肿瘤　　E. 左舌下腺良性肿瘤

【答案】D

【解析】发生一侧口底的肿物且出现了神经症状（舌尖麻木）、与周围组织粘连，考虑为恶性肿物，舌下腺肿物 90% 以上为恶性肿物，故本题正确答案 D。

84. 患者，男性，65 岁，左侧口底有花生米大小肿物 2 个月，与周围组织粘连，伴有同侧舌尖麻木、疼痛，切取组织活检为实性型腺样囊性癌，最符合该患者的治疗是

A. 摘除左舌下腺及肿物
B. 舌下腺及肿物局部扩大切除术
C. 舌下腺及肿物局部加邻近部分舌体组织扩大切除术
D. 舌下腺及肿物局部加邻近部分舌体组织扩大切除术加邻近下颌骨区段切除术
E. 舌下腺及肿物局部加邻近部分舌体组织扩大切除术加邻近下颌骨区段切除术加根治性颈清扫术

【答案】D

【解析】腺样囊性癌以其沿神经血管扩散，浸润性极强，甚至是跳跃性的，与周围组织无界限，较早期的血行转移等极端恶性度而决定了手术的广泛性。

85. 患者，男性，65 岁，经唾液腺专家门诊诊断以“腮腺 Warthin 瘤”收住院，以下所述中哪项与此诊断无关

A. 患者有 20 年大量吸烟史　　B. 肿物在感冒时增大
C. 双侧腮腺后下极均可触及栗子大小，质软肿物　　D. 核素扫描肿物有核素浓聚
E. 该肿瘤男女性发病率相近

【答案】E

【解析】Warthin 瘤好发于 40 ～ 70 岁的中老年男性，男性明显多于女性，比例约 6：1。

86. 患者，女性，40 岁，双侧腮腺肿大 10 余年，有轻度胀感，腮腺为弥漫性肿胀，质软，导管分泌物清亮，量少，腮腺造影导管分支系统无异常，腺体略增大，该患者最有可能的诊断是

A. 慢性复发性腮腺炎　　B. 舍格伦综合征　　C. 流行性腮腺炎
D. 腮腺良性肥大　　E. 腮腺沃辛瘤

【答案】D

87. 某患者因腮腺肿瘤将于明日行腮腺浅叶切除术加面神经解剖术，近日术前家属签字时，谈话中以下哪项是不必要的

A. 术后可能出现面瘫　　B. 耳垂麻木　　C. 涎瘘
D. Frey 综合征　　E. 可能出现同侧下颌骨麻木

【答案】E

【解析】腮腺区手术主要涉及神经为面神经，而同侧下颌骨麻木是因为损伤下牙槽神经所致，腮腺区的手术涉及不到下牙槽神经，故本题正确答案为 E。腮腺浅叶切除术若手术中损伤面神经，术后将出现面瘫、耳垂麻木等其他受损症状。手术损伤腮腺深叶或导管，也会引起涎瘘。Frey 综合征主要是指由于切端的耳颞神经和支配汗腺和皮下血管的交感神经末梢发生错位连接愈合，从而当咀嚼和味觉刺激时，引起面部潮红和出汗。因此 A、B、C、D 均有可能发生。

（88 ～ 91 题共用题干）

某患者左侧腮腺区反复肿胀 3 年，平时有胀感，口内时有咸味。

88. 检查患侧腮腺导管口时，较符合慢性阻塞性腮腺炎的体征是

A. 清亮唾液　　B. 无唾液分泌　　C. 导管口无红肿
D. 棕色唾液　　E.“雪花样”唾液

89. 较符合慢性阻塞性腮腺炎的病史是

A. 无自觉症状　　B. 肿胀消长与进食有关　　C. 腮腺区有枣样大肿物
D. 耳前放射痛　　E. 患者面颊麻木

90. 较符合慢性阻塞性腮腺炎的 X 线造影表现的是

A. 主导管不整型扩张　B. 末梢导管扩张　C. 腺内分支导管变细

D. 腺内有占位性病变　E. 主导管中断，造影剂外溢

91. 行导管内灌注药物保守治疗时忌用

A. 碘化钾　B. 抗菌药物　C. 甲紫

D. 碘化油　E. 煤酚皂液

【答案】E、B、A、E

【解析】慢性阻塞性腮腺炎主要表现为患者腮腺区反复肿大，半数患者腺体肿大常与进食有关，挤压腮腺导管口有浑浊液体流出，呈雪花样或蛋清样，腮腺造影表现为主导管扩张不整，呈腊肠样，行保守治疗时可向导管内灌注抑菌或抗菌药物，如碘化钾、碘化油、甲紫。煤酚皂液即来苏水，煤酚皂溶液用于手和皮肤消毒；器械、用具消毒。

（92 ～ 93 题共用题干）

女性，60 岁，双侧腮腺反复肿大 10 余年，有脂肪肝、糖尿病病史；一侧腮腺造影显示腺实质内可见一腺泡充盈缺损，边缘光整，分支导管受压移位；部分末梢导管呈球状扩张，主导管不均匀扩张。

92. 初步可以除外以下哪种情况发生

A. 成人复发性腮腺炎　B. 涎腺良性肥大　C. 涎腺良性肿瘤

D. 高度恶性肿瘤　E. 舍格伦综合征

93. 欲明确诊断，下一步首先需要进行的检查是

A. 追问病史，进行口腔及眼部症状、体征的检查　B. CT 检查

C. B 超检查　D. MRI 检查

E. 核素显像

【答案】D、D

【解析】高度恶性肿瘤唾液腺造影片表现为不规则腺泡充盈缺损，造影剂外溢，导管破坏中断。

（94 ～ 95 题共用题干）

男，46 岁，左侧口底进食肿痛 1 周，检查：左颌下腺压痛，未及明显肿大，挤压腺体可见脓性分泌物；左口底可触及一 0.8cm×1cm 质地坚硬的结节，临床考虑为颌下腺导管结石。

94. 为明确诊断，最佳片位是

A. 下颌前部横断𬌗片　B. 下颌骨后前位　C. 下颌骨侧位

D. 曲面体层　E. 下颌骨侧位体层摄影

95. 目前最佳治疗方法是

A. 口服消炎药　B. 全身抗感染

C. 手术摘除颌下腺　D. 手术摘除结石避免导管再次阻塞

E. 切除阻塞导管

【答案】A、D

【解析】下颌前部横断𬌗片主要适用于颌下腺导管阳性结石的检查。阴性导管结石 X 线片不显影，若确诊为结石需进行造影检查，确定涎石位置，但存在风险，影剂易将结石向腺体内推进。典型的涎石病症状，临床可见进食时肿胀，颌下腺体压痛但未有变硬及肿大症状，导管可有脓性分泌物，是结石引起的炎症。目前主要治疗方案为摘除结石（下 7 以前的导管结石且腺体存在功能、未出现纤维化），解除阻塞症状，促进炎症恢复，可以保留颌下腺功能。若结石位于腺体内或腺体已经无功能，则采用腺体摘除术。

96. 儿童复发性腮腺炎需特别注意鉴别的疾病是

A. 急性化脓性腮腺炎　B. 流行性腮腺炎　C. 慢性阻塞性腮腺炎

D. 慢性淋巴结炎　E. 舍格伦综合征

【答案】B

【解析】儿童复发性腮腺炎需与流行性腮腺炎相鉴别，流行性腮腺炎常双侧同时发生，伴发热，肿胀更明显，腮腺导管口分泌正常，罹患后多终身免疫，无反复肿胀史。成人复发性腮腺炎需和舍格伦综合征相鉴别。故本题选 B。

97. 涎瘘最常发生的部位是

A. 腮腺　B. 下颌下腺　C. 舌下腺

D. 腭腺　E. 唇腺

【答案】A

【解析】涎瘘是指唾液不经导管系统排入口腔而流向面颊皮肤表面。腮腺位置最表浅故为涎瘘好发部位，外伤、手术损伤为相应原因，故本题正确答案为A。

98. 多形性腺瘤最常发生于

A. 腮腺　　B. 下颌下腺　　C. 舌下腺

D. 腭腺　　E. 唇腺

【答案】A

【解析】多形性腺瘤又名混合瘤，最常见于腮腺，其次是下颌下腺，舌下腺极少见。发生在小唾液腺者，以腭部最为常见，任何年龄都可发生，单以30～50岁多见，女性多于男性。肿瘤生长缓慢，多无自觉症状，肿瘤界限清楚，质地中等，扪诊成结节状，一般可活动。故选A。

99. 以下关于下颌下腺涎石多见的原因，哪项是错误的

A. 下颌下腺导管弯曲而长，涎液流动缓慢　　B. 导管口大，位于口底

C. 下颌下腺分泌的涎液含黏液量较腮腺为低　　D. 下颌下腺涎液浓而黏稠

E. 下颌下腺涎液较腮腺涎液更偏碱性

【答案】C

【解析】下颌下腺为混合性腺体，涎液比其他唾液腺液浓而黏稠；下颌下腺导管自下而上弯曲走行，导管长，涎液逆重力而向上流动缓慢；同时比其他唾液腺液钙含量高且更偏碱性，钙盐容易沉积，导管口大容易发生逆向的灌注。故正确答案C。

100. 女，43岁。因左舌下腺囊肿（口外型）于门诊行左舌下腺及囊肿摘除术，术后第2天左颌下区发生肿胀，且进食时明显。最可能的原因是

A. 因左舌下腺囊肿口外型口外部分未处理所致　　B. 因左下颌下腺导管结石所致

C. 因前日术中误结扎左下颌下腺导管所致　　D. 左下颌下淋巴结反应性肿胀

E. 因急性左下颌下腺炎症所致

【答案】C

【解析】患者术后出现肿胀，在进食时加剧，则提示该症状主要是由于左下颌下腺导管阻塞引起，使下颌下腺分泌唾液不畅，考虑术中误结扎左颌下腺导管。故选C。

101. 女，55岁。右腮腺区肿块，缓慢生长，有时较硬，有时较软。检查肿块边界不很清楚，表面皮肤较对侧粗糙。该患者在询问病史时，必须问到的是

A. 肿块是否疼痛　　B. 服药是否有效　　C. 皮肤是否瘙痒

D. 与进食是否有关　　E. 与感冒是否有关

【答案】A

【解析】患者腮腺区的肿物，生长缓慢，软硬不定，是良性肿物特点；而肿块边界不清，表面皮肤改变是恶性肿物特点。如果要确定肿物是良性还是恶性，还需要确定肿物是否对周围组织有侵袭性，所以需要问肿块是否疼痛，侵犯周围神经症状，所以A正确；而其他服药、皮肤感觉、进食、感冒等与确定肿块良恶性无关，故此题选A。

102. 女，50岁。因左腮腺肿物行左腮腺浅叶及肿物切除术加面神经解剖术，术后3天发现左眼不能闭合，皱眉力弱，额纹存在，眼睑以下无明显面瘫表现。该患者术中可能损伤了

A. 面神经主干　　B. 面神经额支　　C. 面神经颞支

D. 面神经颧支　　E. 面神经上、下颊支

【答案】D

【解析】据题意可知患者出现了面瘫，左眼不能闭合，皱眉力弱，额纹存在，眼睑以下无明显面瘫表现。说明受损部位为面神经颧支支配。因此应选D。面神经主干受损则可出现额纹消失、眼睑闭合不全、鼻唇沟表浅不能鼓起、口角上提障碍等，故A不正确；选项C面神经颞支受损可出现额纹消失；选项E面神经上、下颊支受损可出现鼻唇沟表浅，故E不正确。

（103～107题共用题干）

男，36岁。进食时出现右下颌下区肿胀疼痛，进食后1h左右肿胀消退2年。检查见下颌下腺导管口红肿，轻压腺体导管口溢脓。

103. 首选检查方法是

A. 下颌横断𬌗片　　B. 下颌前部𬌗片　　C. 曲面体层片

D. 下颌骨后前位片　　E. 下颌下腺造影

【答案】A

104. 若需进行触诊检查，则应该

A. 从导管后部向前单手触诊　B. 从导管前部向后单手触诊　C. 从导管前部向后双手触诊

D. 从导管后部向前双手触诊　E. 禁忌触诊检查

【答案】D

105. 可能的诊断是

A. 化脓性舌下腺炎　B. 下颌下间隙感染　C. 下颌下腺涎石并发下颌下腺炎

D. 舌下腺涎石　E. 急性舌下腺炎及下颌下腺炎

【答案】C

106. 应与本病鉴别的疾病中，不包括

A. 舌下腺肿瘤　B. 下颌下腺肿瘤　C. 下颌下淋巴结炎

D. 下颌下间隙感染　E. 化脓性舌下腺炎

【答案】E

107. 假如确诊为涎石位于下颌下腺导管与腺体交界处，治疗多采用

A. 下颌下腺导管取石术　B. 下颌下腺导管结扎术　C. 保守治疗

D. 抗生素治疗　E. 下颌下腺切除术

【答案】E

【解析】根据题意，患者应被诊断为右下颌下腺导管结石伴下颌下腺炎，前者作为病因，其确诊方法首选下颌横断𬌗片，故103题正确答案A。观察下颌下腺导管分泌情况应该采用双手合诊检查，为避免将导管结石推向深部，双合诊的方法应该是由后向前，故104题正确答案D。化脓性舌下腺炎在临床几乎没有见过，故106题正确答案E。位于腺门部位的下颌下腺导管结石取出困难，若合并有下颌下腺炎，腺体功能一定程度受损，治疗方法一般是摘除下颌下腺，同时取出结石。故107题正确答案E。

108. 唾液腺造影检查的禁忌证为

A. 急性化脓性腮腺炎　B. 外伤性涎瘘　C. 阴性涎石病

D. 舍格伦综合征　E. 腮腺慢性反复肿胀

【答案】A

【解析】唾液腺造影检查禁忌证为急性炎症、碘过敏和阳性结石。故本题正确答案为A。唾液腺造影技术用于检查唾液腺的慢性炎症、肿瘤、舍格伦综合征、涎瘘以及唾液腺周围组织病变是否累及腺体与导管，并决定病变位置和性质。

109. 腮腺导管的体表投影在

A. 耳垂至鼻翼与口角中点连线前1/3段　B. 耳垂至鼻翼与口角中点连线中1/3段

C. 耳垂至鼻翼与口角中点连线后1/3段　D. 耳垂至鼻翼连线的中1/3段

E. 耳屏至鼻翼连线的后1/3段

【答案】B

【解析】理解腮腺导管在体表投影为耳垂至鼻翼与口角中点连线中1/3段。

110. 以下关于慢性复发性腮腺炎的叙述错误的是

A. 成人及儿童均可发生，但转归有显著不同　B. 复发性腮腺炎具有自愈倾向

C. 压迫腺体可从导管口流出脓液或胶冻状液体　D. 随着年龄的增加，发作次数增加，间歇期变短

E. 具有家族遗传倾向

【答案】D

【解析】成人及儿童均可发生慢性复发性腮腺炎，但转归有显著不同，随着年龄的增加，发作次数逐渐减少，间歇期变长。

（111～114题共用题干）

女，55岁。右耳垂下无痛性肿块逐渐缓慢长大6年。触诊肿块界限清楚，活动，约4cm×5cm大小，表面呈结节状，中等硬度，与皮肤无粘连。

111. 该病最可能的诊断是

A. 皮脂腺囊肿　B. 耳下淋巴结转移癌　C. 腮腺多形性腺瘤

D. 腮腺沃辛瘤　E. 慢性淋巴结炎

【答案】C

112. 如果肿块近期生长加速，并出现疼痛、瘤体固定等征象，则应考虑诊断为

A. 皮脂腺囊肿恶变　B. 恶性多形性腺瘤　C. 多形性腺瘤恶变

D. 转移癌　　E. 沃辛瘤恶变

【答案】C

113. 对诊断帮助最小的影像学检查是

A. CT 检查　　B. MRI 检查　　C. B 超检查

D. 腮腺造影检查　　E. 腮腺平片

【答案】E

114. 最不宜采用的治疗方法是

A. 保留面神经顺包膜将肿瘤剜除

B. 如果肿瘤位于腮腺浅叶，则保留面神经将浅叶及肿瘤一并切除

C. 如果肿瘤位于腮腺深叶，则保留面神经将肿瘤及全腺叶一并切除

D. 保留面神经在正常腺组织内将肿瘤一并切除

E. 无论肿瘤位于浅叶或深叶均切除全腺叶及肿瘤，保留面神经

【答案】A

【解析】根据题意该患者符合腮腺多形性腺瘤的诊断，多形性腺瘤一般无任何不适症状，故 111 题正确答案 C。112 题中告知肿瘤近期生长加速，并出现疼痛、瘤体固定，这些皆为恶性肿瘤特征，表明多形性腺瘤已经发生恶变，故 112 题正确答案 C。腮腺为软组织，腮腺平片对腮腺肿瘤、炎症均无任何诊断价值，故 113 题正确答案 E。腮腺多形性腺瘤是临界瘤，故不可顺包膜将肿瘤剜除，以避免能造成肿瘤的局部种植和（或）转移，但只要未发生恶变就应保留面神经，故 114 题正确答案 A。

（115 ～ 116 题共用备选答案）

A. 慢性阻塞性腮腺炎　　B. 慢性复发性腮腺炎　　C. 流行性腮腺炎

D. 舍格伦综合征　　E. 腮腺放线菌病

115. 常见于儿童，一次感染后不会再患，最可能的是

116. 常见于儿童，表现为腮腺区反复肿胀，随年龄增长发作频率降低，最可能的是

【答案】C、B

【解析】流行性腮腺炎为病毒感染，一般一次感染后可终身免疫，故第 115 题选择 C。慢性阻塞性腮腺炎和慢性复发性腮腺炎均可表现为腮腺区反复肿胀，但前者多发生于中年人，且肿胀多与进食相关；而慢性复发性腮腺炎多见于儿童，随着患儿年龄的增加，两次发作的间歇时间延长，持续时间缩短。故应排除 A 而选择 B。选项 C 和 D 一般不会出现腮腺区反复肿胀，且发病年龄也有助于鉴别，故可作为排除项。

第九单元　颞下颌关节疾病

1. 颞下颌关节紊乱病的患病率最高的年龄组是

A. 10 ～ 19 岁　B. 20 ～ 30 岁　C. 31 ～ 40 岁

D. 41 ～ 50 岁　E. 51 ～ 60 岁

【答案】B

【解析】颞下颌关节紊乱病简称 TMD，好发于 20 ～ 30 岁的青、中年，女性多见。

2. 颞下颌关节紊乱的主要致病因素是

A. 偏侧咀嚼习惯　B. 夜磨牙与紧咬牙

C. 关节内微小创伤和精神心理因素　D. 免疫学因素

E. 双侧关节不对称与关节囊薄弱等解剖因素

【答案】C

【解析】颞下颌关节紊乱的致病因素有：①精神因素；②创伤因素；③咬合因素；④全身及其他因素，例如类风湿性关节炎；⑤一些医源性因素，例如鼻咽癌的放射治疗等。最主要的致病因素是创伤和精神因素。

3. 翼外肌痉挛的主要症状是

A. 疼痛和张口受限　B. 弹响和开口过大呈半脱位　C. 疼痛可有扳机点

D. 开口初期有弹响　E. 开闭、前伸、侧方运动的任何阶段有多声破碎音；开口型歪曲

【答案】A

【解析】**翼外肌痉挛**主要表现是疼痛和开口受限，引起疼痛和开口受限的机制是翼外肌痉挛。检查时开口中度受限，开口度 2 ～ 2.5cm，被动开口度大于自然开口度，开口时下颌偏向患侧。翼外肌相应面部（下关穴处和上颌结节后上方）有压痛，但无红肿，关节区无压痛。

【破题思路】

选项信息	对应疾病
疼痛和张口受限	翼外肌痉挛、咀嚼肌痉挛、肌筋膜痛、关节炎、不可复性关节盘前移位
弹响和开口过大呈半脱位	翼外肌亢进、关节囊扩张伴关节盘附着松弛
疼痛可有扳机点	肌筋膜痛
开口初期有弹响	可复性关节盘前移位
开闭、前伸、侧方运动的任何阶段有多声破碎音；开口型歪曲	关节盘穿孔破裂

4. 关节盘穿孔破裂时的弹响杂音

A. 开口初期、闭口末期清脆单声弹响　B. 多声破碎杂音

C. 无弹响　D. 连续摩擦音

E. 开口末期、闭口初期清脆单声弹响

【答案】B

【解析】关节盘穿孔破裂时可有多声破碎杂音。

【破题思路】

选项信息	对应疾病
开口初期、闭口末期清脆单声弹响	可复性关节盘前移位
多声破碎杂音	关节盘穿孔破裂
连续摩擦音	骨关节病
开口末期、闭口初期清脆单声弹响	翼外肌亢进、关节囊扩张伴关节盘附着松弛

5. 可复性关节盘前移位的主要症状是
A. 疼痛和张口受限
B. 弹响和开口过大呈半脱位
C. 疼痛可有扳机点
D. 开口初期有弹响
E. 开闭、前伸、侧方运动的任何阶段有多声破碎音；开口型歪曲
【答案】D
【解析】可复性关节盘前移位主要症状包括开口型异常呈闪电状；开口初、闭口末弹响。选项 A 翼外肌痉挛常见表现疼痛和开口受限；选项 C 肌筋膜痛综合征常见扳机点；选项 E 关节囊穿孔破裂可见破碎音；选项 D 可复性关节盘前移位主要为开口初弹响。

6. 可复性关节盘前移位时弹响杂音的特点
A. 开口初期或开口初、闭口末清脆单声弹响
B. 开口末、闭口初清脆单声弹响
C. 多声破碎音
D. 连续摩擦音
E. 一般无弹响
【答案】A
【解析】由于关节盘向前移位，在做开口运动时髁突横嵴撞击关节盘后带的后缘并迅速向下继而向前运动，同时关节盘向后反跳，从而恢复正常的髁突 - 关节盘的结构关系，在此极为短暂的过程中，发生开口初期清脆单声弹响。随着病情加重，初期弹响可发展为中期或末期。故本题答案为 A。

7. 不可复性关节盘前移位的症状类似翼外肌痉挛，不同点是
A. 开口初期有弹响
B. 不可复性关节盘前移位测被动张口度时开口度不能增大
C. 不可复性关节盘前移位开口型偏向健侧
D. 不可复性关节盘前移位无张口受限
E. 不可复性关节盘前移位无疼痛
【答案】B
【解析】翼外肌痉挛主要表现是疼痛和开口受限，引起疼痛和开口受限的机制是翼外肌痉挛。不可复性关节盘前移位同样出现疼痛和开口受限，但是开口受限的机制是髁突被限制在关节盘后方无法前移。故不可复性关节盘前移位测被动张口度时开口度不能增大。

【破题思路】

选项信息：不可复性关节盘前移位	答案分析
开口初期有弹响	无弹响，有弹响史
测被动张口度时开口度不能增大	正确
开口型偏向健侧	开口型偏患侧
无张口受限	出现张口受限
无疼痛	关节区疼痛

8. 关于不可复性关节盘前移位临床特征的描述，错误的是
A. 关节弹响史继而可出现关节绞痛
B. 弹响消失而张口受限
C. 开口时下颌偏向健侧
D. 被动检查张口时开口度不能增大
E. 开口时髁突运动受限
【答案】C
【解析】不可复性盘前移位大多数患者有关节弹响的病史。由于持续使关节盘韧带拉长，后附着弹性丧失，关节盘变形、前移且不能自动复位，限制了髁突的活动，出现开口受限以及明显的关节疼痛，部分患者伴有头痛。患侧开口受限，故开口时下颌偏向患侧，答案为 C。

【破题思路】患者出现开口受限时开口型偏患侧。

9. 下列症状中，哪个是颞下颌关节双侧急性前脱位的特有症状
A. 双侧耳屏前区疼痛
B. 双侧耳屏前触诊有凹陷
C. 流涎
D. 言语不清
E. 咀嚼及吞咽困难

【答案】B

【解析】发生关节前脱位时，髁状突脱位于关节结节前上方，患者呈开口状，不能闭合，耳屏前空虚。双侧关节脱位则前牙明显开骀，后牙通常无接触，下颌前伸，两颊变平。

【破题思路】耳屏前凹陷是颞下颌关节双侧急性前脱位的特有症状。

10. 单侧颞下颌关节强直患者可出现

A. 颏点偏向健侧　B. 颏点偏向患侧　C. 患侧面部狭长

D. 健侧面部丰满　E. 下前牙反骀

【答案】B

【解析】单侧颞下颌关节强直患者面下部发育障碍畸形表现为面容两侧不对称，颏部偏向患侧。患侧下颌体、下颌支短小，相应面部反而丰满；健侧下颌由于生长发育正常，相应面部反而扁平、狭长。故本题选B。

【破题思路】

单侧颞下颌关节强直	面部外形
患侧下颌骨	短
健侧下颌骨	长
患侧面部	丰满
健侧面部	狭长
颏点	偏患侧

11. 通常所说的颞下颌“关节强直”指的不是

A. 真性关节强直　B. 关节内强直　C. 关节内纤维性粘连

D. 关节内骨性粘连　E. 颌间挛缩

【答案】E

【解析】通常所说的颞下颌“关节强直”为一侧或两侧关节内发生病变，最后造成关节内纤维性粘连或关节内骨性粘连，称为颞下颌关节内强直，简称关节强直，也称为真性关节强直。而颌间挛缩属于关节外强直、假性关节强直，主要由外伤和感染导致局部肌肉挛缩而出现开口受限，故正确答案E。

【破题思路】

	常见病因	关节结构	面型	强直类型
颞下颌关节内强直	感染、外伤	髁突动度消失，关节结构改变	患侧下颌骨发育障碍	真性
颞下颌关节外强直	面部瘢痕、放疗	无改变	畸形较轻（成年后无影响）	假性

12. 关于颞下颌关节紊乱的发生、发展，哪一种说法是错误的

A. 功能紊乱阶段是三阶段之一　B. 结构紊乱阶段是三阶段之一

C. 器质性破坏阶段是三阶段之一　D. 病程长，反复发作

E. 虽有自限性，但有的病例最终可能发生关节强直

【答案】E

【解析】颞下颌关节紊乱分为功能紊乱、结构紊乱和器质性破坏三个阶段。该病有自限性，一般不发生关节强直，预后良好。故本题答案为E。

【破题思路】颞下颌关节紊乱病一般不会发展为关节强直是常见考点。

13. 关于颞下颌关节紊乱病的防治原则，错误的是

A. 根据病情，分别选用可逆性、不可逆性保守治疗和手术治疗

B. 遵循合乎逻辑的治疗程序
C. 应对患者进行医疗知识教育
D. 治疗局部关节症状，同时改善全身状况
E. 采取对症治疗，消除关节病同时采取综合治疗
【答案】A
【解析】以保守治疗为主，采取对症治疗和消除或减弱致病因素相结合的综合治疗。治疗局部关节症状，同时改善全身状况和患者的精神状态。应对患者进行医疗知识教育，改变不良习惯，学会自我保护。遵循一个合理的、合乎逻辑的治疗程序。治疗程序应先选用可逆保守治疗，然后用不可逆性保守治疗，最后选用关节镜外科和各种手术治疗。故选 A。

【破题思路】治疗顺序应牢记：①保守可逆，②保守不可逆，③非保守治疗。

保守可逆	热敷、理疗、非甾体类消炎镇痛药、殆板
保守不可逆	正畸、调
非保守治疗	手术

14. 颞下颌关节脱位最常见的类型是
A. 单侧侧方脱位　B. 双侧侧方脱位　C. 急性前脱位
D. 复发性脱位　E. 陈旧性脱位
【答案】C
【解析】急性前脱位是临床最常见的颞下颌关节脱位，如打哈欠、唱歌、咬大块食物、呕吐等皆可发生，可为单侧亦可为双侧，故本题答案为 C。选项 D，复发性脱位是指颞下颌前脱位的复发。选项 E，陈旧性脱位少见，是指脱位后未及时复位者，一般指脱位 3 周以上。
15. 双侧颞下颌关节强直最好一次手术，如需分两次手术，相隔时间不宜超过
A. 3 天　B. 1 周　C. 2 周
D. 1 个月　E. 3 个月
【答案】C
【解析】双侧颞下颌关节强直最好一次手术，以便术后能及时行开口练习，如需分两次手术，相隔时间不宜超过 2 周，以免第一次手术处发生瘢痕挛缩。故本题答案为 C。
16. 颞下颌关节内强直的病因中哪一项是错误的
A. 化脓性中耳炎　B. 颞下颌关节紊乱　C. 颏部对冲性损伤
D. 外伤直接损伤颞下颌关节　E. 血源性化脓性关节炎和类风湿性关节炎
【答案】B
【解析】关节内强直多数发生在 15 岁之前的儿童。常见原因为化脓性中耳炎和关节损伤，尤其是颏部对冲性损伤较为常见。此外类风湿性关节炎亦可导致颞下颌关节强直。颞下颌关节紊乱具有自限性，一般不会发展到关节强直，故本题答案为 B。
17. 治疗颞下颌关节强直引起的开口困难可选用
A. 局部封闭　B. 开口练习　C. 理疗
D. 关节镜手术　E. 开放手术
【答案】E
【解析】颞下颌关节强直分为真性关节强直、假性关节强直和混合性强直。颞下颌关节强直需手术治疗。A、B、C、D 对颞下颌关节紊乱病治疗有效而对关节强直无效，故选 E。
18. 属于颞下颌关节紊乱病不可逆性保守治疗的是
A. 药物治疗　B. 物理治疗　C. 封闭治疗
D. 咬合导板治疗　E. 正畸治疗
【答案】E
【解析】颞下颌关节紊乱病的治疗原则：①以保守治疗为主，采用对症治疗和消除诱发因素结合的综合治疗；②治疗关节局部症状应改进全身状况和患者的精神状态；③应对患者进行医学知识教育；④遵循一个合理、合乎逻辑的治疗程序；⑤治疗程序应先保守治疗，如服药、理疗、封闭和咬合导板治疗等，然后用不可逆性保守治疗，如调殆、正畸治疗等，最后采取关节外科和各种手术治疗，故选 E。

19. 颞下颌关节急性前脱位的治疗最常用的是

A. 全麻下复位　B. 切开复位　C. 颌间复位

D. 口外法手法复位　E. 口内法手法复位

【答案】E

【解析】颞下颌关节急性前脱位的治疗最常用口内法手法复位，方向为下后上。

20. 颞下颌关节脱位。口内法复位的用力方向是

A. 向下、后、上　B. 向前、上、后　C. 向下、后

D. 向上、后　E. 向下、前

【答案】C

【解析】颞下颌关节前脱位后，髁突位于关节结节前方。复位方向应先向下用力解除关节结节的阻挡，再向后向上复位，根据题用力的方向应为下后。因肌肉牵拉，不需向上用力，故用力的方向为下后。

21. 关于颞下颌关节复发性脱位的病因，哪一项说法是错误的

A. 急性前脱位治疗不当　B. 长期翼外肌痉挛　C. 老年人

D. 慢性长期消耗性疾病　E. 韧带及关节囊松弛

【答案】B

【解析】长期翼外肌痉挛的表现为疼痛和开口受限，不会引起关节脱位，故选B。A、C、D、E都可导致复发性脱位。

22. 关于关节强直的分类，哪一项是正确的

A. 关节内强直、真性强直和混合性强直　B. 真性强直、颌间挛缩和混合性强直

C. 颌间挛缩、关节外强直和混合性强直　D. 颌间挛缩、关节外强直和关节内强直

E. 真性强直、关节外强直和颌间挛缩

【答案】B

【解析】关节强直分为关节内强直（真性强直）、关节外强直（颌间挛缩）、混合性强直。

【破题思路】

	常见病因	关节结构	面型	强直类型
颞下颌关节内强直	感染、外伤	髁突动度消失 关节结构改变	患侧下颌骨发育障碍	真性
颞下颌关节外强直	面部瘢痕、放疗	无改变	畸形较轻（成年后无影响）	假性
颞下颌关节混合性强直	关节内和关节外强直同时存在	—	—	—

23. 关节内强直与关节外强直最有诊断意义的鉴别点是

A. 开口困难　B. 髁状突活动减弱或消失　C. 殆关系变化

D. 口腔和面部畸形　E. X线片下关节正常解剖形态的变化或消失

【答案】E

【解析】关节内强直的患者X线表现为骨密质有不规则破坏或髁状突和关节窝融合成很大的致密团块或者呈骨球状或T型融合。关节外强直的X线表现为关节骨性结构及关节间隙无重要异常征象。

24. 由器质性病变导致的长期开口困难称为

A. 癔症性牙关紧闭　B. 咀嚼肌群痉挛　C. 颞下颌关节强直

D. 破伤风后牙关紧闭　E. 关节盘移位

【答案】C

【解析】颞下颌关节强直的定义即为由器质性病变导致的长期开口困难，故本题正确答案为C。选项A是由心理因素造成的，选项B是咀嚼肌紊乱疾病类，选项D是破伤风的临床表现，选项E是关节结构紊乱疾病类。答案选C。

25. 为防止复发，关节内强直的患者术后开口练习的时间为

A. 术后5～7天　B. 术后7～10天　C. 术后10～12天

D. 术后12～15天　E. 术后15天以后

【答案】B

【解析】颞下颌关节手术建议早期开口训练，一般那在拆线后就开始，所以选择术后7～10天。

26. 患者，男，30岁。右颞下颌关节无痛性弹响3个月。检查：开口度50mm，两侧关节开口末弹响，关节区无压痛。首选的治疗方法是

A. 泼尼松龙翼内肌封闭　B. 1%利多卡因咬肌封闭　C. 2%普鲁卡因关节腔封闭

D. 1%利多卡因翼外肌封闭　E. 2%鱼肝油酸钠关节囊封闭

【答案】D

【解析】翼外肌功能亢进表现有开口末和闭口初关节弹响，开口过大，甚至有50～60mm，患者不感觉关节区疼痛，也无压痛，符合此题目患者症状，根据题意可诊断为翼外肌功能亢进。治疗需要调整翼外肌功能，可用0.5%或1%普鲁卡因或利多卡因5mL做翼外肌封闭，所以D正确。A、B、C、E注射部位不正确，所以不选，故此题选D。

27. 颞下颌关节紊乱病的特殊检查中不包括

A. 双侧许勒位（张口位）　B. 双侧许勒位（闭口位）　C. 关节上腔造影

D. 关节内镜检查　E. 关节内穿刺活检

【答案】E

【解析】颞下颌关节紊乱病的特殊检查中不包括关节内穿刺活检。穿刺活检多用于明确肿瘤诊断。

28. 关于颞下颌关节紊乱病的发展阶段的说法，错误的是

A. 颞下颌关节强直阶段　B. 功能紊乱阶段　C. 结构紊乱阶段

D. 器质性破坏阶段　E. 反复发作，有自限性

【答案】A

【解析】TMD有自限性，一般不发生关节强直。故本题答案是A（该项的叙述是错误的），而B、C、D、E的叙述正确。

29. 关于颞下颌关节紊乱病特点的叙述错误的是

A. 病期较长　B. 关节内微小创伤是主要致病因素　C. 经常反复发作

D. 有自限性　E. 长期不愈，可能发生关节强直

【答案】E

【解析】颞下颌关节紊乱病有自限性，一般不会发生关节强直。故本题答案是E（该项的叙述是错误的）。

30. 髁突、关节盘相对移位时，其弹响性质是

A. 开口初或闭口末单声弹响　B. 开口末或闭口初单声弹响　C. 连续摩擦音

D. 多声破碎音　E. 爆裂音

【答案】A

【解析】髁突、关节盘相对移位时，其弹响性质是开口初或闭口末单声弹响。原因是可复性关节盘前移位。故本题答案是A。

31. 颞下颌关节侧斜位片上，关节间隙的宽度为

A. 上间隙最宽，前间隙及后间隙等宽　B. 上间隙、前间隙及后间隙宽度相等

C. 上间隙最宽，后间隙次之，前间隙最窄　D. 上间隙最宽，前间隙次之，后间隙最窄

E. 后间隙最宽，上间隙次之，前间隙最窄

【答案】C

【解析】颞下颌关节侧斜位显示关节凹、关节结节、髁状突及关节间隙，常用于检查髁状突骨折、脱位、先天畸形、肿瘤以及颞下颌关节疾病等，此片关节间隙变化能反映出关节盘的病变以及关节盘与髁状突的关系。正常情况下，关节间隙宽约2mm，上间隙较宽，后间隙次之，前间隙狭窄。

32. 颞下颌关节的功能区是

A. 关节结节前斜面和髁突前斜面　B. 关节结节后斜面和髁突后斜面　C. 关节结节后斜面和髁突前斜面

D. 关节结节前斜面和髁突后斜面　E. 关节窝底和髁突顶

【答案】C

【解析】颞下颌关节的功能区是关节结节后斜面和髁突前斜面。即髁突和关节结节相对的斜面。故本题答案是C。易误选D。

33. 颞下颌关节混合性强直是指

A. 关节内同时存在骨性与纤维性强直

B. 双侧同时发生关节强直

C. 双侧同时发生关节强直，一侧为骨性，另一侧为纤维性

D. 关节内外同时存在强直
E. 双侧先后发生关节强直
【答案】D
【解析】颞下颌关节混合性强直是指关节内外同时存在强直。故本题答案是 D。
34. 有关颞下颌关节急性前脱位的描述错误的是
A. 尤其是张口状态下受外力打击最易引起
B. 突然大张口也是病因之一
C. 手法复位后患者最大开口度应限制在 1.5cm 以下
D. 口腔或咽喉治疗时可引起
E. 可继发颞下颌关节紊乱病
【答案】C
【解析】颞下颌关节急性前脱位复位后应限制开口度不超过 1cm。故本题答案是 C。
35. 女，23 岁。半年前曾发生右颞下颌关节弹响，继而发生关节交锁，2 周前弹响突然消失，伴开口受限及右关节区疼痛。目前对其进行的治疗措施中不包括
A. 关节冲洗术　B. 关节镜关节松解术　C. 开放性关节复位术
D. 复位殆垫　E. 枢轴殆垫
【答案】C
【解析】半年前曾发生右颞下颌关节弹响，继而发生关节交锁，2 周前弹响突然消失，伴开口受限及右关节区疼痛，可诊断为不可复性关节盘前移位。目前对其进行的治疗措施中不包括开放性关节复位术。最后才应该选择手术治疗。治疗顺序应牢记，故本题答案是 C（该项“不包括”）。
36. 女，27 岁。左颞下颌关节弹响半年。弹响发生于开口初和闭口末期，左侧髁突后区及乙状切迹中点压痛。关节许勒位见左髁突向后移位。该患者的诊断是
A. 左可复性盘前移位　B. 左不可复性盘前移位　C. 左翼外肌痉挛
D. 左关节盘后区损伤　E. 左翼外肌亢进
【答案】A
【解析】依据弹响特点推测为可复性盘前移位，X 线表现关节髁突后移（髁突在关节盘后方）可得出结论。故本题答案是 A。

【破题思路】

题干分析	—
弹响发生于开口初和闭口末期	常见于可复性关节盘前移位
左侧髁突后区及乙状切迹中点压痛	关节盘前移位可出现关节区压痛
关节许勒位见左髁突向后移位	关节盘前移、髁突后移

37. 女，85 岁。因高龄和长期慢性消耗性疾病致双侧颞下颌关节复发性脱位，患者对脱位有恐惧感，不敢张口，影响进食。最佳治疗方法是
A. 关节囊紧缩术　B. 硬化剂注射　C. 关节结节增高术
D. 关节结节凿平术　E. 关节镜外科
【答案】B
【解析】颞下颌关节复发性脱位治疗的方法包括：
① 颌间固定。
② 关节囊内注射硬化剂，使关节囊产生纤维化。
③ 关节囊缩紧术。
④ 翼外肌分离术和关节盘摘除术。
⑤ 关节结节加高术或者削低关节结节等。
应该首先选择创伤小的治疗。故本题答案是 B。
38. 颞下颌关节紊乱病的诊断，不能采取
A. 病史询问　B. 临床检查　C. 许勒位及经咽侧位 X 线片
D. 颞下颌关节区手术探查　E. 关节造影片

【答案】D

【解析】颞下颌关节紊乱病多数为功能紊乱性质，有些病例病期较长并经常反复发作。但颞下颌关节紊乱病有自限性且预后良好，以保守治疗为主，因而不需行诊断性手术探查。

39. 颞下颌关节检查不包括

A. 关节动度检查　B. 咀嚼肌检查　C. 下颌运动检查

D. 咬合关系检查　E. 分泌功能检查

【答案】E

【解析】分泌功能检查属于唾液腺检查范围，故本题正确答案E。颞下颌关节检查应包括髁状突动度检查、下颌运动（开口度、开口型），两侧咀嚼肌收缩是否一致等，故A、B、C说法正确。选项D咬合异常是颞下颌关节紊乱病的病因之一，颞下颌关节检查应包括咬合关系检查。

40. 颞下颌关节内强直最常见的原因是

A. 颞下颌关节紊乱病　B. 关节损伤　C. 类风湿关节炎

D. 面部烧伤　E. 颞下窝肿瘤放射治疗后

【答案】B

【解析】颞下颌关节紊乱病不会引起关节强直。关节损伤和类风湿关节炎均可引起关节内强直，但关节损伤更常见。面部烧伤和颞下窝肿瘤放射治疗是发生关节外强直的病因。

41. 单侧髁突颈部骨折，伤侧髁突的移位方向为

A. 向前内　B. 向前外　C. 向前上

D. 向前下　E. 向后下

【答案】A

【解析】髁突颈部骨折后，翼外肌牵拉髁突向前内，故髁突的移位方向为向前内。故本题答案是A。易误选E。

【破题思路】牢记咀嚼肌附着点和牵拉的方向。

42. 颞下颌关节内强直的常见病因是

A. 类风湿性关节炎和颞下颌关节紊乱病　B. 坏疽性口炎和鼻咽部肿瘤放疗

C. 喙突肥大和化脓性关节炎　D. 腮腺炎和咬肌间隙感染

E. 化脓性中耳炎和外伤

【答案】E

【解析】颞下颌关节内强直的常见病因是化脓性中耳炎和外伤。故本题答案是E。易误选C。

43. 幼儿期发生的颞下颌关节强直患者，若睡眠中出现呼吸不畅或打鼾，可能发生了

A. 面不对称畸形　B. 小颌畸形　C. 下颌后缩畸形

D. 阻塞性睡眠呼吸暂停综合征　E. 混合性颞下颌关节强直

【答案】D

【解析】阻塞性睡眠呼吸暂停综合征症状有：①打鼾；②白天嗜睡；③睡眠中发生呼吸暂停；④夜尿增多；⑤头痛；⑥性格变化和其他系统并发症。幼儿期发生的颞下颌关节强直患者可出现小下颌畸形，影响呼吸道，若睡眠中出现呼吸不畅或打鼾，可能发生了阻塞性睡眠呼吸暂停综合征。故本题答案是D。

44. 预防颞下颌关节紊乱病的措施中，错误的是

A. 保持乐观情绪　B. 注意关节保护　C. 纠正不良咀嚼习惯

D. 多食质硬食物　E. 避免长时间大张口

【答案】D

【解析】多食质硬食物是导致颞下颌关节紊乱病的重要原因。故本题答案是D。

45. 男，29岁。左颞下颌关节咀嚼痛一年余。关节区压痛明显，关节运动时出现摩擦音，张口绞锁。X线检查：左髁突结构破坏。曾行理疗、封闭及调整咬合治疗，但效果不佳。正确的处理方法是

A. 心理治疗　B. 自我治疗　C. 药物治疗

D. 外科介入治疗　E. 暂观察

【答案】D

【解析】张口绞锁，左髁突结构破坏，说明疾病进入器质性破坏阶段，合理的处理方式依然为先保守治疗后手术治疗。题干明确指出已进行理疗、封闭及调整咬合治疗，但效果不佳。故此时正确的处理方法是外科介

入治疗。颞下颌关节紊乱病的治疗以保守治疗为主，包括理疗、药物、殆垫治疗等，当保守治疗无效时再进行外科有创治疗。故本题答案是D。

46. 女，26岁。右颞下颌关节周围肌肉疼痛1周，张口受限，关节无弹响。检查张口度15mm，开口型偏右。右侧颧弓下方明显压痛。X线检查未见异常。该病例的诊断是

A. 右翼外肌功能亢进　　B. 右翼外肌痉挛　　C. 右关节盘后区损伤
D. 右关节盘可复性前移位　　E. 右髁突骨质破坏

【答案】B

【解析】右颞下颌关节周围肌肉疼痛1周，张口受限，关节无弹响。检查张口度15mm，开口型偏右。右侧颧弓下方明显压痛。X线检查未见异常。该病例的诊断是右翼外肌痉挛，本题正确答案B。选项A右翼外肌功能亢进造成的是过度开口；选项C右关节盘后区损伤会造成疼痛开口受限，但开口不偏斜；选项D可复性盘移位可以有关节弹响；选项E髁突骨质破坏一般有骨摩擦音，开口不偏斜。

关节周围肌肉疼痛	翼外肌痉挛、咀嚼肌痉挛可见
张口度15mm	中度张口受限
颧弓下方明显压痛	翼外肌

47. 严重殆面磨损引起颞颌关节紊乱病的主要原因是

A. 颌间垂直距离过短，引起关节损伤　　B. 边缘嵴和发育沟缺损，导致殆面外形不完整
C. 不均匀磨损遗留高陡牙尖，造成咬合创伤　　D. 牙本质过敏，造成殆力不足，损害关节
E. 长期的咀嚼使颌力应力集中，损害关节

【答案】A

【解析】患颞下颌关节紊乱病的临床检查常发现有明显的咬合关系紊乱，例如：咬合干扰、牙尖早接触、严重的锁殆、深覆殆、多数后牙缺失，咬合面过度磨耗致垂直距离过低等。故A正确。

48. 患者发生了单侧颞下颌关节的真性强直，其面部不对称表现的一般规律应是

A. 健侧下颌骨较长，面部外观丰满　　B. 健侧下颌骨较长，但患侧面部外观丰满
C. 颏点偏向患侧，健侧外观丰满　　D. 颏点偏向健侧，健侧外观丰满
E. 患侧面部丰满，下颌骨较长

【答案】B

【解析】强直侧（患侧）颌骨短小牙弓窄，脸胖。

49. 患儿，男，7岁。渐进性开口受限2年。检查：右面部丰满，开口度10mm，开口型右偏，右髁突无滑动。最可能的诊断是

A. 右喙突肥大　　B. 左关节外强直　　C. 右关节内强直
D. 左髁突良性肥大　　E. 右关节盘不可复性前移位

【答案】C

【解析】根据题意渐进性开口受限、右面部丰满，开口受限，开口型右偏，右髁突无滑动，可诊断是右关节内强直。

50. 患者，女，20岁。近半年来出现右侧颞下颌关节弹响（开口末，闭口初），开口度5.0cm，关节造影见关节囊扩张，最可能的诊断是

A. 翼外肌功能亢进　　B. 关节囊扩张及关节盘附着松弛　　C. 髁突，关节盘相对移位
D. 关节盘破裂　　E. 髁突吸收破坏

【答案】B

【解析】出现弹响、开口过大、造影见关节囊扩张，可诊断为关节囊扩张及关节盘附着松弛，故正确答案为B。

【破题思路】

翼外肌功能亢进	开口过大，开口末闭口初弹响
关节囊扩张及关节盘附着松弛	类似翼外肌功能亢进，X线可见关节囊扩张
关节盘破裂	破碎音
髁突吸收破坏	摩擦音
髁突，关节盘相对移位	可复性：开口初弹响 不可复性：开口受限，无被动开口度

51. 哪一种说法不符合颞下颌关节紊乱病的主要症状

A. 开闭运动出现关节交锁

B. 开口型开口度异常

C. 关节区以及周围肌群随关节运动疼痛

D. 症状严重的会出现关节区和周围肌群的自发痛

E. 下颌运动常出现弹响摩擦音和破碎音

【答案】D

【解析】TMD的主要症状有下颌运动异常疼痛弹响和杂音，但是一般无自发痛出现。

52. 以下关于颞下颌关节紊乱病的叙述哪一项是错误的

A. 好发于青壮年，是一组疾病的总称

B. 关节内微小创伤和精神心理因素是本病的两个主要病因

C. 本病具有自限性，一般不会发生到关节强直

D. 三个主要临床症状是：下颌运动异常、自发痛和关节弹响杂音

E. 以保守治疗为主

【答案】D

【解析】TMD很少出现自发痛。

53. 在颞下颌关节紊乱病中，疼痛有“扳机点”的为

A. 翼外肌功能亢进

B. 翼外肌痉挛

C. 不可复性关节盘前移位

D. 骨关节病

E. 肌筋膜痛

【答案】E

【解析】肌筋膜痛的疼痛性质为局限性持久性钝痛，并有压痛点，压痛点敏感时称之为“扳机点”。

54. 关于咀嚼肌紊乱疾病类颞下颌关节紊乱，不正确的是哪一项

A. 是关节外疾患

B. 关节运动时无弹响、破碎音和摩擦音

C. 关节结构和组织正常

D. 以开口度和开口型异常以及受累肌疼痛为主要临床表现

E. X线检查无骨质改变

【答案】B

【解析】咀嚼肌紊乱疾病类包括翼外肌亢进、翼外肌痉挛、咀嚼肌群痉挛、肌筋膜痛，其中翼外肌功能亢进患者可在开口末期闭口初期单声清脆弹响，故B选项说法不正确，本题正确答案为B。其余说法均正确。

55. 诊断真性颞下颌关节强直的主要依据是

A. 张口受限

B. 关节动度减低或消失

C. X线证实关节内呈致密骨性团块影

D. 关节邻近区域炎症史

E. 小下颌畸形

【答案】C

【解析】真假关节强直的主要鉴别依据是X线中的关节内部致密骨性团块影像，而其他都是表现。

56. 诊断假性颞下颌关节强直的主要依据是

A. 张口受限

B. 关节动度减低或消失

C. 颌间有瘢痕条索或骨性粘连

D. 下颌发育畸形

E. 咬合错乱

【答案】C

【解析】假性关节强直主要为由于外伤等导致颌面部出现瘢痕或放疗导致局部肌肉纤维化而导致张口受限或不能开口，故本题正确答案为C。

57. 一患者张口、咀嚼食物时，右侧关节区深部疼痛，口内上颌结节后上方有压痛；张口中度受限，被动张口度可大于自然开口度；张口型偏向右侧，最可能的诊断是

A. 右侧翼外肌亢进

B. 右侧颞下颌关节紊乱病的炎性疾病类

C. 右侧不可复性关节盘前移位

D. 右侧翼外肌痉挛

E. 左侧翼外肌亢进

【答案】D

【解析】此患者最重要的体征是张口中度受限，被动开口度可增大，初步可以诊断为翼外肌痉挛，开口型偏向右侧基本可以判定为右侧翼外肌痉挛。

【破题思路】

右侧翼外肌功能亢进	右侧开口过大，张口型偏向健侧
右侧颞下颌关节紊乱病的炎性疾病类	运动痛、压痛，后牙不能闭合，压痛点在关节局部或外侧
右侧不可复性关节盘前移位	疼痛、开口受限、无被动开口度，开口偏向患侧
右侧翼外肌痉挛	翼外肌疼痛、中度张口受限，开口偏右
左侧翼外肌亢进	左侧开口过大，张口型偏向右侧

58. 一患者以左侧颞下颌关节开口末、闭口初期弹响就诊，关节检查发现张口度达 5.5cm，开口型偏向右侧，X 线检查开口位时髁突超过关节结节，关节造影检查未见关节囊、关节盘的改变，你认为此患者最有可能的诊断是

A. 右侧翼外肌亢进
B. 左侧可复性关节盘前移位
C. 左侧关节囊扩张伴关节盘附着松弛
D. 左侧翼外肌亢进
E. 右侧可复性关节盘前移位

【答案】D

【解析】开口过大加上弹响一般可见两个疾病，即翼外肌亢进和关节囊扩张伴关节盘附着松弛，前者造影见不到囊的改变，后者造影可见囊扩张，根据题意造影未见关节囊、关节盘的改变，故本题正确答案为 D。

【破题思路】

右侧翼外肌亢进	右侧开口过大，开口末、闭口初期弹响，张口型偏向左侧
左侧可复性关节盘前移位	开口初弹响
左侧关节囊扩张伴关节盘附着松弛	左侧开口过大，开口末、闭口初期弹响，X 线检查可见关节囊扩张
左侧翼外肌亢进	左侧开口过大，张口型偏向右侧，开口末、闭口初期弹响
右侧可复性关节盘前移位	开口初弹响

59. 右侧颞下颌关节开口初发出单音清脆弹响，开口型先偏向右侧，弹响发生后又回到中线，关节检查发现关节区无压痛，张口度为 3.5cm，X 线见关节后间隙变窄，前间隙变宽，那么此患者的诊断应该是

A. 右侧可复性关节盘前移位
B. 右侧滑膜炎
C. 右侧翼外肌痉挛
D. 左侧翼外肌功能亢进
E. 右侧关节盘穿孔

【答案】A

【解析】开口初期弹响，关节区压痛，开口度基本正常，开口型先偏向右侧后恢复正常，X 线见关节后间隙变窄、前间隙变宽提示右侧可复性关节盘前移位。

【破题思路】

右侧可复性关节盘前移位	开口初弹响
右侧滑膜炎	运动痛、压痛，后牙不能闭合，压痛点在关节局部
右侧翼外肌痉挛	翼外肌疼痛、中度张口受限，开口偏右
左侧翼外肌亢进	左侧开口过大，张口型偏向右侧，开口末、闭口初期弹响
右侧关节盘穿孔	破碎音，开口型歪曲，关节疼痛

60. 患者颞下颌关节先有弹响症状，近日弹响消失，发生疼痛，开口轻度受限，关节造影，开口可见造影存留前束内，可能的诊断是

A. 可复性关节盘前移位
B. 不可复性关节盘前移位
C. 翼外肌痉挛
D. 关节膜滑炎
E. 关节盘穿孔

【答案】B

【解析】不可复性关节盘前移位有弹响史，疼痛和开口受限。

【破题思路】

可复性关节盘前移位	开口初弹响
不可复性关节盘前移位	疼痛、开口受限、无被动开口度，开口偏向患侧
翼外肌痉挛	翼外肌疼痛、中度张口受限，开口偏患侧
关节滑膜炎	运动痛、压痛，后牙不能闭合，压痛点在关节局部
关节盘穿孔	破碎音，开口型歪曲，关节疼痛

61. 患者以颞下颌关节开口末、闭口初单音弹响就诊，X线显示髁突在开口位时超过关节结节，你认为该患者是

A. 翼外肌痉挛　B. 翼外肌功能亢进　C. 颞肌痉挛
D. 咬肌痉挛　E. 关节盘移位

【答案】B

【解析】开口过大，开口末、闭口初单音弹响，以及X线的表现提示翼外肌功能亢进。

【破题思路】

翼外肌痉挛	翼外肌疼痛、中度张口受限，开口偏患侧
翼外肌亢进	患侧开口过大，开口末、闭口初期弹响，张口型偏向健侧
颞肌痉挛	严重开口受限，头痛
咬肌痉挛	严重开口受限，压痛
可复性关节盘前移位	开口初弹响
不可复性关节盘前移位	疼痛、开口受限、无被动开口度，开口偏向患侧

62. 某患者开口困难，有走马疳病史，X线显示颞下颌关节正常，可能的诊断是

A. 颞下颌关节强直　B. 咀嚼肌痉挛　C. 破伤风牙关紧闭
D. 癔症性牙关紧闭　E. 颌间瘢痕挛缩

【答案】E

【解析】X线提示关节正常排除关节内强直，结合患者走马疳病史考虑为关节外强直。

63. 患者髁突滑出关节窝外，超越了关节运动正常限度，且不能自行复位者称为

A. 颞下颌关节紊乱　B. 翼外肌功能亢进　C. 颞下颌关节脱位
D. 关节盘移位　E. 髁突骨折

【答案】C

64. 下列哪一项不适于做颞下颌关节造影

A. 颞下颌关节脱位　B. 颞下颌关节有骨质改变及明显的间隙改变
C. 开闭口过程中有连续摩擦音　D. 发现有关节弹响、绞锁及明显的运动受限
E. 关节内占位性病变

【答案】A

【解析】颞下颌关节脱位时，髁突位于关节结节之前上方而无法自行复原，关节窝内空虚，只需X线片即可明确发现并诊断脱位。其他四种情况，都可以通过颞下颌关节造影来进一步观察分析关节内的具体病变情况。故选A。

65. 开口初期或开口初、闭口末弹响是哪种关节病的

A. 关节器质性改变　B. 可复性关节盘前移位　C. 不可复性关节盘前移位
D. 关节盘后区损伤　E. 翼外肌痉挛

【答案】B

【解析】开口初期或开口初、闭口末弹响是可复性关节盘前移位的主要症状。其机制是在闭口关节盘前移位，在开口运动的初期，髁突撞击关节盘后带的后缘，关节盘向后反跳，从而恢复正常的髁突-关节盘的结构关系，

形成开口初的弹响。有的患者可有往返弹响，即开口初和闭口末的弹响。故选 B。

66. 颞下颌关节前脱位时，髁突的位置在关节结节的

A. 前上方　　B. 前下方　　C. 前方
D. 后方　　E. 下方

【答案】A

【解析】在发生颞下颌关节前脱位时，髁突被向前拉过关节结节，同时闭口肌群反射性挛缩，使髁突位于关节结节之前上方而无法自行复原。故选 A。

（67 ～ 71 题共用题干）

女，30 岁，开口受限一年。既往有关节弹响史。临床检查见开口度一指半，开口型左偏。

67. 首先应进行下列哪项检查

A. 许勒位及下颌开口后前位　　B. 许勒位及经咽侧位　　C. 许勒位及升支侧位
D. 曲面体层及颌开口后前位　　E. 曲面体层及经咽侧位

【答案】B

【解析】许勒位片可同时显示关节间隙、关节结节和关节凹的影像，是颞下颌关节紊乱病最常用的 X 线检查法。咽侧位也可较清楚显示髁突骨质的结构变化，曲面体层主要显示双侧颞下颌关节髁突的影像，可以较清晰地显示骨质的病变。为了全面了解颞下颌关节的情况，需要联合使用许勒位及经咽侧位，其余选项的结果不够全面，故选 B。

68. 下列表现中，哪一项不是颞下颌关节紊乱病的表现

A. 关节间隙改变　　B. 髁突运动度改变　　C. 两侧关节形态不对称
D. 髁突骨质硬化　　E. 关节结构为 T 形致密团块代替

【答案】E

【解析】颞下颌关节紊乱病是一类疾病的总称，一般有颞下颌关节区及相应软组织的疼痛，下颌运动异常伴关节弹响或杂音，多数为功能紊乱性疾病，也可有器质性破坏。故 A、B、C 和 D 都可归为颞下颌关节紊乱。而 E 的情况属于关节强直，故选 E。

69. 平片及体层摄影检查发现颞下颌关节前间隙增宽，髁突骨质未见异常，应进一步进行下列哪项检查

A. 许勒位开口位　　B. 颞下颌关节侧位体层　　C. 颞下颌关节正位体层
D. 颞下颌关节 CT 检查　　E. 颞下颌关节造影

【答案】E

【解析】颞下颌关节前间隙增宽，髁突骨质未见异常，提示该患者是关节结构的紊乱，而可复性关节盘移位和不可复性关节盘前移位，在 X 线片均会显示关节前间隙的增宽，通过关节造影可以进一步鉴别诊断。故选 E。

70. 左侧颞下颌关节造影侧位体层闭口位，关节盘后带位于髁突横嵴前方，开口位见髁突前方的关节盘变形，似一肿块压迫造影剂的影像，应诊断为

A. 不可复性关节盘前移位　　B. 关节肿瘤　　C. 关节盘附着松弛
D. 关节盘内移位　　E. 可复性关节盘前移位

【答案】A

【解析】不可复性关节盘前移影像学表现为闭口位关节盘后带的后缘位于髁突横嵴的前方；张口位时盘 - 髁突关系不能恢复正常，仍处于前移位。与题干中叙述的情况相吻合，故考虑是不可复性关节盘前移位，选 A。

71. 颞下颌关节急性脱位，如不及时复位，形成陈旧性脱位的时间是

A. 5 周　　B. 4 周　　C. 3 周
D. 2 周　　E. 1 周

【答案】C

【解析】颞下颌关节急性脱位，如不及时复位，形成陈旧性脱位的时间是 3 周。故本题答案是 C。

（72 ～ 74 题共用备选答案）

A. 功能紊乱期　　B. 结构紊乱期　　C. 器质病变期
D. 形态异常期　　E. 咬合异常期

72. X 线检查可见关节结构形态异常，造影显示关节上、下腔连通属于

73. X 线检查可见关节间隙比例不协调，关节上腔造影可发现关节盘前移位、关节囊松弛等表现属于

74. X 线检查关节无异常表现的属于

【答案】C、B、A

【解析】已经出现形态学上的变化，造影显示关节上、下腔连通出现疾病——关节盘穿孔，说明发生了器

质性病变。

关节盘前移位、关节囊松弛等表现属于结构紊乱期。

并没发生影像学改变证明处于功能紊乱期。

（75 ～ 79 题共用备选答案）

A. 主要症状是开口初有弹响，以后可发展为开口末期弹响

B. 有弹响病史，进而弹响消失，开口受限，开口时下颌偏向患侧

C. 开口末、闭口初单声清脆音弹响，开口度过大呈半脱位，开口型偏患侧

D. 开闭口出现多声破碎音，开口型歪曲，关节区压痛

E. 开口运动中有连续摩擦音或捻发音或似揉玻璃纸音

75. 骨关节病

76. 不可复性关节盘前移位

77. 关节盘穿孔破裂

78. 可复性关节盘前移位

79. 关节囊扩张伴关节盘附着松弛

【答案】E、B、D、A、C

（80 ～ 83 题共用备选答案）

A. 开口初、闭口末清脆单声弹响　B. 开口末、闭口初清脆单声弹响　C. 连续摩擦音

D. 多声破碎音　E. 一般无弹响

80. 翼外肌功能亢进时可表现为颞颌关节

81. 翼外肌痉挛时可表现为颞颌关节

82. 可复性关节盘前移位表现为颞颌关节

83. 关节盘穿孔、破裂，关节运动时可闻及

【答案】B、E、A、D

【解析】

以上九题共用解析。

选项信息	对应疾病
开口初期、闭口末期清脆单声弹响	可复性关节盘前移位
多声破碎杂音	关节盘穿孔破裂
连续摩擦音	骨关节病
开口末期、闭口初期清脆单声弹响	翼外肌亢进、关节囊扩张伴关节盘附着松弛

（84 ～ 87 题共用备选答案）

A. 翼外肌功能亢进主要表现　B. 翼外肌痉挛主要表现　C. 咀嚼肌群痉挛主要表现

D. 肌筋膜痛主要表现　E. 滑膜炎主要表现

84. 疼痛和张口受限。无弹响

85. 局限性持久性钝痛，有明确部位，压迫压痛点可引起远处部位的牵涉痛

86. 开口末，闭口初弹响和开口过大呈半脱位

87. 开口严重受限，无开口痛和咀嚼痛，无弹响和杂音

【答案】B、D、A、C

【解析】

选项信息	对应疾病
疼痛和张口受限	翼外肌痉挛、咀嚼肌痉挛、肌筋膜痛、关节炎、不可复性关节盘前移位
弹响和开口过大呈半脱位	翼外肌亢进、关节囊扩张伴关节盘附着松弛
疼痛可有扳机点	肌筋膜痛
开口初期有弹响	可复性关节盘前移位
开闭、前伸、侧方运动的任何阶段有多声破碎音；开口型歪曲	关节盘穿孔破裂

88. 急性颞下颌关节前脱位的治疗原则是

A. 复位限制下颌运动 2 ～ 3 周　B. 复位限制下颌运动 1 ～ 2 周

C. 复位不需限制下颌运动　D. 注射硬化剂限制下颌运动 2 ～ 3 周

E. 手术复位限制下颌运动 1 ～ 2 周

【答案】A

【解析】急性颞下颌关节前脱位后，治疗原则为复位加制动。及时复位，复位后一般限制下颌运动 2 ～ 3 周。

（89 ～ 92 题共用题干）

女，16 岁。患儿 4 岁摔伤面部，后进行性张口困难。检查：张口度约 4mm，面容两侧不对称，颏部偏向左侧。左侧面部丰满，右侧下颌相应面部扁平、狭长。

89. 此患者最有可能的诊断是

A. 左侧颞下颌关节关节内强直

B. 左侧颞下颌关节关节外强直

C. 右侧颞下颌关节关节内强直

D. 右侧颞下颌关节关节外强直

E. 混合性强直

【答案】A

90. 若诊断为关节强直，最可能的原因是

A. 儿童期颏部外伤，致左侧髁突骨折

B. 儿童期额部外伤，致右侧髁突骨折

C. 儿童期额部外伤，致双侧颞下颌关节对冲伤

D. 儿童期，左侧化脓性中耳炎

E. 儿童期，右侧化脓性中耳炎

【答案】A

91. 若 X 线发现，病变骨性粘连累及乙状切迹和冠突，最适宜的手术方法是

A. 高位颞下颌关节成形术

B. 低位颞下颌关节成形术

C. 颌间瘢痕切除 + 游离皮片移植

D. 颌间瘢痕切除 + 游离皮瓣移植

E. 颞下颌关节成形术 + 颌间瘢痕切除

【答案】B

92. 此患者手术后，为防止复发需行开口练习，开口练习的时间至少应坚持

A. 7 ～ 10 周以上

B. 2 ～ 3 周以上

C. 1 个月以上

D. 3 个月以上

E. 6 个月以上

【答案】E

【解析】颞下颌关节强直可分为两类：由于一侧或两侧关节内发生病变，最后造成关节内的纤维粘连或骨性粘连，称为关节内强直，也称真性关节强直；第二类病变是在关节外上下颌间皮肤、黏膜或深层组织，称为颌间挛缩或关节外强直，也称假性关节强直。

患儿有面部外伤史，且出现面部不对称故考虑为颞下颌关节关节内强直。

颞下颌关节内强直治疗方法为手术——颞下颌关节成形术是的常用方法。若骨粘连范围小且局限于髁突下颌切迹尚存在时，可采用高位颞下颌关节成形术（截骨部位在下颌切迹以上），若骨粘连范围较大，累及下颌切迹和冠突，可采用低位颞下颌关节成形术（截骨部位低于下颌切迹）。选项 C 和 D 为颞下颌关节外强直的治疗方法。

关节强直患者长期处于闭口状态，肌萎缩甚至纤维化，需要经过被动开口练习，以促进关节形成，对防止复发有一定意义；一般术后 7 ～ 10 天即可开始练习，并坚持半年以上。

（93 ～ 96 题共用题干）

男，14 岁，进行性开口困难 7 年，面部明显不对称。临床检查已完全不能张口。5 岁时曾发生颏部对冲性损伤。

93. 该病最可能的诊断是

A. 咀嚼肌痉挛

B. 颞下颌关节强直

C. 破伤风后遗症

D. 癔症性开口困难

E. 颞下颌关节紊乱病

【答案】B

94. 面部不对称可具体表现为

A. 健侧面部丰满

B. 患侧面部狭长

C. 前牙反𬌗

D. 颏点偏向患侧

E. 颏点偏向健侧

【答案】D

95. 如果病变发生在两侧，则可表现为

A. 小下颌畸形

B. 下颌前突畸形

C. 咬合关系正常

D. 下牙弓宽大

E. 上颌发育不足

【答案】A

96. 治疗方法宜采用

A. 外科手术　　B. 局部理疗　　C. 张口训练

D. 针灸治疗　　E. 药物治疗

【答案】A

【解析】既往有颏部对冲伤史，发生严重张口困难，伴发面部畸形者，颞下颌关节强直的可能性最大，93 题正确答案 B。

94 ～ 95 题主要考核颞下颌关节强直导致的面部畸形以及咬合关系紊乱的表现。单侧颞下颌关节强直，面部发生严重的不对称畸形，主要表现为：患侧面部丰满，颏点偏向患侧；双侧病变则表现为严重的小下颌畸形，故 94 题和 95 题正确答案分别为 D、A。

根据题干可知，该患者属于骨性或真性强直。手术治疗是唯一有效的治疗方法，故 96 题答案 A。

97. 女，32 岁。因右颞下颌关节区疼痛 2 年就诊。患者 2 年前开始出现右颞下颌关节区疼痛，张口受限，最初伴有开口初期关节弹响，半年前出现连续摩擦音，关节区疼痛加重。此患者最可能的诊断是

A. 颞下颌关节前脱位　　B. 颞下颌关节肿瘤　　C. 可复性关节盘前移位

D. 翼外肌功能亢进　　E. 骨关节病

【答案】E

【解析】患者有颞下颌关节疼痛、弹响史，下颌运动异常等，符合颞下颌关节紊乱病。根据病史及临床检查，患者先有弹响史、伴张口受限，现出现摩擦音，提示疾病已进展为骨关节病。

第十单元　颌面部神经疾病

1. 治疗三叉神经痛的首选药物是
A. 氯硝西泮　　B. 地塞米松　　C. 苯妥英钠
D. 维生素 B_1　　E. 卡马西平
【答案】E
【解析】首选药物为卡马西平，又名酰胺咪嗪或痛痉宁。
常用治疗三叉神经痛的药物有：

药物名称	考点
卡马西平	首选药物
奥卡西平	又名确乐多，药理作用和卡马西平类似，但易于耐受
苯妥英钠	常用于复发或不能耐受卡马西平的病例
氯硝西泮	以上药物无效时可用
巴氯芬	可在前两种药物都无效的情况下使用
山莨菪碱	类似阿托品
七叶莲	中药，具有祛风止痛、活血消肿之功效。常用于风湿痹痛、头痛、牙痛、脘腹疼痛、痛经、产后腹痛、跌打肿痛、骨折、疮肿

2. 患者原发性三叉神经痛，经封闭治疗疗效不佳，现给予注射疗法，常用的乙醇浓度是
A. 90%　　B. 75%　　C. 80%
D. 85%　　E. 95%
【答案】E
【解析】常用无水乙醇或 95% 乙醇准确地注射于罹患部位的周围神经干或三叉神经半月节。
3. 三叉神经痛的患者的疼痛部位在左上腭区和左眶下区，如果采取手术治疗，应撕脱三叉神经的
A. 第Ⅰ支　　B. 第Ⅱ支　　C. 第Ⅲ支
D. 第Ⅰ、Ⅱ支　　E. 第Ⅱ、Ⅲ支
【答案】B
【解析】左上腭区为腭前神经分布区，左眶下区为面段睑支分布区，均分属第Ⅱ支。

【破题思路】考试常需要通过扳机点或疼痛的部位来大致判断病变的神经，应牢记上颌神经和下颌神经支配的区域及走形。

疼痛部位	对应神经
左上腭区	左侧腭前神经
左眶下区	左侧眶下神经

4. 关于原发性三叉神经痛初期的临床表现中，以下哪项说法是错误的
A. 以三叉神经第Ⅰ、Ⅱ支单独受累最常见　　B. 周期性发作
C. 患者常不敢洗脸、刷牙等　　D. 有痛性抽搐
E. 疼痛常为电击、针刺、刀割样
【答案】A
【解析】A 选项中三叉神经第Ⅰ、Ⅱ支单独受累描述错误，三叉神经痛应以第Ⅱ、Ⅲ支常见。选项 B、C、D、E 为三叉神经的经典症状。
5. 关于原发性三叉神经痛的治疗方法，适合于疼痛长达数年且反复多次复发的患者的是
A. 酒精注射疗法　　B. 三叉神经撕脱术　　C. 理疗
D. 封闭疗法　　E. 半月神经节射频温控热凝术

【答案】B

【解析】三叉神经痛患者的治疗应遵循循序渐进的原则。此患者患病时间数年，且反复发作，一般治疗已不能缓解症状。

【破题思路】

酒精注射疗法	无水或95%乙醇使局部纤维变性，目前不常用
三叉神经撕脱术	近期效果稳定，复发率高
理疗	常用维生素 B_1、维生素 B_{12} 和利多卡因离子导入
封闭疗法	1%～2%利多卡因，也可加入维生素 B_{12}
半月神经节射频温控热凝术	止痛效果好，并发症少，复发率较高，可重复治疗

6. 关于贝尔面瘫的描述，哪项是正确的

A. 属于核上性面瘫
B. 多为面神经的急性化脓性炎症引起
C. 大多数患者预后较差
D. 常发病缓慢
E. 可由面部受凉引起

【答案】E

【解析】贝尔面瘫属于周围性面瘫，又称核下瘫，选项A错误。多由面神经的急性非化脓性炎症引起，选项B错误。大多数患者预后良好，常突然发病。贝尔面瘫可由面部受凉、病毒感染（Ⅰ型单纯疱疹病毒、EB病毒等）等引起，故本题正确答案E。

7. 关于贝尔征的定义，哪项是正确的

A. 面瘫患者患侧表情肌瘫痪，口眼歪斜
B. 面瘫患者用力闭眼时，患侧眼睑不能闭合
C. 面瘫患者前额皱纹消失，不能蹙眉
D. 面瘫患者患侧口角下垂，健侧向上歪斜
E. 面瘫患者合并发生痛性抽搐

【答案】B

【解析】贝尔征是贝尔面瘫患者一种特殊的表现，用力闭眼时，患侧眼睑不能闭合，眼球转向外上方。A、C、D为贝尔面瘫的症状，E为三叉神经的临床表现。

8. 贝尔面瘫急性期的治疗方法不包括

A. 治疗原则以改善局部血液循环为主
B. 给予维生素 B_1 肌注
C. 应用糖皮质激素联合抗病毒药物治疗
D. 急性期时间较短时，可不予治疗
E. 不宜用强刺激疗法

【答案】D

【解析】急性期为发病后1～2周，应以控制组织水肿、改善局部血液循环为主，忌强刺激疗法，故答案A、B、C、E正确。答案D有误，急性期应积极治疗。

9. 贝尔面瘫2～4个月不全恢复者，后期可因瘫痪的面肌挛缩常表现为

A. 鼻唇沟加深，睑裂缩小，口角向患侧牵引
B. 鼻唇沟变浅，口角向健侧歪斜，睑裂变大
C. 睑裂缩小，口角歪斜
D. 鼻唇沟变深，口角歪斜
E. 口角歪向患侧，睑裂变小

【答案】A

【解析】面瘫患者因表情肌放松会出现患侧口角下垂的表现，进入后遗症期后瘫痪侧肌肉因挛缩表现为患侧鼻唇沟加深，睑裂缩小，口角反向患侧牵引，使健侧面肌出现假性瘫痪现象，此时切不可将健侧误认为患侧。

贝尔面瘫患侧表现：

贝尔面瘫	表情肌	鼻唇沟	口角	眼睑
急性期	放松	变浅	下垂	闭合不全
慢性期	挛缩	加深	上提	睑裂缩小

10. 以下关于三叉神经痛的叙述，哪项是错误的

A. 三叉神经痛分为原发性和继发性两种
B. 疼痛可自发，也可由刺激“扳机点”引起

C. 原发性三叉神经痛患者无论病程长短，神经系统检查极少有阳性体征

D. 角膜反射的改变常提示为器质性三叉神经痛

E. 目前治疗三叉神经痛的首选药物是苯妥英钠

【答案】E

【解析】药物治疗是原发性三叉神经痛首选治疗，无效时再考虑其他方法。目前治疗三叉神经痛的首选药物是卡马西平。故本题答案为E。其他选项均正确。

11. 关于原发性三叉神经痛，下列哪项是错误的

A. 多为单侧发病　　B. 可有“扳机点”存在

C. 疼痛呈阵发性、刀割样剧痛　　D. 神经系统检查往往有阳性体征

E. 疼痛分布于三叉神经分布区域内

【答案】D

【解析】三叉神经痛主要表现是在三叉神经某分支区域内，骤然发生闪电式的极为剧烈的疼痛，如电机、针刺、刀割或撕裂样剧痛。疼痛可自发也可由扳机点刺激引起。一般持续数秒、数十秒或1～2min后骤然停止，呈周期性发作。患者无论病程长短，原发性三叉神经痛神经系统检查无阳性体征，继发性三叉神经痛可因病变部位的不同，伴有面部皮肤感觉减退，角膜反射减退，听力降低等神经系统阳性体征。故本题答案为D。

【破题思路】原发性只有三叉神经痛，继发性有神经系统阳性体征。

12. 有关治疗三叉神经痛的药物封闭疗法，错误的是

A. 适用于疼痛重的患者　　B. 适用于口服药物无效者

C. 是短期治疗方法　　D. 封闭药物的浓度要高于阻滞麻醉

E. 注射时应注意无菌操作

【答案】D

【解析】三叉神经痛封闭治疗适用于疼痛重、药物治疗无效的初发患者的短期治疗。常用1%～2%的普鲁卡因行疼痛神经支的阻滞麻醉，也可加入维生素B_{12}，同时操作过程中也要符合无菌操作的原则。因此封闭疗法的药物的浓度等于阻滞麻醉，故正确答案D。

13. 面瘫的贝尔征是指

A. 用力紧闭眼睑，则眼球转向外上方　　B. 患侧口角下垂，健侧向上歪斜

C. 不能鼓腮、吹气　　D. 睑裂过大，闭合不全

E. 下结膜囊内常有泪液积滞

【答案】A

【解析】用力紧闭眼睑，则眼球转向外上方被称为面瘫的贝尔征。

14. 鉴别中枢性面瘫和周围性面瘫的主要依据是

A. 患侧口角下垂，健侧向上歪斜　　B. 口周肌肉瘫痪

C. 额纹消失，不能蹙眉　　D. 不能鼓腮

E. 眼睑不能闭合

【答案】C

【解析】中枢性（核上性）面神经麻痹表现为病变对侧睑裂以下表情肌瘫痪。周围性（核性或核下性）面神经麻痹表现为病变同侧所有表情肌瘫痪。因此，前额皱纹消失与不能蹙眉是周围性面瘫的重要临床表现，也是与中枢性面瘫鉴别的主要依据。

记忆要点：有额纹中枢瘫，无额纹周围瘫。

15. 中枢性面瘫的表现是

A. 一侧面瘫＋味觉丧失　　B. 睑裂以下表情肌瘫痪

C. 单纯一侧完全表情肌瘫痪　　D. 一侧面瘫＋味觉丧失＋唾液腺分泌障碍＋听觉改变

E. 一侧面瘫＋味觉丧失＋唾液腺分泌障碍＋听觉改变＋泪腺分泌障碍

【答案】B

【解析】中枢性面瘫的表现是病变对侧睑裂以下表情肌瘫痪，常伴有与面瘫同侧的肢体瘫痪，无味觉和唾液分泌障碍。

记忆要点：有额纹中枢瘫，无额纹周围瘫。

【破题思路】

病变部位	症状
茎乳孔以外	面瘫
鼓索与镫骨肌神经节之间	面瘫＋味觉丧失＋唾液腺分泌障碍
镫骨肌神经节与膝状神经节之间	面瘫＋味觉丧失＋唾液腺分泌障碍＋听觉改变
膝状神经节	面瘫＋味觉丧失＋唾液腺、泪腺分泌障碍＋听觉改变

16. 关于贝尔征，以下哪项是错误的
A. 上、下眼睑不能闭合　B. 用力紧闭患侧眼睑时，眼球转向外上方　C. 不能鼓腮、吹气
D. 易患结膜炎　E. 眼轮匝肌瘫痪
【答案】C
【解析】不能鼓腮、吹气是贝尔面瘫的临床表现之一，但不是贝尔征的表现，贝尔征的表述主要集中在眼部。用力紧闭眼睑，则眼球转向外上方被称为面瘫的贝尔征。故本题正确答案C。
17. 对三叉神经痛“扳机点”的检查方法不包括
A. 拂诊　B. 压诊　C. 叩诊
D. 揉诊　E. 触诊
【答案】C
【解析】三叉神经痛“扳机点”的检查方法有：拂诊、触诊、压诊、揉诊。选项C叩诊错误。
18. 三叉神经功能检查项目中不包括
A. 三叉神经分布区皮肤与黏膜的触、温、痛觉　B. 角膜反射
C. 腭反射　D. 施墨（Schirmer）试验
E. 咀嚼肌运动功能检查
【答案】D
【解析】三叉神经功能检查包括感觉功能、角膜反射、腭反射、运动功能。施墨（Schirmer）试验即泪液检查，目的在于观察膝状神经节是否受损。故本题答案为D。
19. 关于面神经麻痹的叙述，哪项是错误的
A. 分为原发性和继发性两种
B. 贝尔麻痹指临床上不能肯定病因的、不伴有其他症状或体征的单纯型周围面神经麻痹
C. 面神经损害如发生在茎乳孔外，一般不发生味觉、泪液、唾液等方面的变化
D. 贝尔面瘫急性期不宜应用强的刺激疗法
E. 预后主要取决于病情严重程度和治疗是否及时
【答案】A
【解析】面神经麻痹根据损害部位不同分为中枢性面神经麻痹和周围性面神经麻痹，故A选项说法错误，本题正确答案为A。贝尔麻痹系指临床上不能肯定病因的不伴有其他体征或症状的单纯性周围面神经麻痹，选项B说法正确。面瘫的症状取决于损害的部位，如发生在茎乳孔外，一般都不发生味觉、泪液、唾液、听觉等方面的变化，仅表现为面瘫，选项C说法正确。急性期不宜应用强烈针刺、电针等治疗，以免导致继发性面肌痉挛，选项D说法正确。影响预后的因素主要取决于病损的严重程度，以及治疗是否及时和得当，选项E说法正确。
20. 三叉神经痛患者在疼痛发作时上颌的痛性抽搐不包括
A. 痛区潮红　B. 眼结膜充血　C. 出汗流涎
D. 流泪　E. 患侧鼻腔黏液减少
【答案】E
【解析】三叉神经痛是在三叉神经某分支区域内，骤然发生闪电式的极为剧烈的疼痛。痛性抽搐表现为痛区潮红，结膜充血，或流泪、出汗、流涎以及患侧鼻腔黏液增多等症状。本题正确答案为E。
21. 确定面瘫患者是否有膝状神经节受损，应做
A. 定分支检查　B. 听觉检查　C. 味觉检查
D. 泪液检查　E. 唾液检查
【答案】D

【解析】膝状神经节分出岩大神经支配泪腺，故确定是否有膝状神经节受损应做泪液检查。

22. 典型的三叉神经痛疼痛的性质是

A. 持续性隐痛　　B. 阵发性剧痛　　C. 间歇性隐痛

D. 持续性剧痛　　E. 持续性刀割样疼痛

【答案】B

【解析】三叉神经痛的特点：阵发性疼痛，疼痛如电击、针刺、刀割或撕裂样剧痛。故选 B。

23. 患者，男，44 岁。夜间睡眠时受凉，晨起时发现左半侧口角歪斜，眼睑不能闭合，半侧不能皱眉，额纹消失。其可能的诊断为

A. 三叉神经痛　　B. 舌咽神经痛　　C. 贝尔麻痹

D. 茎突过长综合征　　E. 蝶腭神经痛

【答案】C

【解析】贝尔麻痹是临床上不能肯定病因的、不伴有其他临床症状或体征的单纯性周围面神经麻痹。病因尚不明确，一般认为面部受凉是其主要原因。表现为起病急骤，且少自觉症状，常在晨起盥洗时突然不能喝水与含漱。面瘫的典型症状为：患侧口角下垂，健侧向上倾斜；上下唇因口轮匝肌瘫痪而不能紧密闭合，故发生饮水漏水，不能鼓腮、吹气等功能障碍。上下眼睑不能闭合，额纹消失与不能蹙眉是贝尔面瘫的重要临床表现，也是与中枢性面瘫鉴别的重要依据。因此本题选 C。

24. 关于三叉神经痛的治疗方法中，哪种复发率较高，但可重复应用

A. 药物治疗　　B. 封闭疗法　　C. 无水乙醇注射疗法

D. 三叉神经撕脱术　　E. 半月神经节射频控温热凝术

【答案】E

【解析】药物治疗为原发性三叉神经痛首选治疗，无效时再考虑其他方法。封闭疗法封闭神经干或穴位。无水乙醇注射疗法促使局部纤维变性从而阻断神经的传导。三叉神经撕脱术主要适应于下牙槽神经痛和眶下神经痛。半月神经节射频控温热凝术是目前治疗三叉神经痛的方法中较好的，其止痛效果好，复发率较高，可重复治疗，故选 E。

三叉神经痛治疗方法	考点
酒精注射疗法	无水或 95% 乙醇使局部纤维变性，目前不常用
三叉神经撕脱术	近期效果稳定，复发率高
理疗	常用维生素 B_1、维生素 B_{12} 和利多卡因离子导入
封闭疗法	1% ～ 2% 利多卡因，也可加入维生素 B_{12}
半月神经节射频温控热凝术	止痛效果好，并发症少，复发率高，可重复治疗

25. 对于贝尔面瘫急性期的患者不恰当的治疗是

A. 给予阿司匹林　　B. 大剂量激素　　C. 强电刺激，促进肌运动

D. 维生素 B_{12}、维生素 B_1　　E. 保护患眼，给予眼药水

【答案】C

【解析】急性期应以控制组织水肿、改善局部血液循环为主，忌强刺激疗法，贝尔面瘫急性期强电刺激，导致继发性面肌痉挛。答案选 C。

26. “扳机点”的特点不包括

A. 三叉神经分支区固定而局限的小块皮肤或黏膜　　B. 对该点稍加触碰，立即引起疼痛

C. 疼痛从该点开始，可扩散到其他分支　　D. 该点可能为 1 个或 2 个以上

E. 患者该点周围卫生状况不良

【答案】C

【解析】三叉神经痛时疼痛首先从“扳机点”开始，迅速扩散至整个神经分支区域，但不会扩散到其他分支，故本题正确答案 C。其他选项说法均正确。

27. 贝尔麻痹与中枢性面神经麻痹的鉴别要点是

A. 患侧口角下垂，健侧向上歪斜　　B. 患侧鼻唇沟消失

C. 患侧眼睑闭合不全　　D. 患侧前额皱纹消失，不能蹙眉

E. 不能鼓腮，吹气功能障碍

【答案】D

【解析】贝尔麻痹属于周围性面神经麻痹，其与中枢性面神经麻痹鉴别点额纹是否消失、是否能蹙眉，故本题正确答案为D。其余选项中枢性和周围性面神经麻痹均可出现。

28. 贝尔面瘫患者急性期最恰当的治疗方法是

A. 大剂量激素 + 阿司匹林 + 神经营养药　　B. 立即行面神经管减压术

C. 尽快给予强电流刺激，促进肌运动　　D. 大剂量激素 + 肌兴奋剂

E. 阿司匹林 + 神经营养药

【答案】A

【解析】贝尔面瘫患者急性期最恰当的治疗方法是大剂量激素 + 阿司匹林 + 神经营养药。主要目的是控制炎症水肿，改善局部血液循环，减少神经受压。故本题答案是A。

29. 三叉神经痛患者疼痛部位在一侧眶下及上唇区者，其诊断为三叉神经

A. 第Ⅰ支痛　　B. 第Ⅱ支痛

C. 第Ⅲ支痛　　D. 第Ⅰ、Ⅱ支痛

E. 第Ⅰ、Ⅲ支痛

【答案】B

【解析】眶下及上唇区为上颌神经支配区域，故应诊断为三叉神经第Ⅱ支痛，即上颌支痛。故本题答案是B。易误选D。

30. 最能有效证明贝尔面瘫患者是否有膝状神经节损伤的检查方法是

A. 听觉检查　　B. Schirmer 试验

C. 味觉检查　　D. 神经电图检查

E. 肌电图检查

【答案】B

【解析】最能有效证明贝尔面瘫患者是否有膝状神经节损伤的检查方法是Schirmer试验，即泪液检查，检查是否有泪腺分泌障碍。故本题答案是B。易误选D。

31. 男，48岁。突发左眼睑闭合不全，口角右偏，考虑为面瘫，需鉴别属贝尔面瘫还是中枢性面瘫。两者主要的鉴别点在于

A. 患侧口角下垂，健侧向上歪斜　　B. 患侧眼睑闭合不全

C. 不能鼓气，鼓气时漏气　　D. 患侧鼻唇沟消失

E. 患侧额纹消失，不能皱眉

【答案】E

【解析】贝尔麻痹与中枢性面神经麻痹均出现面瘫，但此两种疾病鉴别点是贝尔麻痹是面神经核下瘫，面神经五个分支功能障碍，而中枢性面神经麻痹是面神经核上瘫，患侧额纹不消失、能皱眉，其余面神经四个分支均有麻痹。面神经核损伤分为核上瘫和核下瘫。面神经核上部细胞接受两侧皮质脑干束的纤维，支配同侧眼裂以上表情肌，而神经核下支配同侧眼裂以下表情肌。因此病变发生在面神经核以上的上位神经元引起眼裂以下表情肌瘫痪。面神经病变在中耳或腮腺部位时为核下瘫，其临床表现为损伤侧面部全部表情肌瘫痪。贝尔麻痹属非中枢性即周围性面神经麻痹，系茎乳突孔内的面神经急性非化脓性炎症所致的面瘫。

32. 男，56岁。近1个月来左侧舌根、软腭及咽部阵发性剧烈疼痛，并向外耳道放射。吞咽、说话均可引起疼痛，甚至夜间有痛醒现象，临床检查以上部位未见明显肿胀，黏膜色泽正常，无溃疡，服用卡马西平有效。最有可能的原因是

A. 非典型性口炎　　B. 三叉神经痛　　C. 蝶腭神经痛

D. 舌咽神经痛　　E. 鼻咽癌

【答案】D

【解析】舌咽神经痛出现咽部痛，夜间痛，由吞咽、说话引起。最有可能的原因是舌咽神经痛。其余选项均有典型临床表现。故本题答案是D。

33. 女，41岁。拟诊左三叉神经第Ⅱ支痛。若采用诊断性封闭法查找扳机点，在选择的注射麻药的部位中，不包括

A. 眶下孔　　B. 切牙孔　　C. 腭大孔

D. 上颌结节后上　　E. 卵圆孔

【答案】E

【解析】出卵圆孔的是三叉神经第Ⅲ支（下颌神经）出颅的部位。故本题答案是E（该项“不包括”）。

选项分析：

选项内容	对应神经	隶属神经
眶下孔	眶下神经	上颌神经
切牙孔	鼻腭神经	上颌神经
腭大孔	腭前神经	上颌神经
上颌结节后上	上牙槽后神经	上颌神经
卵圆孔	下颌神经	下颌神经

34. 男，40岁。右侧贝尔面瘫。其“贝尔征”是指患侧

A. 额纹消失　B. 鼻唇沟变浅　C. 口角下垂

D. 用力闭目时，眼球转向外上方　E. 面肌抽搐

【答案】D

【解析】“贝尔征”是指患侧用力闭目时，眼球转向外上方。故本题答案是D。

35. 患者，男性，46岁，近3周来感右侧舌根、软腭及扁桃体区域阵发性剧烈疼痛，每次发作持续数秒至1～2min，吞咽、咳嗽、咀嚼均可诱发疼痛，常因夜间疼痛发作而清醒，临床检查以上部位未见明显肿胀，黏膜颜色正常，局部无溃疡，涂布表面麻醉剂于疼痛部位可暂时阻止疼痛发作，服用卡马西平有效，最有可能的原因是

A. 三叉神经痛　B. 舌咽神经痛　C. 鼻咽癌

D. 茎突过长综合征　E. 蝶腭神经痛

【答案】B

【解析】病例描述符合舌咽神经痛临床表现，且夜间睡眠时发作可区别三叉神经痛。舌咽神经痛出现咽部痛，夜间痛，由吞咽、说话引起。最有可能的原因是舌咽神经痛。其余选项均有典型临床表现。故本题答案是B。

36. 男，57岁。拟诊为右三叉神经痛。对鉴别原发、继发三叉神经痛最有意义的检查结果是

A. 角膜反射的变化　B. 痛觉障碍　C. 温觉障碍

D. 触觉障碍　E. 咀嚼肌力减弱

【答案】A

【解析】三叉神经功能检查包括感觉功能、角膜反射、腭反射、运动功能。感觉功能检查包括：触觉、痛觉、温度觉检查；三叉神经运动功能障碍表现为咀嚼肌麻痹。最有意义的检查结果是角膜反射。

37. 关于三叉神经痛的疼痛特点，描述不正确的是

A. 剧烈的、短暂的深部疼痛　B. 疼痛具有间歇期　C. 阵发性疼痛

D. 常伴有颜面部抽搐等症状　E. 刺激扳机区可诱发疼痛

【答案】A

【解析】三叉神经痛主要表现是在三叉神经某分支区域内，骤然发生电击样的极为剧烈的疼痛，故A描述不正确，本题正确答案A。疼痛可自发，也可由轻微的刺激“扳机点”所引起，E正确。疼痛如电击、针刺、刀割或撕裂样剧痛。发作时常常伴有颜面表情肌的痉挛性抽搐，口角被牵向患侧，D正确。每次发作时间一般持续数秒、数十秒或1～2min后又骤然停止，具有间歇期，B正确。病程可呈周期性发作，每次发作期可持续数周或数月，C正确。故本题选A。

38. 关于三叉神经痛的治疗，描述正确的是

A. 药物治疗应该相对积极，一次性控制疼痛，避免波折

B. 药物治疗3个月以后如果稳定，可以停药

C. 如果效果不佳，增加止痛剂后2周逐渐减量

D. 疼痛完全消失达4周，可适量减少药量

E. 早期积极手术治疗

【答案】D

【解析】对三叉神经痛选择治疗方法时，应本着循序渐进的原则，一般应先从药物治疗或封闭、理疗等开始，如无效时再依次选择半月神经节温控热凝、注射疗法、神经撕脱等。只有当这些方法均无效时才考虑做颅内手术。用药方法是从小剂量开始，并逐渐增加至理想剂量，达到既能控制疼痛又不引起不良反应，如不能止痛，以后每日增加剂量，直到能控制疼痛为止，但不能超过最大剂量，找出其最小有效量作为维持剂量服用。故选D。

39. 关于贝尔面瘫治疗的描述，正确的是

A. 发病1周内可予以激素冲击疗法，并配以神经营养药

B. 早期开展针灸，有利于神经功能恢复

C. 早期开始电针治疗，有利于神经功能恢复
D. 面肌功能训练应在发病后 3 个月开始
E. 半年后如面神经功能未恢复，可做静态悬吊手术

【答案】A

40. 女，45 岁。晨起发现右侧口角歪斜，初步诊断为贝尔面瘫，正确的治疗方法是
A. 大剂量使用抗生素及神经营养药
B. 早期配合针灸治疗，有利于恢复
C. 发病 3 个月后仍未恢复，可行静态悬吊手术
D. 尽早予以激素冲击疗法，配合使用神经营养药
E. 早期面肌功能训练

【答案】D

【解析】该患者初步诊断为贝尔面瘫，属于急性期。
贝尔面瘫的治疗可分急性期、恢复期、后遗症期三个阶段。

分期	时间	治疗
急性期	起病 1 ～ 2 周内	应用糖皮质激素联合抗病毒药物治疗效果最佳，为促进神经髓鞘修复，给予维生素 B_1、维生素 B_{12}。不宜应用强烈针刺、电针等治疗，以免导致继发性面肌痉挛
恢复期	第 2 周末至 1 ～ 2 年	可给予维生素 B_1、维生素 B_{12}，还可给烟酸、地巴唑、面部电刺激、电按摩等。大多数病例在起病后 1 个月至 3 个月内可完全恢复。1 ～ 2 年内仍有自行恢复的可能
后遗症期	2 年后面瘫仍不能恢复者	按永久性面神经麻痹处理

41. 周围性面神经麻痹多见于
A. 20 ～ 40 岁男性
B. 20 ～ 40 岁女性
C. 50 ～ 60 岁男性
D. 50 ～ 60 岁女性
E. 70 岁以上老年人

【答案】A

42. 男，52 岁。右侧严重的三叉神经第Ⅱ、Ⅲ支痛伴痛性抽搐。所谓痛性抽搐，是指伴疼痛而发生的
A. 面部潮红
B. 眼结膜充血
C. 表情肌不自主痉挛
D. 咬唇、伸舌
E. 用力揉搓面部

【答案】C

【解析】由于疼痛刺激引起面部肌肉反射性痉挛性收缩者称“痛性抽搐”，见于三叉神经痛。当疼痛发作时常伴有患侧面肌反复发作性抽搐、口角牵向患侧、痛区面部潮红、结膜充血、流泪等症状，故选 C。

43. 女，65 岁。上前牙区屡发针刺样短暂疼痛 3 周，定位不清，临床考虑三叉神经痛，为提高治疗的针对性，寻找扳机点部位。不属于三叉神经上颌支常见扳机点部位的是
A. 上颌结节
B. 鼻翼
C. 眶下区
D. 耳屏
E. 上唇

【答案】D

【解析】触发点多发生在上下唇、鼻翼、鼻唇沟、牙龈、颊部、口角、胡须、舌、眉等处。亦有少数“触发点”在下颌部或三叉神经分布区域以外，如乳突部、颈部。所以 A、B、C、E 都是可能的扳机点部位，D 不是，故此题选 D。

常见扳机点部位

分支 （Ⅱ、Ⅲ支多见）	扳机点
第Ⅰ支：眼支	眶上孔、上眼睑、眉、前额及颞部等部位
第Ⅱ支：上颌支	眶下孔、下眼睑、鼻唇沟、鼻翼、上唇、鼻孔下方或口角区、上颌结节或腭大孔等部位
第Ⅲ支：下颌支	颏孔、下唇、口角区、耳屏部、颊黏膜、颊脂垫尖、舌颌沟等处，并观察在开闭口及舌运动时有无疼痛的发作

（44 ～ 45 题共用备选答案）
A. 左眼闭合无力、右眼闭合无力、露齿时口角向左歪
B. 左眼闭合无力、右眼闭合无力、露齿时口角无歪斜
C. 左眼闭合正常、右眼闭合无力、露齿时口角无歪斜
D. 左眼闭合正常、右眼闭合无力、露齿时口角向左歪

E. 左眼闭合正常、右眼闭合正常、露齿时口角明显向左歪

44. 吉兰 - 巴雷综合征应具有的体征是

【答案】B

45. 右侧特发性面神经麻痹应具有的体征是

【答案】D

【解析】吉兰 - 巴雷综合征是常见的脊神经和周围神经的脱髓鞘疾病。又称急性特发性多神经炎，或对称性多神经根炎。临床上表现为进行性上升性对称性麻痹、四肢软瘫，以及不同程度的感觉障碍，所以出现双侧面瘫，出现双眼闭合无力，露齿口角无歪斜，所以 44 题选 B。特发性面神经麻痹亦称周围性面瘫，表现为额部的单侧面瘫，右侧特发性面神经麻痹表现为右侧面部表情肌肉瘫痪，出现右眼闭合无力，右侧鼓腮无力，露齿时口角向左歪，所以 45 题选 D。

（46 ～ 47 题共用题干）

女，37 岁。右侧面部发作性电击样疼痛 3 个月，临床拟诊三叉神经痛。

46. 三叉神经功能检查不包括

A. 感觉功能　B. 味觉功能　C. 角膜反射　D. 腭反射　E. 运动功能

【答案】B

【解析】三叉神经痛需要进行感觉功能检查；角膜反射、腭反射；运动功能主要是检查咀嚼肌的功能。与味觉功能相关神经与三叉神经无关，故本题选 B。

47. 若对其采用肠线埋藏治疗，该疗法属于

A. 药物治疗　B. 封闭疗法　C. 理疗　D. 组织疗法　E. 手术治疗

【答案】D

【解析】肠线埋藏治疗是取溶性羊肠线，包埋于局部组织内，通过溶解释放生物因子而起止痛作用，属于组织疗法，故本题选 D。

（48 ～ 49 题共用备选答案）

A. 单侧中枢性面神经麻痹　B. 单侧周围性面神经麻痹　C. 双侧中枢性面神经麻痹　D. 双侧周围性面神经麻痹　E. 一侧周围性面神经麻痹，对侧偏瘫

48. 吉兰-巴雷综合征常见的脑神经损害的表现为

【答案】D

49. 贝尔麻痹常见的脑神经损害的表现为

【答案】B

【解析】吉兰-巴雷综合征是指一种急性起病，以神经根、外周神经损害为主，伴有脑脊液中蛋白-细胞分离为特征的综合征，其临床特点为感染性疾病后 1 ～ 3 周，突然出现剧烈的神经根疼痛，急性进行性对称性肢体软瘫，主观感觉障碍，腱反射减弱或消失。贝尔麻痹属非中枢性即周围性面神经麻痹，系茎乳突孔内的面神经急性非化脓性炎症所致的面瘫。

50. 贝尔麻痹的可能病因不包括

A. 病毒感染　B. 化脓性感染　C. 风湿性疾病　D. 遗传疾病　E. 面部、耳部遭受风寒侵袭

【答案】B

【解析】贝尔麻痹是面神经急性非化脓性炎症，故病因不包括化脓性感染，本题正确答案 B。

51. 典型的三叉神经痛不包括

A. 痛性抽搐　B. 可触及扳机点　C. 阵发性反复发作　D. 夜间发作多见　E. 周期性反复发作

【答案】D

【解析】典型的三叉神经痛不包括夜间发作多见。舌咽神经痛可在夜间发作。故本题答案是 D。

52. 面瘫伴舌前 2/3 味觉改变，唾液分泌功能障碍，提示面神经损伤部位在

A. 核性损害　B. 茎乳孔外　C. 膝状神经节　D. 鼓索与镫骨肌神经之间　E. 镫骨肌与膝状神经节之间

【答案】D

【解析】面瘫伴舌前 2/3 味觉改变 + 唾液分泌功能障碍，提示面神经损伤部位在鼓索与镫骨肌神经之间。

茎乳孔外损伤表现为面瘫；膝状神经节损伤表现为面瘫伴舌前 2/3 味觉改变 + 唾液腺、泪腺分泌功能障碍 + 听觉改变；核性损害表现为面瘫 + 轻度感觉与分泌功能障碍；鼓索与镫骨肌神经之间损伤表现为面瘫伴舌前 2/3 味觉改变 + 唾液分泌功能障碍；镫骨肌与膝状神经节之间损伤表现为面瘫伴舌前 2/3 味觉改变 + 唾液分泌功能障碍 + 听觉改变。故本题答案是 D。

53. 三叉神经痛患者在疼痛发作时伴有的植物性神经症状不包括

A. 面部潮红　　B. 眼结膜充血　　C. 痛性抽搐

D. 流泪　　E. 流涎

【答案】C

【解析】三叉神经痛患者在疼痛发作时伴有的植物性神经症状不包括痛性抽搐。痛性抽搐为颜面部表情肌的痉挛性抽搐，是运动神经症状，不是植物性神经症状。故本题答案是 C。

54. 原发性三叉神经痛的临床表现，错误的是

A. 骤然发作的闪电式剧痛　　B. 疼痛可自发或刺激“扳机点”引起　　C. 周期性发作

D. 一般有其他脑神经损害症状　　E. 常有疑牙痛而拔牙史

【答案】D

【解析】三叉神经痛分为原发性和继发性两种：原发性三叉神经痛无神经系统体征；继发性三叉神经痛除有疼痛症状外，尚有神经系统体征，故本题正确答案 D。

55. 男，46 岁。近 1 年来反复出现左鼻旁、左颊部、左侧下唇短暂剧烈电灼样疼痛，最近发作次数增多，疼痛难以忍受。起初服用卡马西平有效，但最近服药效果较差。根据患者的病情应选择的最佳治疗方案为

A. 加大卡马西平剂量　　B. 2% 普鲁卡因三叉神经病变支封闭

C. 95% 乙醇三叉神经病变支封闭　　D. 行三叉神经病变支神经撕脱术

E. 行三叉神经病变支射频电凝术

【答案】B

【解析】据题意可知该患者药物治疗无效，保守治疗效果不佳，考虑手术治疗。神经干撕脱术复发率较高，现应用的范围已经很有限，在三叉神经第Ⅰ支痛时有应用价值。射频电凝术已被认为是有效、安全且易于被患者接受的治疗手段。

酒精注射疗法	无水或 95% 乙醇使局部纤维变性，目前不常用
三叉神经撕脱术	近期效果稳定，复发率高
理疗	常用维生素 B_1、维生素 B_{12} 和利多卡因离子导入
封闭疗法	1% ～ 2% 利多卡因，也可加入维生素 B_{12}
半月神经节射频温控热凝术	止痛效果好，并发症少，复发率高，可重复治疗

56. 三叉神经第三支属于

A. 运动神经　　B. 交感神经　　C. 感觉神经

D. 混合神经　　E. 副交感神经

【答案】D

【解析】三叉神经的三条神经干分别称为眼神经、上颌神经和下颌神经，前两支为感觉神经，后者（第三支）为混合神经，含大的感觉根和小的运动根。

（57 ～ 59 题共用题干）

男，46 岁。近 1 年来反复出现左鼻旁、左颊部、左侧下唇短暂剧烈电灼样疼痛，最近发作次数增多，疼痛难以忍受。起初服用卡马西平有效，但最近服药效果较差。

57. 最可能的诊断是三叉神经

A. 第Ⅰ支痛　　B. 第Ⅱ支痛　　C. 第Ⅲ支痛

D. 第Ⅰ、Ⅱ支痛　　E. 第Ⅱ、Ⅲ支痛

58. 疼痛发作时，患者常用手搓面部，面部皮肤可出现

A. 皮肤潮红　　B. 皮肤光亮　　C. 皮肤粗糙、色素沉着

D. 皮肤破溃　　E. 皮肤色素斑增多

59. 如行神经撕脱术，则应行

A. 眶下神经撕脱术　　B. 上颌神经撕脱术　　C. 下颌神经撕脱术

D. 舌神经加颊神经撕脱术　　E. 眶下神经加下牙槽神经撕脱术

【答案】E、C、E

第十一单元 先天性唇裂和腭裂

1. 唇腭裂的发病机制是

A. 感染和损伤
B. 遗传因素与营养缺乏
C. 药物与烟酒因素
D. 遗传因素与环境因素
E. 内分泌影响与物理损伤

【答案】D

【解析】唇腭裂的发病机制尚不明确，但认为与妊娠期食物中营养缺乏、内分泌异常、病毒感染及遗传因素有关。大类上分为遗传因素与环境因素。

2. 在预防唇腭裂发生的措施中，哪项是错误的

A. 妊娠期可不忌烟，但要忌酒
B. 妊娠期保持愉快心情，避免精神刺激和情绪波动
C. 尽量少接触放射线和微波
D. 避免不全人工流产
E. 禁用可能致畸的药物

【答案】A

【解析】要预防腭裂的发生，需要采取一些预防保健措施。孕妇在怀孕期间应避免偏食，保证维生素B、维生素C、维生素D及钙、铁、磷的充分摄入，保持心境平和，避免精神紧张，不服用抗肿瘤药物、抗惊厥药、组胺药、某些治疗孕吐的药和某些安眠药，不吸烟不酗酒，避免接触放射线、微波等。

3. 唇裂患者上唇的解剖形态是

A. 上唇下1/3部微向上翘
B. 红唇中部稍厚且正中部呈珠状而向前下突出
C. 上下唇宽度比例和谐
D. 鼻小柱及鼻尖居中，鼻孔对称等大
E. 以上都不是

【答案】E

【解析】以上均是正常上唇的解剖形态。

4. 下列唇裂整复术术前准备中哪项是不需要的

A. 术前必须进行全面体检
B. 术前3天开始练习用汤匙或滴管喂饲流质或母乳
C. 术前1天做局部皮肤准备
D. 术前3天开始预防性服用抗生素
E. 术前30min注射阿托品

【答案】D

【解析】术前1天开始预防性服用抗生素。

唇裂整复术术前准备：

时间	操作
术前3天	入院观察 改汤匙或滴管喂养
术前1天	备皮，抗生素
术前4～6h	禁食
术前30min	肌注阿托品

5. 关于腭裂引起的畸形和功能障碍，错误的是

A. 可单独发生，也可与唇裂伴发
B. 主要是软组织畸形，其次是骨组织畸形
C. 对患者吸吮、进食及语言等功能的影响严重
D. 常因颌骨发育不良导致面中份凹陷和咬合错乱
E. 不仅影响患者生活、学习和工作，还易造成心理障碍

【答案】B

【解析】腭裂引起的畸形和功能障碍主要是骨组织畸形引起的，选项B错误。其他选项均正确。

6. 单侧唇裂采用三角瓣法修复的优点是

A. 裂隙两侧前庭沟不需做松弛切口
B. 鼻底封闭好
C. 切除组织少
D. 不切断患侧人中嵴下部
E. 能恢复患侧唇应有的高度

【答案】E

【解析】下三角瓣法修复的优点：定点明确，初学者易掌握，能恢复患侧上唇应有的高度。

单侧唇裂修复方法：

手术术式	优点	缺点
下三角瓣法	定点明确，初学者易掌握，能恢复患侧上唇应有的高度	切除正常组织多、唇横向组织较紧而具有张力、有损人中下 1/3 形态、不完全唇裂唇高过长
旋转推进法	切除组织少、鼻底封闭好、矫正鼻小柱歪斜、线瘢痕与人中嵴相似、唇弓形态好	灵活性较大，初学者不易掌握，但修复后患侧唇高常嫌不足，特别是完全性唇裂

7. 单侧唇裂采用旋转推进法修复的缺点是

A. 切除组织过多　　B. 鼻底封闭较差　　C. 鼻小柱不易矫正

D. 患侧唇高嫌不足　　E. 患侧术后瘢痕多显

【答案】D

【解析】旋转推进法修复的缺点：灵活性较大，初学者不易掌握，但修复后患侧唇高常嫌不足，特别是完全性唇裂。

8. 唇腭裂给患者造成的影响中，下列哪项可除外

A. 颌面部畸形　　B. 听力障碍　　C. 语音障碍

D. 心理障碍　　E. 视力障碍

【答案】E

【解析】腭裂造成的肌性损害以及由于不能形成腭咽闭合，易发生咽鼓管和中耳的感染，有听力障碍。腭裂不会导致视力障碍，故正确答案是 E。

9. 一岁半患儿行腭裂整复术时，所采用的麻醉为

A. 局麻　　B. 氯胺酮分离麻醉　　C. 丁卡因表面麻醉

D. 气管插管全麻　　E. 针刺麻醉

【答案】D

【解析】腭裂整复术均采用全身麻醉，以气管内插管为妥，保证呼吸道通畅和氧气吸入。可经空气插管（多见）也可经鼻插管。

10. 在腭裂修复过程中，造成软腭张力最大的肌肉是

A. 咽上缩肌　　B. 舌腭肌　　C. 咽腭肌

D. 腭帆张肌　　E. 腭帆提肌

【答案】D

【解析】根据解剖选择。

11. 为缩小咽腔，增进腭咽闭合，目前最常用的手术方法为

A. 传统兰氏术　　B. Millard 岛状瓣术　　C. 咽后壁组织瓣转移术

D. 腭帆提肌重建术　　E. 单瓣后推术

【答案】C

【解析】咽后壁组织瓣转移术适用于软腭过短或软腭肌层发育不良者，软腭与咽后壁距长，软腭活动度差，咽侧壁移动度好的腭咽闭合不全者。现已成为最常用的咽成形术之一，故正确答案 C。选项 B Millard 岛状瓣术用于封闭腭裂后推修复术时因剪断腭腱膜和鼻侧黏膜后在软硬腭交界处形成的菱形创面，防止该部位创面愈合后瘢痕挛缩致软腭继续缩短，影响长度，该术式 1～2 岁婴幼儿不适用。选项 D 腭帆提肌重建术恢复腭帆提肌正常位置；选项 E 单瓣后推术适用于软腭裂；B、D、E 均属于腭成形术的术式。

12. 以下与推迟唇裂患儿手术时间相关的因素中，哪项是错误的

A. 血红蛋白过低　　B. 发育欠佳　　C. 先天性心脏病

D. 胸腺肥大者　　E. 伴有附耳畸形

【答案】E

【解析】唇裂禁忌证：

① 发育不足，年龄、体重未能符合要求。

② 血红蛋白 <80g/L，凝血时间异常。

③ 严重先天性心脏病，胸腺过大以及血液系统的疾病。

④ 面部有湿疹、疖或疱疹及其他皮肤病等。

⑤ 腹泻、上呼吸道感染或发热等。

附耳畸形不影响手术，故选E。

13. 牙槽突裂植骨术的时机主要是依据

A. 单侧还是双侧　　B. 裂隙宽度大小　　C. 患者发育情况

D. 正畸治疗基本完成　　E. 手术侧恒尖牙未萌，牙根形成2/3

【答案】E

【解析】牙槽突裂植骨术时机为混合牙列期，在尖牙萌出之前较为合适（9～11岁），在此期间，尖牙牙根已形成1/2到2/3。

14. 腭裂手术时在腭部黏骨膜下注射含肾上腺素的麻药或生理盐水的主要目的是

A. 减少疼痛　　B. 减少出血，便于剥离　　C. 减少肿胀

D. 防止血管损伤　　E. 增强麻醉效果

【答案】B

【解析】肾上腺素缩血管，可以减少术区出血。

15. 常与双侧唇裂同时发生，裂隙在前颌骨部分，各向两侧斜裂，直达牙槽突，鼻中隔、前颌突和前唇部分孤立于中央，该诊断为

A. 单侧完全性腭裂　　B. 双侧不完全性腭裂　　C. Ⅱ度腭裂

D. 双侧完全性腭裂　　E. 不完全性腭裂

【答案】D

【解析】双侧完全性腭裂：裂隙在前颌骨部分，各向两侧斜裂，直达牙槽突；鼻中隔、前腭突及前唇部分孤立于中央，故本题正确答案D。

关于腭裂分类汇总如下。

国际分类标准

软腭裂	仅软腭裂开，有时只限于腭垂
不完全性腭裂	亦称部分腭裂。软腭完全裂开伴有部分硬腭裂
单侧完全性腭裂	裂隙自腭垂至切牙孔完全裂开，并斜向外侧直抵牙槽突，与牙槽裂相连，健侧裂隙缘与鼻中隔相连；常伴发同侧唇裂
双侧完全性腭裂	常与双侧唇裂同时发生，裂隙在前颌骨部分，各向两侧斜裂，直达牙槽突；鼻中隔、前腭突及前唇部分孤立于中央

国内分类标准

Ⅰ度	限于腭垂裂	
Ⅱ度	部分腭裂，裂开未到切牙孔	浅Ⅱ度裂：仅限于软腭 深Ⅱ度裂：包括一部分硬腭裂开
Ⅲ度	全腭裂开，由腭垂到切牙区，包括牙槽突裂，常与唇裂伴发	

16. 关于腭裂整复手术的基本原则，以下哪项是错误的

A. 最大程度延长两侧松弛切口　　B. 延长软腭长度

C. 封闭裂隙　　D. 尽可能地将移位的组织结构复位

E. 保留与腭部的营养和运动有关的血管、神经和肌的附着点

【答案】A

【解析】原则之一：尽量减小手术创伤，避免术后瘢痕对上颌骨生长发育的影响。

17. 一般情况下，以下哪项不属于腭裂术后并发症

A. 咽喉部水肿　　B. 组织瓣坏死　　C. 窒息

D. 穿孔　　E. 出血

【答案】B

【解析】B常为手术不当造成。

18. 腭裂术后发生创口穿孔（腭瘘）的最主要原因是

A. 饮食　　B. 张力过大　　C. 出血

D. 感染　　E. 患儿哭闹

【答案】B

19. 婴儿唇裂术后饮食方法为
A. 小汤匙喂饲流食　B. 吮吸母乳　C. 普通奶瓶喂流食
D. 半流食　E. 术后 24h 禁食
【答案】A
【解析】婴儿唇裂术全麻患儿清醒后 4h，可给予少量流食和母乳；应用滴管或小汤匙喂饲。故本题答案为 A。
唇裂术后护理要点：

体位	屈膝侧卧，头偏一侧，以免误吸
清醒后 4h	流质饮食
术后第 2 天	上唇弓
伤口处理	不加敷料、以 3% 硼酸酒精清洁创口
全身用药	术后适量抗生素预防感染
术后 5 ～ 7 天	拆线
15 天	成年患者术后半月内继续进软食，避免过度活动
12 岁	不理想者，12 岁后进行二期整复手术

20. 进行双侧唇裂整复术最适合的年龄为
A. 出生后即刻　B. 1 ～ 2 个月　C. 3 ～ 6 个月
D. 6 ～ 12 个月　E. 1 ～ 2 岁
【答案】D
【解析】双侧唇裂整复术复杂，术中出血较多，手术时间较长，一般宜 6 ～ 12 个月时施行手术。早期进行手术，可尽早地恢复上唇的正常功能和外形，并可使瘢痕组织减至最低程度。故本题答案为 D。
唇腭裂治疗记忆要点：

手术时机	术式
3 ～ 6 个月	单侧唇裂
6 ～ 12 个月	双侧唇裂
12 ～ 18 个月	腭裂
5 ～ 6 岁	腭裂（主张晚期手术）

21. 全麻患儿清醒后
A. 可立即给予少量流质　B. 4h 后给予少量流质　C. 8h 后给予少量流质
D. 12h 后给予少量流质　E. 手术后当天禁饮食
【答案】B
【解析】全麻患儿清醒后 4h 后给予少量流质。故本题答案是 B。
（22 ～ 24 题共用备选答案）
A. 唇隐裂　B. Ⅱ度腭裂　C. 完全性腭裂
D. 完全性唇裂　E. Ⅲ度腭裂
22. 患侧出现浅沟状凹陷和唇峰分离畸形为
【答案】A
23. 患侧整个上唇及鼻底完全裂开为
【答案】D
24. 患侧自软腭至同侧牙槽突裂开为
【答案】C
【解析】
① 单侧唇裂：
单侧不完全性唇裂（裂隙未裂至鼻底）。
单侧完全性唇裂（整个上唇至鼻底完全裂开）。
② 双侧唇裂：
双侧不完全性属裂（双侧裂隙均未裂至鼻底）。
双侧完全性唇裂（双侧上唇至鼻底完全裂开）。

双侧混合型唇裂（一侧完全裂，另一侧不完全裂）。

特殊情况：隐性唇裂，即皮肤和黏膜无裂开，但其下方的肌层未能联合，致患侧出现浅沟状凹陷及唇峰分离等畸形。

Ⅰ度限于腭垂裂。

Ⅱ度部分腭裂，裂开未到切牙孔。

浅Ⅱ度裂：仅限于软腭。

深Ⅱ度裂：包括一部分硬腭裂开。

Ⅲ度全腭裂开，由腭垂到切牙区，包括牙槽突裂，常与唇裂伴发。

软腭裂：仅软腭裂开，有时只限于腭垂。

不完全性腭裂：亦称部分腭裂。软腭完全裂开伴有部分硬腭裂。

单侧完全性腭裂：裂隙自腭垂至切牙孔完全裂开，并斜向外侧直抵牙槽突，与牙槽裂相连，健侧裂隙缘与鼻中隔相连；常伴发同侧唇裂。

双侧完全性腭裂：常与双侧唇裂同时发生，裂隙在前颌骨部分，各向两侧斜裂，直达牙槽突；鼻中隔、前颌突及前唇部分孤立于中央。

25. 不符合隐性唇裂表现的是

A. 唇峰分离　B. 黏膜亦出现裂隙　C. 皮肤完好无裂开

D. 裂侧皮肤浅沟状凹陷　E. 皮肤下方的肌层未能联合

【答案】B

【解析】隐性唇裂是指黏膜和皮肤完整，肌层断裂。选项B中黏膜亦出现裂隙显然能在表面看到，已经不属于隐性唇裂的范围了。

26. 幼儿，11个月。上唇裂开求治。检查：整个上唇至鼻底完全裂开，前唇特别短小。拟手术治疗，最佳手术方法是

A. 前唇原长整复术　B. 前唇加长整复术　C. 下三角瓣法唇裂整复术

D. 旋转推进法唇裂整复术　E. 以上方法均很合适

【答案】B

【破题思路】唇短用加长，唇长用原长。

27. 腭裂发生于

A. 胚胎第3周　B. 胚胎第6周　C. 胚胎第7周

D. 胚胎第8周　E. 胚胎第9周以后

【答案】E

【解析】腭裂为胚胎第9周以后，侧腭突和鼻中隔未融合或部分融合的结果。

28. 针对唇腭裂可能的病因怀孕后何时开始预防为宜

A. 12周以前　B. 14周以前　C. 16周以前

D. 18周以前　E. 20周以前

【答案】A

29. 患者，女，10岁，左侧先天性完全性唇腭裂致上颌发育不全，其临床检查除唇腭裂外，其他表现中错误的是

A. 碟形脸　B. 上颌后缩　C. 面中1/3凹陷

D. 远中咬合关系　E. 颏部突度基本正常

【答案】D

【解析】先天性完全性唇腭裂常伴随上颌发育不全，表现为上颌发育不足，出现上颌后缩，面中1/3凹陷或碟形脸，故A、B、C均正确。但下颌骨发育不受影响，表现出正常的颏部突度，故E正确。由于上颌骨发育不足，下颌骨正常，因此磨牙表现为近中关系，并非远中关系，故选D。

30. 患者，女，6个月。出生后即发现双侧上唇裂开。诊断为“先天性双侧唇裂，混合型”，其临床表现应该是双侧唇裂

A. 合并双侧腭裂　B. 合并单侧腭裂　C. 合并其他面裂

D. 合并双侧牙槽突裂　E. 一侧完全，一侧不完全唇裂

【答案】E

【解析】先天性唇裂一般可分为单侧唇裂、双侧唇裂及正中裂。单侧唇裂又可分为完全型与不完全型；双侧唇裂又分为完全型、不完全型与混合型；混合型指的是一侧完全，另一侧不完全唇裂，所以E正确，故此题选E。

唇裂分类如下。

国际上常用的分类法

单侧唇裂	单侧不完全性唇裂（裂隙未裂至鼻底） 单侧完全性唇裂（整个上唇至鼻底完全裂开）
双侧唇裂	双侧不完全性唇裂（双侧裂隙均未裂至鼻底） 双侧完全性唇裂（双侧上唇至鼻底完全裂开） 双侧混合型唇裂（一侧完全裂，另一侧不完全裂）

国内常用的分类法

单侧唇裂	Ⅰ度唇度：仅限于红唇部分的裂开 Ⅱ度唇裂：上唇部分裂开，但鼻底尚完整 Ⅲ度唇裂：整个上唇至鼻底完全裂开
双侧唇裂	按单侧唇裂分类的方法对两侧分别进行分类，如双侧Ⅲ度唇裂，双侧Ⅱ度唇裂，左侧Ⅲ度右侧Ⅱ度混合唇裂等

31. 单侧唇裂形成的胚胎基础为

A. 一侧上颌突和球状突未联合　B. 两侧内侧鼻突未融合　C. 上颌突和下颌突未融合

D. 上颌突与外侧鼻突未融合　E. 内侧鼻突与外侧鼻突未融合

【答案】A

【破题思路】

临床表现	胚胎基础
单侧唇裂	上颌突与球状突
双侧唇裂	两侧上颌突未能与球状突联合
下唇正中裂	两侧下颌突
上唇正中裂	两侧球状突
面横裂	上颌突与下颌突
面斜裂	上颌突与侧鼻突
腭裂	侧腭突与中腭突和对侧侧腭突

（32～33题共用备选答案）

A. 1～2个月　B. 3～6个月　C. 6～12个月

D. 1岁以后　E. 2岁以后

32. 单侧唇裂整复术的最佳时间

33. 双侧唇裂整复术的最佳时间

【答案】B、C

【破题思路】唇裂单侧3～6，双侧6～12，牢记。

34. 行唇裂整复术应考虑的问题中，不包括患者的

A. 手术失血量　B. 全身健康状况　C. 手术损伤情况

D. 是否伴发腭裂　E. 年龄

【答案】D

【解析】唇裂整复术术前要求做充分的准备，制订周密的治疗方案。唇裂整复术有最合适的年龄范围，一般单侧最适合为3～6个月，双侧为6～12个月适宜。同时要考虑患儿的全身状况能否耐受手术，此外，手术损伤情况和手术失血量也是手术需要考虑的范围。腭裂的存在并不影响唇裂整复术。故不需要考虑是否伴

发腭裂，故选 D。

35. 少见的腭裂类型不包括

A. 腭隐裂　　B. 腭垂裂　　C. 硬腭裂孔

D. 腭垂缺失　　E. 混合型双侧腭裂

【答案】B

【解析】腭裂的四个特殊类型：腭隐裂、硬腭裂孔、腭垂缺失和混合型双侧腭裂，临床上均较少见。腭垂裂临床上较多见，故选 B。

36. 在可能导致唇腭裂畸形的药物中，不包括

A. 强心药物　　B. 抗肿瘤药物　　C. 抗惊厥药物

D. 抗组胺药物　　E. 安眠药物

【答案】A

【解析】唇腭裂发病因素很多，多数药物进入母体后都能通过胎盘进入胚胎，有些药物可能导致畸形的发生，如环磷酰胺、甲氨蝶呤、苯妥英钠、抗组胺药、美克洛嗪（敏克静）、沙立度胺（反应停）等均可致胎儿畸形。

37. Ⅰ度腭裂是

A. 腭垂裂　　B. 软腭裂开　　C. 硬腭裂开

D. 软硬腭裂开　　E. 包括牙槽突的全腭裂开

【答案】A

【解析】国内分类标准见 15 题。

38. 患儿，女，4 岁，先天性左侧完全性腭裂，行腭裂修复术后为了达到满意的语音效果，术后应

A. 长期佩戴腭护板　　B. 局部理疗　　C. 调整饮食习惯

D. 进行语音训练　　E. 大剂量应用抗生素

【答案】D

【解析】腭裂术获得良好腭咽闭合功能者行语音训练，一般在 4 周岁以上术后一个月开始。

（39 ～ 40 题共用题干）

男，9 个月。先天性左侧完全性唇腭裂。

39. 因唇裂形成畸形的因素中不包括

A. 口轮匝肌的分离　　B. 异常的吸吮和表情习惯　　C. 口轮匝肌的异常走行与附着

D. 正常解剖标志的移位和消失　　E. 健患侧上唇生长发育的差异

【答案】B

【解析】唇裂上唇解剖形态应基本掌握，结合唇正常解剖生理形态方便理解。主要因为唇一侧连续性中断，两侧口轮匝肌不再围绕口周形成环状，因此引起正常解剖标志的移位和消失及健、患侧上唇生长发育的差异。故本题应选 B。

40. 根据唇腭裂序列治疗的原则，行腭成形术的年龄应在

A. 3 ～ 6 个月　　B. 12 ～ 18 个月　　C. 2 ～ 3 岁

D. 4 ～ 5 岁　　E. 6 ～ 7 岁

【答案】B

【解析】腭裂整复最适合的年龄一直存在争议，主张早期手术，在 12 ～ 18 个月手术为宜；主张晚期手术认为在学龄前，即 5 ～ 6 岁为宜。故本题应选 B。

41. 对于唇腭裂患者，除手术治疗以外最易忽视的治疗是

A. 心理治疗　　B. 缺牙修复　　C. 语音训练

D. 牙正畸治疗　　E. 颌骨畸形矫正

【答案】A

【解析】由于自身外观、语言上存在的缺陷，在进入学龄期后受到周围小伙伴的嘲笑，会让孩子形成自卑感，从而引起心理严重障碍。而这项也是常常被忽视的。故本题应选 A。

42. 唇腭裂的发生与遗传因素有关，属于

A. 常染色体显性遗传　　B. 常染色体隐性遗传　　C. 性染色体隐性遗传

D. 多基因遗传　　E. 单基因遗传

【答案】D

【解析】唇腭裂属于多基因遗传。故本题答案是 D。

43. 腭裂治疗的原则是
A. 采取综合序列治疗 B. 尽早关闭腭裂隙 C. 学龄前关闭腭裂隙
D. 尽早进行语音训练 E. 正畸科尽早开始治疗
【答案】A
【解析】腭裂的治疗原则是综合序列治疗。故本题答案是A。易误选B。
44. 可影响胚胎发育，成为唇腭裂发生的可能诱因中母亲罹患的病毒感染是
A. 水痘 B. 风疹 C. 麻疹
D. 流行性腮腺炎 E. 流行性乙型脑炎
【答案】B
【解析】可影响胚胎发育，成为唇腭裂发生的可能诱因中母亲罹患的病毒感染是风疹。故本题答案是B。易误选E。
45. 女，2岁。先天性不完全性腭裂，半年前行腭裂修复术，术后在软硬腭交界处出现腭瘘。按照唇腭裂序列治疗的基本程序，修复腭瘘的时间应
A. 及时 B. 在2年后 C. 在1年后
D. 在学龄前 E. 在成年后
【答案】A
【解析】按照唇腭裂序列治疗的基本程序，腭瘘不论大小都不应急于立即再次手术缝合，因局部供血不良，常会再次裂开，因此建议6～12个月再进行二期手术，根据题意患儿半年前行腭裂修复术，故本题答案是A。
46. 唇隐裂是指
A. 皮肤完整，黏膜和肌层裂开 B. 裂隙仅限于唇红部
C. 皮肤及肌层完整，仅黏膜裂开 D. 唇部基本完整，仅存在小点状凹陷畸形
E. 唇部皮肤黏膜完整，但肌层未联合
【答案】E
【解析】唇隐裂是指唇部皮肤黏膜完整，但肌层未联合，其下方的肌肉未能联合，导致裂侧出现浅沟状凹陷以及唇峰分离等畸形。故本题答案是E。
47. 一患者行牙槽嵴裂植骨的指征除了
A. 腭裂的严重程度 B. 唇裂的严重程度 C. 年龄
D. 牙槽嵴裂隙的宽度 E. 患侧尖牙牙根的发育情况
【答案】B
【解析】多数唇腭裂治疗中心认为牙槽突裂植骨术应延迟到混合牙列期在尖牙萌出以前（9～11岁）较为恰当。此时期尖牙牙根已形成1/2～2/3，同时颌骨发育基本完成，避免手术不利影响。故本题应选B。
48. 男，3个月。出生后即发现上唇左侧浅凹陷，哭闹时明显，但皮肤和黏膜完整。可能的诊断是
A. Ⅰ度唇裂 B. Ⅱ度唇裂 C. Ⅲ度唇裂
D. 唇隐裂 E. 混合性唇裂
【答案】D
【解析】上唇左侧浅凹陷，但皮肤和黏膜完整，是唇隐裂。故本题答案是D。易误选B。
49. 腭裂手术后创口缝线拆除的时间为
A. 术后7～10天 B. 术后11～12天 C. 术后2周
D. 术后3周 E. 术后25天
【答案】C
【解析】腭裂术后8～10天可抽除两侧松弛切口内碘仿纱条，腭部创口缝线于术后2周拆除。如线头感染，可提前拆除。
50. 腭裂患儿是在胚胎发育的第几周开始诱发畸形
A. 第4周 B. 第5周 C. 第6周
D. 第8周 E. 第12周
【答案】D
【解析】胚胎第8周时，左、右上颌突的内面生出一对板状突起，称为继发腭突，两侧的继发腭突在中线融合形成腭的大部，与原发腭突相结合处为切牙孔。
51. 患儿，男，6个月。因先天性单侧完全性唇裂行直线法修复术。术后拆线时间为
A. 术后5～7天 B. 术后3天 C. 术后7～9天

D. 术后 10 天　　E. 术后 14 天

【答案】A

【解析】唇裂正常愈合的伤口，可在术后 5 ～ 7 天拆线，如使用唇弓至少应在 10 天后去除。

52. 腭裂成形术后发生穿孔时何时进行二期手术为好

A. 发现后即刻修补　　B. 术后半个月　　C. 术后 1 个月

D. 术后 3 个月　　E. 术后 6 ～ 12 个月

【答案】E

【解析】因腭裂术后穿孔后需经过 6 ～ 12 个月后局部才能完全建立正常的血液循环，在此前行二期修复术可因血液循环不良导致手术再次失败。

53. 唇腭裂序列治疗最先实施的是

A. 唇裂修复术　　B. 腭裂修复术　　C. 正畸治疗

D. 牙槽突裂修复术　　E. 语音矫治

【答案】C

【解析】唇腭裂序列治疗组采用术前正畸治疗，可减少裂隙的宽度，以获得更好的手术效果。

54. 以下何种情况行腭裂语音治疗无效

A. 腭咽闭合功能改善　　B. 舌系带正常　　C. 听力障碍改善

D. 智力障碍者　　E. 年龄 5 岁，能合作

【答案】D

55. 患儿 2 岁，因先天性腭裂拟在麻醉下行腭裂修复术，最适合采用的麻醉方法是

A. 开放性吸入麻醉　　B. 气管内插入麻醉　　C. 氯胺酮分离麻醉

D. 局部麻醉　　E. 中药麻醉

【答案】B

【解析】先天性腭裂手术一般都采取经口或经鼻腔插管做全身麻醉，这样可保证上呼吸道的通畅，手术更安全。

56. 患儿，男性，9 个月，因先天性双侧完全性唇裂行前唇原长法修复术，术后拆线的时间是

A. 术后 3 天　　B. 术后 5 ～ 7 天　　C. 术后 12 天

D. 术后 10 天　　E. 术后 7 ～ 9 天

【答案】B

【解析】唇裂正常愈合的伤口，可在术后 5 ～ 7 天拆线，如使用唇弓至少应在 10 天后去除。

唇裂术后护理要点见 19 题。

57. 患儿，8 个月，右上红唇白唇裂开，鼻底正常，左侧红唇至鼻底完全裂开，该患者诊断分类为

A. 不完全性双侧唇裂　　B. 完全性双侧唇裂　　C. 混合性双侧唇裂

D. 单纯性唇裂　　E. Ⅱ度唇裂

【答案】C

【解析】患儿右上唇不完全裂，左上唇完全裂开，临床上应诊断为混合性双侧唇裂。唇裂类标准见 30 题。

58. 患儿，女，11 个月，系先天性左侧完全性唇裂，拟行唇裂修复术，其麻醉方法最好采用

A. 双侧眶下神经阻滞麻醉　　B. 左侧眶下神经阻滞麻醉

C. 气管内插管全身麻醉　　D. 氯胺酮分离麻醉 + 双侧眶下神经阻滞麻醉

E. 上唇局部浸润麻醉

【答案】C

【解析】婴幼儿唇裂手术应采取气管内插管全身麻醉；成年人和较大的儿童可采用双侧眶下阻滞麻醉。

59. 患儿，男，1 岁，先天性双侧完全性唇裂、双侧完全性腭裂，现拟行唇裂修复术，目前常用的方法是

A. 前唇加长法修复术　　B. 前唇原长法修复术　　C. 下唇阿贝氏瓣修复术

D. 双侧鼻唇沟瓣修复术　　E. 上唇直线缝合法

【答案】B

【解析】婴幼儿双侧唇裂的修复多采取前唇原长修复术，又叫直线法，本法术后短期内上唇嫌短，但随着唇功能的恢复和年龄的增长，上唇的长度可逐渐趋于正常并且远期效果好。

60. 患儿，男，4 岁，先天性左侧唇腭裂修复术后遗留左上牙槽嵴裂，如要行牙槽嵴植骨术，最佳的手术年龄是

A. 4 ～ 6 岁　　B. 9 ～ 11 岁　　C. 7 岁

D. 16 岁　E. 出生后任何年龄

【答案】B

【解析】因 9 ～ 11 岁期间牙槽突及前牙发育已逐渐趋于稳定。

61. 以下哪种情况暂不宜施行腭裂修复术

A. 腭咽闭合不全　B. 扁桃体肿大　C. 胸腺肥大

D. 听力障碍　E. 视力障碍

【答案】B

【解析】过去认为腭裂患儿当胸腺肥大时，应激反应能力低下，易发生心搏骤停而导致死亡的风险，因此不宜进行手术。现在认为，胸腺肥大患儿，术前应用地塞米松可弥补胸腺肥大的问题，一般不停或不推迟手术，扁桃体肿大者影响术后呼吸，应先与耳鼻喉科会诊。答案应为 B。

（62 ～ 63 题共用题干）

患儿，男，4 岁，生后即被发现腭部裂开，检查见腭垂、软腭及部分硬腭裂开，牙槽嵴完整。

62. 该患儿的诊断是

A. 先天性单侧完全性腭裂　B. 先天性不完全性腭裂　C. 先天性软腭裂

D. 先天性单侧不完全性腭裂　E. 先天性完全性腭裂

63. 腭裂修复术时，需行缩小咽腔的手术，下列哪项属于缩小咽腔的手术

A. 兰氏法　B. 改良兰氏法　C. 三瓣法

D. 腭咽肌瓣成形术　E. 四瓣法

【答案】B、D

（64 ～ 66 题共用题干）

患儿，男，2 岁，左侧完全性腭裂拟行腭裂修复术。

64. 所采用的麻醉方法最合适的是

A. 局麻　B. 针刺麻醉　C. 氯胺酮分离麻醉

D. 静脉麻醉　E. 气管内插管麻醉

65. 腭裂术中凿断翼钩的目的

A. 松弛腭帆张肌的张力　B. 松弛腭帆提肌的张力　C. 松弛咽上缩肌的张力

D. 松弛腭舌肌的张力　E. 松弛腭咽肌的张力

66. 腭裂术后如果出现瘘口，最常见的部位在

A. 腭垂根部　B. 硬腭前部　C. 牙槽嵴部

D. 软硬腭交界处　E. 软腭中部

【答案】E、A、D

【解析】先天性腭裂手术一般采用气管内插管全身麻醉，腭裂手术为减少缝合张力，常凿断翼钩以松弛腭帆张肌的张力，术中若腭裂两侧黏骨膜瓣松弛不够，常可导致术后出现腭部瘘孔，最常见于硬软腭交界处。一般腭裂术后 1 个月应及时进行语音训练以利于术后语音更好地恢复。

67. 口腔颌面部最常见的先天畸形是

A. 唇裂　B. 腭裂　C. 下颌发育不足

D. 面横裂　E. 面斜裂

【答案】A

【解析】先天性口腔颌面部发育畸形属颅面裂畸形，其中又以唇裂、腭裂常见。唇裂是口腔颌面部最常见的先天性畸形，常与腭裂伴发，故选 A。

68. 患儿，女，3 个月。出生时发现唇部裂开。检查：右下唇从红唇向上大部分裂开，但未裂至鼻底，正确的诊断为

A. 完全性唇裂　B. Ⅲ度唇裂　C. Ⅱ度唇裂

D. Ⅰ度唇裂　E. 隐性唇裂

【答案】C

【解析】Ⅰ度唇裂，仅限于红唇部分的裂开；Ⅱ度唇裂，上唇部分裂开，但鼻底尚完整；Ⅲ度唇裂整个上唇至鼻底完全裂开。题干中右下唇从红唇向上大部分裂开，但未裂至鼻底，诊断为Ⅱ度唇裂，故选 C。

69. 患儿，男，2 岁。因“发音不清”前来就诊，在进行临床检查与鉴别诊断时，应考虑的疾病中不包括

A. 先天性腭裂致腭咽闭合不全　B. 颌骨发育异常导致发音不清　C. 舌系带过短，卷舌音不清

D. 先天性腭咽闭合不全　E. 智力低下导致讲话不清

【答案】B

【解析】颌骨发育异常不会导致发音不清，故本题正确答案B；发音时需要腭咽闭合，即软腭向后上运动，抬高至硬腭水平或以上向后向上在第一颈椎水平及上与咽后壁接近并接触形成腭咽闭合，将鼻腔与口腔分开，如果腭咽闭合不全，将会使气流从口腔流向鼻腔，导致发音不清，故A、D不符合题意；舌系带过短，导致舌头无法伸出和上抬，卷舌音无法发出或发出不清导致发音不清，故C不符合题意。智力低下导致接受能力障碍或学习能力障碍，引起发音不准致发音不清，故E不符合题意。

70. 女孩，9个月。右侧上唇Ⅲ度唇裂，其临床表现应该是

A. 裂隙只限于红唇部
B. 裂隙由红唇至部分白唇，未至鼻底
C. 整个上唇至鼻底完全裂开
D. 皮肤和黏膜完好，下方肌层未联合
E. 裂隙只限于白唇，红唇完好

【答案】C

【解析】Ⅲ度唇裂是上唇全部裂开，鼻底裂开，本题正确答案C。选项A裂隙只限于红唇部是Ⅰ度唇裂（裂隙仅限于唇红）；选项B裂隙由红唇至部分白唇，未至鼻底是Ⅱ度（裂隙超过唇红未到鼻底）；选项D皮肤和黏膜完好，下方肌层未联合是隐裂；选项E裂隙只限于白唇，红唇完好的少见，但不是Ⅲ度唇裂，因鼻底没有裂开。

（71～73题共用备选答案）

A. 上唇部分裂开，但鼻底完整
B. 鼻翼外侧腭下移，鼻翼扁平，牙槽突裂，但腭部完整
C. 鼻中隔，前颌骨，前唇部分与两侧分离，孤立于中央
D. 唇部无裂开，腭垂至切牙孔裂开
E. 软腭完全裂开伴有部分硬腭裂开

71. 单侧完全性腭裂表现为

【答案】D

72. 单侧完全性唇裂表现为

【答案】B

73. 双侧完全性腭裂可有

【答案】C

【解析】单侧完全性腭裂的裂隙自腭垂至切牙孔完全裂开，并斜向外侧直抵牙槽突，与牙槽裂相连；健侧裂隙缘与鼻中隔相连。故71题选D。单侧完全性唇裂表现为整个上唇至鼻底完全裂开，双侧完全性唇裂表现为双侧上唇至鼻底完全裂开，故72题选B，73题选C。A选项为单侧Ⅱ度唇裂的表现。E选项为不完全性腭裂的表现。

74. 唇裂手术时机选择应考虑的问题中不包括

A. 裂隙大小
B. 营养发育
C. 健康状况
D. 手术损伤
E. 失血量

【答案】A

【解析】唇裂整复术术前要求做充分的准备，制订周密的治疗方案。唇裂整复术有最合适的年龄范围，一般单侧最适合为3～6个月，双侧为6～12个月适宜。同时要考虑患儿的全身状况能否耐受手术，此外，手术损伤情况和手术失血量也是手术需要考虑的范围。故本题答案是A。

75. 根据流行病学调查和实验研究结果分析，唇腭裂的致病因素作用于妊娠

A. 第1周
B. 前3个月
C. 中3个月
D. 后3个月
E. 全程

【答案】B

【解析】根据流行病学调查和实验研究结果分析，唇腭裂的致病因素作用于妊娠前3个月。故本题答案是B。易误选E。

（76～80题共用备选答案）

A. 3～6个月
B. 1～2岁
C. 4～6岁
D. 9～11岁
E. 16岁以后

患儿，女，1个月，出生后即发现左上唇、腭部裂开。检查见左上红唇至鼻底完全裂开，口腔内见左上牙槽嵴至悬雍垂的整个腭部裂开，口腔与鼻腔相通。对该患儿采用唇腭裂序列治疗时，其治疗时间安排为。

76. 唇裂修复术的时间是
77. 腭裂修复术的时间是
78. 语音评价及语音训练治疗时间是
79. 牙槽嵴裂植骨术的时间是
80. 正颌外科矫治颌骨畸形的时间是
【答案】A、B、C、D、E
【解析】序列治疗的基本治疗程序（每个时期都要了解）。
① 进行唇腭裂早期治疗的宣传。向各级产院发放宣传材料，使患儿出生后家长即能了解到有关该病的基本知识。
② 新生儿的正畸治疗。
a. 尽早戴腭托矫治器以阻塞裂隙，便于患儿饮食及促进语音发育。
b. 生后 6 个月戴鼻管，以矫治鼻孔畸形。
③ 唇裂修复时间：单侧 3 ～ 6 个月；双侧 6 ～ 12 个月。
④ 腭裂修复多选择在患儿 12 ～ 18 个月时进行。
⑤ 术后语音效果的观察和语音治疗。腭裂术后加强训练，学龄前儿童配合语音师系统进行语音训练。
⑥ 乳牙期及替牙期正畸治疗。扩展缩窄的上颌弓并使移位的上颌骨段复位，恢复牙弓的正常形态，为牙槽突裂的植骨手术创造条件。
⑦ 牙槽突植骨术一般于 9 ～ 11 岁时进行，即尖牙未萌，牙根形成 2/3 时。
⑧ 外科正畸治疗常在 16 岁以后进行。
⑨ 矫形修复治疗。
a. 无手术条件的腭裂患者可应用矫形修复方法制作赝复体及语音阻塞器。
b. 反、错畸形患者可制作双重牙列以改进面容。
c. 语音训练时根据需要戴舌刺或舌档以辅助训练舌的活动。
⑩ 唇腭裂的二期修复。
a. 唇腭裂术后唇畸形及腭瘘可在学龄前进行修复。
b. 鼻畸形在 11 岁时修复。
c. 腭咽闭合不全的矫治可在腭裂术后一年或学龄前进行。
⑪ 耳科治疗。唇腭裂患儿应早期进行耳科检查，发现耳疾尽早治疗。
⑫ 心理治疗最容易被忽视。
（81 ～ 85 题共用题干）
患儿，男，2 个月，出生时家人发现左上唇“兔唇”样裂开。专科检查：左侧上唇从红唇至鼻底裂开，并向上后延伸，牙槽突、硬腭至腭垂均裂开。
81. 此患儿的诊断应为
A. 单侧完全性唇腭裂　B. 双侧完全性唇腭裂　C. 单侧不完全性唇腭裂
D. 双侧不完全性唇腭裂　E. 单侧混合性唇腭裂
【答案】A
82. 此患儿的最佳治疗方法应为
A. 唇裂整复术　B. 腭裂整复术　C. 唇腭裂整复术
D. 唇腭裂整复术 + 牙槽突裂植骨术　E. 唇腭裂序列治疗
【答案】E
83. 若拟行唇裂整复术，手术的最佳时间应为
A. 3 ～ 6 个月　B. 8 ～ 12 个月　C. 12 ～ 18 个月
D. 11 ～ 13 岁　E. 18 岁后
【答案】A
84. 若拟行牙槽突裂植骨术，手术最佳年龄应为
A. 3 ～ 6 个月　B. 8 ～ 18 个月　C. 5 ～ 6 岁
D. 9 ～ 11 岁　E. 成人后
【答案】D
85. 患儿患此畸形最不可能的病因是
A. 父母遗传因素　B. 母亲妊娠初期风疹感染　C. 母亲妊娠期口服叶酸

D. 母亲妊娠期频繁接触辐射波　　E. 母亲妊娠期酗酒

【答案】C

【解析】

根据题意：左侧上唇从红唇至鼻底，再到牙槽突、硬腭至腭垂均裂开，故为单侧完全性唇腭裂。故 81 题正确答案 A。

先天性唇腭裂的现代治疗理念——综合序列治疗，除手术治疗，还包括心理、语音、听力等多学科参与的治疗，故 82 题选 E。

单侧唇裂整复术的最佳治疗时间 3 ～ 6 个月，故 83 题选 A。

牙槽突裂植骨术的最佳治疗时间 9 ～ 11 岁，故 84 题选 D。

先天性唇腭裂的病因 A、B、D、E 均为病因，母亲妊娠期叶酸缺乏可能是先天性唇腭裂的病因，而口服叶酸常用于防治先天性畸形的发生，故 85 题选 C。

86. 男，30 岁。左上唇挫裂伤后形成楔状缺损，范围约为上唇的 1/5。以下处理原则中不正确的是

A. 清创　　B. 直接拉拢缝合　　C. 下唇组织瓣转移修复

D. 应用抗生素　　E. 注射破伤风抗毒素

【答案】C

（87 ～ 88 题共用题干）

男，新生儿。诊断为单侧完全性唇裂合并单侧完全性腭裂，同时伴有鼻部畸形。

87. 正畸治疗应开始于

A. 新生儿无牙期　　B. 乳恒牙交替期　　C. 恒牙期

D. 腭裂整复术后　　E. 唇裂整复术后

88. 进行语音治疗的时机是

A. 1 岁　　B. 2 岁　　C. 3 岁

D. 患儿能与医师配合时　　E. 患儿上小学后

【答案】A、D

第十二单元　牙颌面畸形

1. 牙颌面畸形的临床分类中不包括

A. 颌骨发育过度　　B. 颌骨发育不足　　C. 长面畸形

D. 不对称畸形　　E. 后天性畸形

【答案】E

【解析】牙颌面畸形的临床分类：颌骨发育过度，颌骨发育不足，牙源性错殆畸形，双颌畸形，不对称性牙颌面畸形，继发性牙颌面畸形。

2. 下列关于牙颌面畸形的叙述哪项是错误的

A. 牙颌面畸形患者必然存在错殆

B. 正颌外科是以研究和诊治牙颌面畸形为主要内容的学科

C. 常见的颌骨发育畸形包括发育过度与发育不足两大类

D. 畸形可以是对称的或不对称的

E. 错殆完全可以反映和代表牙颌面畸形基本的病变特征

【答案】E

【解析】E 选项不能说完全反映和代表。

3. 单纯上颌前突应主要与下列哪项畸形相鉴别

A. 下颌真性前突　　B. 开殆畸形　　C. 偏颌突颌畸形

D. 上颌后缩（假性下颌前突）　　E. 小下颌畸形

【答案】E

4. 阻塞性睡眠呼吸暂停综合征的治疗方案中，选用适合的正颌外科手术可有效地解除或缓解症状，可选用

A. 全上颌骨水平向骨切开术　　B. 经口内下颌升支斜行骨切开术　　C. 经口内下颌升支矢状骨劈开术

D. 上颌前份节段性骨切开术　　E. 下颌前部根尖下骨切开术

【答案】C

【解析】双侧下颌支矢状劈开术前徙下颌可缓解下颌发育不良、下颌后缩引起的阻塞性睡眠呼吸暂停综合征。

5. 下颌支矢状骨劈开术的适应证不包括

A. 矫治下颌骨发育不足导致的小下颌畸形　　B. 矫正下颌牙弓过窄

C. 矫治含小下颌畸形的颞下颌关节强直病例　　D. 矫治含小下颌畸形综合征患者

E. 矫正真性下颌前突

【答案】B

【解析】本题是理论知识临床应用题，考查考生对下颌支矢状骨劈开术适应证的理解。下颌支矢状骨劈开术主要用于下颌前伸、矫治下颌骨发育不足导致的小下颌畸形，亦可用于后退下颌、矫治真性下颌前突，或与其他手术协同，矫治含有小下颌畸形或下颌前突的复杂病例。

6. 下列不属于正颌手术技术特点的是

A. 严格施行无菌技术　　B. 尽量保存和爱护组织　　C. 合理使用抗菌药物

D. 减少粗大瘢痕形成　　E. 应用显微外科技术

【答案】C

【解析】本题是理论知识临床应用题，考查考生对正颌手术特点的理解。正颌手术的技术特点包括严格无菌条件，尽量爱护和保存组织，避免损伤或少损伤组织，防止或减少粗大的瘢痕形成，应用显微外科技术。

7. 正颌外科手术骨切开线设计时，为避免牙髓坏死，切骨线应距根尖

A. 1mm　　B. 2mm　　C. 3mm

D. 4mm　　E. 5mm

【答案】E

8. 牵张成骨术中适当的牵张速率非常重要，在颌面骨的牵张过程中，目前认为较适宜的牵张速率为

A. 0.5mm/d　　B. 1.0mm/d　　C. 1.5mm/d

D. 2.0mm/d　　E. 2.5mm/d

【答案】B

9. 正颌外科采用以颅、颌、咬合三维空间关系异常为基础的牙颌面畸形分类法中不包括
A. 不对称牙颌面畸形　　B. 复合性牙颌面畸形　　C. 牙源性错殆畸形
D. 短面畸形　　E. 长面畸形
【答案】D
10. 患者，男，27 岁。正颌手术后。术后正畸治疗应在正颌手术后
A. 1 个月后进行　　B. 2 个月后进行　　C. 3 个月后进行
D. 术后拆线后即刻进行　　E. 6 个月后进行
【答案】A
【解析】正颌手术一般在术后都会存在上下牙的尖窝关系不协调、咬合不平衡等问题，因此通常均需进行术后正畸治疗，旨在从功能及美容效果完善咬合关系，稳定、巩固手术矫正后的效果。如情况正常，术后正畸治疗可在正颌手术11个月后进行，同时进行恢复领周肌肉及颞下颌关节功能为目的康复治疗。故本题答案为C。
11. 正确的正颌外科治疗程序是
A. 制订手术计划 + 术前正畸 + 正确施术 + 术后正畸 + 追踪观察
B. 术前正畸 + 制订手术计划完成术前准备 + 正确施术 + 术后正畸 + 追踪观察
C. 术前正畸 + 制订手术计划 + 正确施术 + 术后正畸
D. 制订手术计划 + 术前正畸 + 正确施术 + 术后正畸
E. 术前正畸 + 制订手术计划 + 正确施术 + 追踪观察
【答案】B
12. 牙颌面畸形不包括
A. 上颌骨畸形　　B. 下颌骨畸形　　C. 对称性颌骨畸形
D. 非对称性颌骨畸形　　E. 牙列拥挤、错位
【答案】E
【解析】牙颌面畸形不包括牙列拥挤、错位。其他几项都属于牙颌面畸形。故本题答案是 E（该项“不包括”）。
13. 正颌外科矫正牙颌面畸形患者所进行的术前正畸的内容中不包括
A. 矫正错位牙　　B. 减小手术规模　　C. 调整不协调的牙弓
D. 消除牙的代偿性倾斜　　E. 排齐牙列
【答案】B
【解析】正颌外科矫正牙颌面畸形患者所进行的术前正畸的内容中不包括减小手术规模。其他几项都属于术前正畸的目的。故本题答案是 B（该项“不包括”）。
14. 正颌外科治疗程序中，旨在从功能及美容效果方面更臻完善、稳定和巩固疗效的属于
A. 术前正畸治疗　　B. 确认手术计划　　C. 完成术前准备
D. 术后正畸治疗　　E. 追踪观察
【答案】D
【解析】正颌外科治疗程序中，旨在从功能及美容效果方面更臻完善、稳定和巩固疗效的属于术后正畸治疗。正颌术后一般还存在咬合不协调，需要术后正畸治疗。故本题答案是 D。易误选 E。
15. 男，27 岁。主因下颌发育不足伴开殆畸形前来就诊，拟诊为“长面综合征”。其临床表现最可能是
A. 安氏Ⅰ类错殆　　B. 安氏Ⅱ类错殆　　C. 安氏Ⅲ类错殆
D. 面下 1/3 高度正常　　E. 面下 1/3 高度变短
【答案】B
【解析】主因下颌发育不足伴开殆畸形前来就诊，拟诊为“长面综合征”。其临床表现最可能是安氏Ⅱ类错殆。长面综合征为上颌垂直向发育过度伴下颌发育不足。故本题答案是 B。易误选 D。

第十三单元　口腔颌面部后天畸形和缺损

1. 显微血管外科手术后患者宜保暖，室温最好保持在

A. 10℃左右　　B. 15℃左右　　C. 20℃左右

D. 25℃左右　　E. 30℃左右

【答案】D

【解析】在手术过程中或血管吻合完毕后，若出现血管痉挛现象，可局部滴以 0.1% ～ 2% 利多卡因或用温热水纱布覆盖片刻，可解除痉挛。如上法无效，也可用液压扩张法。显微血管外科术后，宜保暖，室温最好在 25℃左右。要注意头部制动以免因体位移动而致血管扭曲，压迫血液回流。故本题答案为 D。

2. 对偶三角瓣主要适应于

A. 整复邻近组织缺损　　B. 松解条索状瘢痕挛缩　　C. 覆盖感染创面

D. 毛发移植　　E. 器官再造

【答案】B

【解析】对偶三角瓣的主要作用是两瓣交叉缝合后能延长组织，是一个以延长为主要目的的皮瓣，因此可用于纠正挛缩的瘢痕、移位的组织，故选 B。

3. 有关游离皮片移植的下列描述，正确的是

A. 皮片愈薄，生长能力愈差　　B. 全厚皮片较刃厚皮片移植后易收缩

C. 全厚皮片耐磨及负重，但色泽变化也大　　D. 有感染的肉芽创面，只能采用全厚皮片移植

E. 口腔内植皮，多采用中厚皮片

【答案】E

4. 轴型皮瓣的长宽比例为

A. 1.5∶1　　B. 2∶1　　C. 3∶1

D. 4∶1　　E. 无限制

【答案】E

【解析】轴型皮瓣有一对知名血管供血，皮瓣长宽比例不受限制。

5. 通常颌面部随意皮瓣的长宽比例为

A. 1∶1　　B. 1.5∶1　　C.（2～3）∶1

D.（4～5）∶1　　E. 6∶1

【答案】C

【解析】随意皮瓣亦称皮肤皮瓣，其特点是由于没有知名血管供血，故在设计皮瓣时，其长宽比例要受到一定限制。在肢体及躯干部位长宽之比 1.5 : 1 最安全，最好不超过 2 : 1，在面部由于血液循环丰富，长宽之比可（2～3）: 1，因此 C 正确。如果比例较小，则损害过大，如果比例过大，则皮瓣不易存活。

6. 中厚皮片包括

A. 表皮层　　B. 表皮 + 部分真皮层　　C. 表皮 + 真皮全层

D. 表皮 + 真皮 + 部分皮下组织　　E. 表皮 + 真皮 + 皮下组织

【答案】B

【解析】中厚皮片由表皮和部分真皮层组成，故 B 正确。表层皮片由表皮层和很薄一层真皮最上层的乳头层组成，故 A 错误。全厚皮片由表皮和真皮全层组成，故 C 错误。皮瓣是由表皮、真皮和皮下组织构成，故 D、E 错误。故本题应选 B。

7. 表层皮片的厚度，在成年人为

A. 0.1 ～ 0.15mm　　B. 0.2 ～ 0.25mm　　C. 0.35 ～ 0.62mm

D. 0.75 ～ 0.80mm　　E. 1.0 ～ 1.2mm

【答案】B

8. 下面关于皮瓣的说法哪个是错误的

A. 皮瓣移植抗感染力强、愈合快

B. 皮瓣包括皮下脂肪层，可用于凹陷缺损畸形整复

C. 皮瓣不适合于移植在肌腱、关节面、骨面等暴露的创面上

D. 皮瓣移植后收缩性小
E. 皮瓣可对重要血管、脑膜等起保护作用
【答案】C
【解析】皮瓣是包括皮肤和皮下组织的复合组织，有自身直接的血管供应，抗感染能力强，能用于较大、有凹陷等缺损修复，覆盖在暴露的重要血管、神经、脑膜等结构上，有保护作用，故可排除A、B、E。对不宜用皮片修复的创面，如肌腱、关节面、骨面，也能覆盖修复，故只有C错误。由于皮瓣厚实，收缩很小，故D亦正确。选C。

9. 在有感染的肉芽创面上植皮，宜选用
A. 表层皮片　B. 薄中厚皮片　C. 厚中厚皮片
D. 全厚皮片　E. 保存真皮下血管网全厚皮片
【答案】A
【解析】皮片可分为表层皮片、中厚皮片、全厚皮片及保存真皮下血管网全厚皮片。皮片越薄，移植成活力越强。在有感染的肉芽创面上植皮，显然宜用表层皮片，故选A。

10. 患者，女，34岁。右侧眉因外伤缺失，拟采用皮肤移植方法行眉再造手术。应选用的是
A. 表层皮片　B. 薄中厚皮片　C. 厚中厚皮片
D. 全厚皮片　E. 轴型皮瓣
【答案】D
【解析】全厚皮片成活后柔软而富有弹性，活动度大，能耐受摩擦及负重，收缩小，色泽变化亦小，特别适合于面部植皮；而轴型皮瓣适用于颌面部整复较深层或洞穿性组织缺损。由此可见，根据本题题干正确选项应为D。

11. 有关皮瓣的叙述中，哪项是错误的
A. 皮瓣感觉的恢复首先为温度觉，最后是痛觉
B. 术后72h内是游离皮瓣最容易发生血管危象的时候
C. 皮瓣设计应比缺损处稍大，以预防皮瓣转移后发生收缩
D. 原则上组织畸形和缺损能用带蒂皮瓣修复就不用游离皮瓣
E. 轴型皮瓣只要在血管的长轴内设计，一般可不受长宽比例的限制
【答案】A
【解析】无论何种皮瓣移植后，皮肤的感觉在短期内都是缺失的。感觉的恢复首先是痛觉，最后是温度觉，因此A错误。术后72h内是游离皮瓣最容易发生血管危象的时候，因此B正确。皮瓣设计应比缺损处稍大，以预防皮瓣转移后发生收缩，因此C正确。皮瓣类型的选择，原则上就简不就繁、就快不就慢；能用带蒂皮瓣解决的，切不可滥用游离皮瓣；能用游离皮瓣解决的最好不选择管状皮瓣，因此D正确。轴型皮瓣特点是有一对知名血管供血与回流，因而只要在血管的长轴内设计皮瓣，一般可不受长宽比例的限制，因此E正确。故选A。

12. 患者，女，9岁。因上唇外伤性缺损行下唇组织瓣转移修复上唇缺损，其组织瓣成活后断蒂的时间为
A. 术后1周　B. 术后3周　C. 术后10天
D. 术后1个月　E. 术后2个月
【答案】B
【解析】带蒂皮瓣移植后有许多注意事项，带蒂皮瓣术前要考虑皮瓣及缺损部位血液循环情况，取皮瓣时，应按需要厚度注意始终保持在同一水平面上切取，不可损伤面神经；如需断蒂者，一般在术后14～21天。故本题选B。

13. 皮瓣的组成
A. 表皮＋真皮乳头凡表皮＋真皮全层　B. 表皮＋真皮全层
C. 表皮＋真皮＋皮下组织　D. 表皮＋真皮＋皮下组织＋肌
E. 表皮＋真皮＋皮下组织＋肌＋骨
【答案】C
【解析】此题是基本概念题，考核“皮瓣的组成”。皮瓣不同于皮片，含皮下组织；皮片（全厚皮片）由表皮和真皮全层组成。

14. 游离皮片移植皮片越厚，则
A. 越容易成活　B. 越能耐受摩擦　C. 色泽变化越大
D. 收缩越大　E. 质地越脆
【答案】B

【解析】一般而言，皮片越薄越易成活，但质地、色泽及耐摩擦性也就越差，收缩率也相应增大；相反皮片越厚，质地、色泽、耐磨性及收缩率等方面就越好，成活能力则下降。因此，本题的正确答案为B（越能耐受摩擦）。

15. 男，50岁。因左上颌骨切除后需行游离植皮，在左大腿切取中厚皮片后，供区创面的处理是

A. 伤口暴露，任其自然恢复
B. 严密缝合，敷料覆盖
C. 采用邻近组织瓣滑行修复创面
D. 创面涂抹甲紫液后绷带包扎
E. 覆盖油纱布及敷料，再以绷带加压包扎

【答案】E

【解析】断层皮片切取后，供皮区用温热生理盐水纱布紧压创面止血，后用消毒的油性纱布平铺于创面，外加数层纱布与棉垫，再用绷带加压包扎。如无感染发生，一般术后不必更换敷料，可在2～3周愈合，敷料自行脱落。故本题答案是E。

（16～18题共用题干）

患者，男，20岁。下唇陈旧性外伤缺损，致小口畸形，拟行手术整复。

16. 如下唇缺损在1/2左右，应选用的整复方法为

A. 沿原瘢痕线做V-Y成形术
B. “三合一”组织瓣
C. 鼻唇沟组织瓣
D. 颊部扇形瓣
E. 唇交叉瓣

【答案】E

17. 如下唇缺损在2/3，应选用的整复方法为

A. 沿原瘢痕做V-Y成形术
B. “三合一”组织瓣
C. 鼻唇沟组织瓣
D. 唇交叉瓣
E. 扇形瓣

【答案】E

18. 如选用唇交叉瓣，断带时间为

A. 5天
B. 1周
C. 2～3周
D. 4周
E. 5周

【答案】C

【解析】唇交叉组织瓣转移术适用于上下唇缺损在1/2左右者，2～3周后切断带部并行修整。鼻唇沟组织瓣转移术适用于上唇中部缺损在1/2左右者。“三合一”组织瓣整复术适用于上唇2/3以上缺损的整复。扇形颊瓣转移法又称唇颊组织瓣旋转推进法，主要适用于下唇2/3以上或全下唇缺损修复。

19. 手术后应加压包扎的是

A. 游离皮瓣移植术
B. 中厚断层皮片移植术
C. 皮管形成术后
D. 旋转推进皮瓣术后
E. 隧道式皮瓣转移术

【答案】B

【解析】皮片由于本身没有血供，移植成功的基本条件是受区毛细血管生长进入移植皮片，因此，需加压包扎，使皮片和受区紧密接触，防止两者之间出现积血或积液。游离皮瓣、皮管、局部皮瓣因自身有血运，一般不需加压包扎，只要有合适的引流即可。

20. 与前臂皮瓣桡动脉相吻合的最常用的血管是

A. 颈外动脉
B. 面动脉
C. 上颌动脉
D. 舌动脉
E. 甲状腺动脉

【答案】C

【解析】前臂皮瓣是口腔颌面部应用最广的游离组织瓣，最常用于口腔内缺损的修复，可以用于几乎任何部位的口腔黏膜缺损的修复，一般选择用上颌动脉与前臂皮瓣的桡动脉进行吻合。故本题选C。

（21～24题共用备选答案）

A. 刃厚皮片（0.2～0.25mm）
B. 中厚皮片（0.35～0.8mm）
C. 薄中厚皮片（0.37～0.5mm）
D. 厚中厚皮片（0.62～0.75mm）
E. 全厚皮片

21. 口腔植皮常用

22. 感染的肉芽创口植皮应用

23. 成活率最高的是

24. 植皮后色素沉着最少的是

【答案】C、A、A、E

（25 ～ 29 题共用备选答案）

A. 皮瓣内包含有一对知名血管

B. 无知名血管的皮瓣长宽比例最好不超过 2∶1

C. 在缺损附近的皮肤组织形成的皮瓣，供旋转用，无知名血管

D. 皮瓣含有一条血管蒂，由头皮转移眉再造常用此法

E. 应用显微外科技术，将远处轴型皮瓣移植到缺损区

25. 游离皮瓣

26. 轴型皮瓣

27. 滑行皮瓣

28. 旋转皮瓣

29. 岛状皮瓣

【答案】E、A、B、C、D

【解析】游离皮瓣：游离皮瓣移植是近 40 年发展起来的新型整复方法，系将身体远处的轴形皮瓣应用显微血管外科技术移植到颌面或口腔缺损处。游离皮瓣已在国内外广泛应用，并已成为肿瘤术后缺损立即整复的主要手段。

轴型皮瓣也称动脉皮瓣，有一对知名血管供血与回流，因而只要在血管长轴内设计皮瓣，一般可不受长宽比例的限制。

滑行皮瓣常用“V”“Y”皮瓣成形术，做“V”形切口，缝为“Y”形，可以使皮肤的长度增加，宽度缩小，无知名血管的皮瓣长宽比例最好不超过 2∶1。

在缺损附近的皮肤组织形成的皮瓣，供旋转用，无知名血管。

岛状皮瓣：岛状皮瓣系指一块皮瓣仅含有一条血管蒂，由头皮转移行眉再造常用此法。

30. 在有感染的肉芽创面上植皮，宜选用

A. 表层皮片　　B. 薄中厚皮片　　C. 厚中厚皮片

D. 全厚皮片　　E. 保存真皮下血管网全厚皮片

【答案】A

【解析】本题属基本概念题，考查考生对皮片移植适应证基本概念的认识与理解。皮片可分为表层皮片、中厚皮片、全厚皮片及保存真皮下血管网全厚皮片。皮片本身没有血供，移植成功的条件是受区毛细血管生长进入皮片皮片越薄，移植成活力越强。在有感染的肉芽创面上植皮，显然宜用表层皮片。选项 E（保存真皮下血管网全厚皮片）可能是错误地认为保存了皮下血管网就能更容易成活。

31. 关于软骨移植，下列说法正确的是

A. 必须与骨膜一起切取，以保证移植后的血供　　B. 质韧，成形性较好，可以任意雕刻成所需形状

C. 因内含较多软骨细胞，故不适宜行异体移植　　D. 术后细胞反应较重，应用激素控制术后反应

E. 18 岁生长发育基本完成后方可行自体骨移植

【答案】B

【解析】本题是理论知识临床应用题，考查考生对软骨移植特点的理解。软骨是一种良好的充填物和支持材料，质韧，易于雕成所需形态。异体软骨移植时，应将骨膜去除，或甚至将其外层软骨去除，成活率较高。软骨无骨髓腔，仅富有较多成熟的软骨细胞，故排斥反应小，异体移植效果也较好。

32. 前臂皮瓣属于

A. 直接皮肤血管皮瓣　　B. 皮下血管网状皮瓣　　C. 肌皮血管皮瓣

D. 动脉干网状血管皮瓣　　E. 肌间隔血管皮瓣

【答案】D

【解析】本题是基本知识。多考查考生对前臂皮瓣分类的理解。游离皮瓣分为直接皮肤血管皮瓣、肌皮血管皮瓣、动脉干网状血管皮瓣、肌间隔血管皮瓣，前臂皮瓣属于动脉干网状血管皮瓣。

33. 男，56 岁。糖尿病患者，血糖控制欠佳，颌面部手术后颏下区大面积感染，经 2 周换药后遗留 5cm×3cm 的感染肉芽创面，此时植皮宜选用

A. 表层皮片　　B. 薄中厚皮片　　C. 厚中厚皮片

D. 全厚皮片　　E. 保存真皮下血管网全厚皮片

【答案】A

【解析】本题属于临床简单应用题，要求掌握的基本概念为皮片移植适应证。皮片可分为表层皮片、中厚皮片、全厚皮片及保存真皮下血管网全厚皮片。皮片本身没有血供，移植成功的条件是毛细血管生长进入皮片。

皮片越薄，移植成活力越强。在有感染的肉芽创面上植皮，显然宜用表层皮片。选项 E 有一定的迷惑性，可能是错误地认为保存了皮下血管网就能更容易成活。

34. 患者，女，56 岁，因肿瘤切除术后遗留颊部洞穿性缺损，行左前臂皮瓣游离移植后，出现血管危象，皮瓣颜色变暗发绀，其原因是

A. 动脉淤血　　B. 静脉淤血　　C. 动脉缺血

D. 静脉缺血　　E. 动静脉同时缺血

【答案】B

【解析】如果皮瓣颜色变暗、发绀，则说明是静脉淤血，如为灰白，则为动脉缺血。

第十四单元　口腔颌面部影像学诊断

1. 殆翼片的优点是能清晰显示

A. 牙槽嵴顶　　B. 下颌管位置　　C. 根折部位
D. 根尖病变类型　　E. 上颌窦分隔

【答案】A

【解析】殆翼片可以显示上、下颌多个牙的牙冠部影像，还可较清晰地显示牙槽嵴顶，用于观察牙槽嵴顶有无骨质破坏。

2. 上颌骨骨折首选的主要 X 线投照位置是

A. 颅底位（颏顶位）　　B. 华特位（鼻颏位）　　C. 柯氏位（鼻额位）
D. 上颌正中 65°咬合片　　E. 曲面体层

【答案】B

【解析】华特位（鼻颏位）用于上颌骨肿瘤、炎症及颌面部外伤。

3. 腭部较高患者牙根尖片分角线投照，X 线中心线应该

A. 水平角度不变，增加垂直角度　　B. 水平角度不变，减少垂直角度
C. 垂直角度不变，水平角度向近中倾斜　　D. 垂直角度不变，水平角度向远中倾斜
E. 水平角度、垂直角度均不变

【答案】B

【解析】腭部较高，分角线法角度变小，但牙齿的水平高度没变，所以水平角度不变，减少垂直角度。

4. 如怀疑有颌下腺导管结石，以下哪种 X 线片检查为首选

A. 颌下腺造影　　B. 下颌体腔片
C. 下颌曲面断层片　　D. 颌下腺侧位片加下颌横断殆片
E. 下颌骨侧位片加下颌横断殆片

【答案】D

【解析】颌下腺导管结石首选颌下腺侧位片（导管后部和腺体内）加下颌横断殆片（导管较前部的涎石）。

5. 与成人相比较，儿童根尖片分角线投照时的 X 线中心线应该

A. 水平角度不变，增加垂直角度 5°～10°
B. 水平角度不变，减少垂直角度 5°～10°
C. 垂直角度不变，水平角度向近中倾斜 5°～10°
D. 垂直角度不变，水平角度向远中倾斜 5°～10°
E. 水平角度和垂直角度均不变

【答案】A

【解析】儿童牙弓发育尚未完成，腭部低平，X 线中心线应该增加垂直角度 5°～10°。

6. 能够真实地反映牙槽嵴顶骨吸收程度，适用于早期牙周炎的影像学检查方法是

A. 根尖片　　B. 殆翼片　　C. 曲面体层片
D. 殆片　　E. 根尖片数字减影技术

【答案】B

【解析】殆翼片可以显示上、下颌多个牙的牙冠部影像，还可较清晰地显示牙槽嵴顶，用于观察牙槽嵴顶有无骨质破坏。

7. 要观察儿童第三磨牙牙胚情况时最好采用

A. 下颌横断殆片　　B. 口内根尖片　　C. 上下颌第三磨牙口外投照片
D. 殆翼片　　E. 下颌前部殆片

【答案】C

8. 不适合用作牙周病影像学检查方法的是

A. 根尖片　　B. 殆翼片　　C. 下颌骨侧位片
D. 曲面体层片　　E. 根尖片数字减影技术

【答案】C

【解析】下颌骨侧位片用于检查下颌骨体部、升支及髁突的病变。

9. 关于唾液腺造影，下列描述不正确的为

A. 一般只适用于腮腺及颌下腺　　B. 适用于涎腺急、慢性炎症

C. 应做碘过敏试验，碘过敏试验阳性者禁忌　　D. 造影剂选用 60% 泛影葡胺

E. 造影剂选用 40% 碘化油

【答案】B

【解析】涎腺急性炎症期间为唾液腺造影的禁忌证。

10. 右侧上颌第二磨牙根尖片显示，在 X 线片右下角一圆钝三角形高密度影，有可能是以下哪一种正常颌骨解剖结构

A. 上颌窦　　B. 翼钩　　C. 颧骨

D. 下颌骨喙突　　E. 下颌骨外斜线

【答案】D

11. 能够真实地反映牙根根尖病变程度，最佳的影像学检查方法是

A. 根尖片　　B. 𬌗翼片　　C. 曲面体层片

D. 𬌗片　　E. 根尖片数字减影技术

【答案】A

【解析】临床常用，根尖片看得最清楚，变形率最小。

12. 以下哪种征象不属于慢性根尖周脓肿影像表现

A. 牙冠可见大面积密度减低影，与髓腔影重叠　　B. 根尖周骨质密度减低，无明确边界

C. 根尖周骨质密度减低，边界清楚　　D. 根尖周骨密度减低影周围骨质增生硬化

E. 根尖周骨密度减低影范围较小，边缘不光滑

【答案】C

【解析】脓肿边界不清，囊肿和肉芽肿边界清楚。

13. 男，30 岁。右面部肿痛 20 余天。检查：体温 38.5℃，CT 检查示右翼内肌、咬肌水肿，未见肿物征象；曲面体层片示右上、下颌智齿阻生。如欲进一步明确诊断，应选择

A. B 超　　B. 拍摄华特位　　C. 拍摄下颌横断𬌗片

D. 穿刺及细胞学检查　　E. 拍摄下颌支切线位

【答案】E

【解析】怀疑边缘性骨髓炎，拍摄下颌支切线位。

14. 颌骨内有一单房囊状透亮影，内含牙体一枚，囊内可见钙化灶，可以排除以下哪种疾病

A. 牙源性腺样瘤　　B. 牙源性钙化上皮瘤　　C. 含牙囊肿

D. 牙源性钙化囊性瘤　　E. 牙源性纤维瘤

【答案】C

【解析】含牙囊肿无钙化，其余均有钙化可能。

15. 关于颞下颌关节强直，描述不正确的是

A. X 线表现为关节骨性结构有不同程度破坏，形态不规则，关节间隙模糊不清而且密度增高

B. X 线表现为关节骨性结构完全消失，由致密骨团块代替

C. 请患者做开、闭口侧方运动，髁状突完全无活动

D. 请患者做开、闭口侧方运动，髁状突可有轻微动度

E. 成人双侧关节强直者可致小颌畸形

【答案】E

【解析】儿童时期，双侧关节强直会影响下颌骨发育，可致小颌畸形；成人及青春发育期后，双侧关节强直者无小颌畸形。

16. 以下描述与牙源性边缘性颌骨骨髓炎不相符的一项是

A. 起源于下颌第三磨牙冠周炎

B. X 线平片检查可选择下颌升支侧位片或曲面体层片，可见弥漫性骨破坏和局限性骨密度增高

C. 下颌升支切线位片可见骨密质外骨膜成骨

D. 可以选择 CT 检查

E. 可以选择下颌体横断𬌗片

【答案】E

17. 以下描述与颌骨原发性骨内鳞状细胞癌不相符的一项是

A. 好发于下颌骨磨牙区
B. 可以出现下唇麻木、疼痛，牙齿酸痛
C. 影像学表现为颌骨溶骨性骨破坏，边缘虫蚀状
D. 溶骨型骨破坏周围骨质轻微增生硬化
E. 可引起病理性骨折

【答案】D

【解析】颌骨原发性骨内鳞状细胞癌病变周围骨质无增生硬化。

18. 颌骨内一多房囊状透亮影，可以排除以下哪种疾病

A. 根尖周囊肿
B. 含牙囊肿
C. 牙源性钙化囊性瘤
D. 牙源性角化囊性瘤
E. 颌骨中心性血管瘤

【答案】A

【解析】根尖周囊肿仅见单房型，其余几项均可有多房型。

19. 女，35 岁。右上后牙进食不适。拍牙片未见异常。其牙片表现中不正确的描述是

A. 牙骨质与牙本质明显区别
B. 年轻人牙髓腔宽大
C. 髓腔为低密度影像
D. 密度最高的组织是牙釉质
E. 牙槽突高度应达到牙颈部

【答案】A

【解析】右上后牙进食不适。拍牙片未见异常。其牙片表现中不正确的是牙骨质与牙本质明显区别。故本题答案是 A。易误选 C。

20. 在唾液腺造影中造影剂外溢呈片状，可见于下列哪种疾病

A. 慢性复发性腮腺炎
B. 慢性阻塞性涎腺炎
C. 涎腺良性肿瘤
D. 涎腺良性肥大
E. 涎腺恶性肿瘤

【答案】E

21. 唾液腺造影显示，主导管边缘呈“羽毛状”，可见于下列哪种疾病

A. 涎腺良性肿瘤
B. 舍格伦综合征
C. 涎瘘
D. 慢性阻塞性涎腺炎
E. 慢性阻塞性腮腺炎

【答案】B

【解析】舍格伦综合征主导管变粗呈腊肠状，有的边缘不整齐，呈羽毛状，也可花边样、葱皮状。

22. 超声检查在口腔颌面部适用于

A. 确定有无占位性病变
B. 确定囊性或实性肿物
C. 为评价肿瘤性质提供信息
D. 确定深部肿物与邻近重要血管的关系
E. 以上均适用

【答案】E

【解析】超声检查在口腔颌面部主要用于唾液腺、下颌下和颈部肿块的检查，以明确是否有占位性病变，是囊性还是实性。

23. 磁共振成像检查在口腔颌面外科检查中的适应证不包括

A. 口腔颌面部深区肿块的检查
B. 腮腺肿瘤怀疑累及面神经时
C. 活检困难的口咽及舌根部肿瘤
D. 恶性肿瘤患者化疗、放疗的疗效观察
E. 头颈部软组织肿瘤 CT 影像显示清楚者

【答案】E

【解析】头颈部软组织肿瘤 MRI 看得更清楚。

24. 成年人进行全口牙齿检查时，一般需用牙片数目为

A. 14 张
B. 8 张
C. 10 张
D. 6 张
E. 9 张

【答案】A

25. 许勒位片可显示颞下颌关节

A. 顶部影像
B. 后前位影像
C. 内侧 1/3 影像
D. 中部 1/3 影像
E. 外侧 1/3 影像

【答案】E

【解析】许勒位片仅可较清晰显示关节外侧 1/3 的病变，但不能显示关节内侧骨质病变。所以 E 正确，排除 A、B、C、D，故选 E。

26. 牙源性囊肿的典型 X 线表现是
A. 单囊或多囊，分房大小不一
B. 沿颌骨长轴生长，肿胀不明显
C. 骨质膨胀，以颊、舌侧明显
D. 牙根锯齿状吸收
E. 圆形或卵圆形低密度区，周围常见皮质骨白线
【答案】E
【解析】牙源性囊肿的典型 X 线表现是圆形或卵圆形低密度区，周围常见皮质骨白线。故本题答案是 E。易误选 C。
27. 采用根尖片分角线投照技术显示被检查牙齿邻面影像重叠的原因是
A. 投照垂直角度过大
B. 投照垂直角度过小
C. X 线与被检查牙齿的邻面不平行
D. X 线与被检查牙齿的邻面不垂直
E. X 线中心线位置不正确
【答案】C
28. 关于根尖片所示正常影像，不正确的
A. 牙骨质与牙本质有明显区别
B. 年轻人牙髓腔宽大
C. 髓腔为低密度影像
D. 密度最高的组织是釉质
E. 牙槽突高度应达到牙颈部
【答案】A
【解析】牙骨质被覆于牙根表面牙本质上，很薄，其矿物质含量与牙本质相似，在 X 线片上影像与牙本质不易区分，所以 A 的描述错误。年轻人牙髓腔较为宽大。老年人随着年龄增长、继发牙本质形成，其牙髓腔逐渐变窄，根管逐渐变细，所以不选 B。牙髓腔位于牙齿的中央，内含牙髓软组织，X 线片上显示为密度低的影像，所以不选 C。釉质被覆在牙冠的牙本质表面，属人体中钙化程度最高的组织，X 线片上影像密度最高，所以不选 D。牙槽骨的正常高度应达到牙颈部，否则为骨质吸收，所以不选 E。故本题选 A。
29. 患者，男，31 岁。左颊部无痛性肿块 30 余年，体检见左颊肿块，质软，边界不清，表面皮肤呈淡蓝色，临床诊断为海绵状血管瘤。为确定其大小和范围，最佳的辅助检查方法是
A. X 线平片
B. 上颌全景片
C. B 超
D. CT
E. MRI
【答案】E
【解析】X 线片对于软组织显影不如 CT 检查效果明显；CT 分辨率高，低辐射剂量，后处理软件灵活；MRI 可以更清晰、直接地显示出所欲检查部位的组织影响，且对人体无放射性损害。故选 E。
30. 下颌横断𬌗片
A. 是口内片的一种，可用于检查下颌骨体部骨质有无膨隆
B. 是口外片的一种，可用于检查颏孔位置
C. 是根尖片的一种，可用于腮腺导管阳性结石
D. 也称分角线投照技术，可用于检查邻面龋
E. 也称平行投照技术，可用于检查牙槽嵴顶高度
【答案】A
【解析】下颌横断𬌗片为口内片的一种，可显示下颌体和牙弓横断面的影像，常用于检查下颌骨体部骨质有无颊、舌侧膨隆；也可辅助诊断下颌骨体骨折移位及异物、阻生齿定位等；如欲观察颌下腺导管结石，则需以投照软组织条件曝光。故本题应选 A。
31. 投照上前牙时，应使
A. 听鼻线与地面平行
B. 前牙的唇侧面与地面垂直
C. 听口线与地面平行
D. 听眶线与地面平行
E. 咬合平面与地面平行
【答案】B
32. 颞下颌关节侧斜位 X 线片上，关节间隙的宽度为
A. 上间隙最宽，前间隙及后间隙等宽
B. 上间隙、前间隙及后间隙宽度相等
C. 上间隙最宽，后间隙次之，前间隙最窄
D. 上间隙最宽，前间隙次之，后间隙最窄
E. 后间隙最宽，上间隙次之，前间隙最窄
【答案】C
33. 下列 X 线透过度最弱的是
A. 釉质
B. 牙本质
C. 牙骨质
D. 牙髓
E. 牙槽骨

【答案】A

34. 牙发育时，X 线片上最先出现的是

A. 牙骨质　　B. 牙本质　　C. 牙釉质

D. 低密度牙髓影　　E. 圆形密度低的牙囊影

【答案】E

【解析】牙发育时，X 线片上最先出现的是圆形密度低的牙囊影。故本题答案是 E。易误选 C。

35. X 线片上拔牙窝的影像完全消失至出现正常骨结构的时间是在牙拔除后约

A. 6 ～ 8 周　　B. 3 ～ 6 个月　　C. 7 ～ 10 个月

D. 11 ～ 12 个月　　E. 1 年以上

【答案】B

【解析】X 线片上拔牙窝的影像完全消失至出现正常骨结构的时间是在牙拔除后约 3 ～ 6 个月。故本题答案是 B。数据要牢记。

36. 根尖周肉芽肿的典型 X 线表现是

A. 根尖周密度减低区，边界清楚　　B. 根尖周密度减低区，边界模糊

C. 根尖周密度减低区，边界清楚，无密质骨白线　　D. 根尖周密度减低区，边界清楚，有密质骨白线

E. 根尖周锐利的密度减低区，密度不均匀

【答案】C

【解析】根尖周肉芽肿的典型 X 线表现是根尖周密度减低区，边界清楚，无密质骨白线。常规记忆。故本题答案是 C。易误选 D。

37. 青年男性，颊侧牙龈溃疡三个月，经两周抗炎治疗不愈。为明确诊断，应选用的检查为

A. 牙片　　B. CT　　C. B 超

D. 切取活检　　E. 细针吸活检

【答案】D

【解析】此题是基本知识概念试题，测试考生对口腔颌面部肿瘤诊断方法掌握程度。此题约有 74% 考生答对，正确答案是切取活检。有 16.5% 考生答 E，即细针吸活检。对于颊侧牙龈溃疡三个月不愈，应高度警惕恶性肿瘤，明确诊断首先要采取切取活检的诊断方法。细针吸活检适用于表面皮肤或黏膜完整的肿块，包括炎性肿块或肿瘤性肿块。照牙片只能了解牙槽骨或颌骨有无骨质破坏。CT 了解病变侵犯周围软组织及骨质破坏的范围，但不能对溃疡性质做出明确的诊断。

38. 正常颞下颌关节平片的表现不包括

A. 两侧不对称　　B. 关节间隙 2mm 以上　　C. 上间隙最宽

D. 后间隙较宽　　E. 前间隙最窄

【答案】A

【解析】正常关节左右对称。故本题答案是 A。易误选 D。

（39 ～ 41 题共用备选答案）

A. 牙釉质　　B. 牙骨质　　C. 牙槽骨

D. 牙周膜　　E. 骨硬板

39. X 线片上显示为包绕牙根的，连续不断的高密度线条状影像

40. X 线片上显示为包绕牙根的，连续不断的低密度线条状影像

41. 在牙体 X 线片上影像密度最高的是

【答案】E、D、A

【解析】骨硬板即固有牙槽骨，为牙槽窝的内壁，围绕牙根，X 线片上显示为包绕牙根的，连续不断的高密度线条状影像。牙周膜 X 线片上显示为包绕牙根的，连续不断的低密度线条状影像，厚度为 0.15 ～ 0.38mm，宽度均匀。釉质为人体钙化程度最高者，在牙体线片上影像密度也最高。

42. 患者，女，62 岁。下前牙残根。因眼科疾病请求会诊以除外病灶。口腔科医师应做

A. 下前牙 X 线片　　B. 全口牙齿检查　　C. 下颌牙齿检查

D. 智齿冠周炎检查　　E. 牙齿松动度检查

【答案】A

【解析】下前牙残根可能引起根尖周疾病，不排除与眼科疾病相关的可能。下前牙 X 线片是最便捷、最经济、最可靠的放射线检查方法，有助于发现可能的炎性病灶。

43. 殆翼片的优点是能清晰显示

A. 牙槽嵴顶　B. 下颌管位置　C. 根折部位

D. 根尖病变类型　E. 上颌窦分隔

【答案】A

【解析】此种 X 线片的特点是在胶片中央设计了垂直的翼片，这样使得放射线与牙齿和牙槽嵴顶垂直关系得以保证，因此能清晰显示牙槽嵴顶和上下牙的牙冠，但因为前庭的沟限制，对于根尖显示不佳，故排除后四项。

（44～46 题共用题干）

患者，男，因车祸颌面部外伤 10h 后急诊。检查：患者右面部肿胀明显，眶周眼睑及结膜下瘀斑，压痛，张口受限，张口度半指，咬合关系正常。

44. 常规行 X 线检查时，最好拍摄

A. 头颅正位片　B 头颅侧位片　C. 鼻颏位和颧弓位

D. 下颌曲面体层片　E. 颅底片

【答案】C

45. 可能的诊断是

A. 面部软组织挫伤　B. 下颌髁状突骨折　C. 颧骨及颧弓骨折

D. 上颌骨骨折　E. 下颌骨体部骨折

【答案】C

46. 有效的治疗措施是

A. 局部冷敷　B. 抗感染治疗　C. 颌间牵引固定

D. 颅颌固定　E. 手术复位

【答案】E

【解析】眶周眼睑及结膜下瘀斑、压痛、张口受限的体征都提示很可能存在颧骨、颧弓骨折，而咬合关系正常可以基本排除明显的颌骨骨折。所以要拍摄鼻颏位和颧弓位片明确是否存在颧骨、颧弓骨折。其他几种方法不利于显示颧骨、颧弓。最有效的治疗措施是手术复位，若存在颧骨骨折，最好还要进行坚固内固定。颌间牵引固定和颅颌固定都是针对颌骨骨折的。

47. 疑有上颌骨骨折时，最常用的 X 线投影方式是

A. 上颌前部殆片　B. 华氏位片　C. 许勒位片

D. 颅底位片　E. X 线投影测量正位片

【答案】B

【解析】本题考点为上颌骨骨折诊断 X 线投影方法。华氏位（顶颏位）主要用来观察鼻窦、眼眶、颧骨和颧弓，亦可观察上颌骨，故上颌骨骨折时了解骨折部位、上颌窦情况以及颧骨和颧弓有无伴发骨折，华氏位是最佳选择。其余上颌前部胎片、许勒位、颅底位片等均不能对上颌骨骨折作出最好的诊断。上颌前部殆片可显示上颌前部全貌，包括切牙孔、鼻中隔、上颌窦、鼻泪管、上前牙及腭中缝等结构。常用于观察上颌前部骨质变化及乳、恒牙的情况。许勒位片显示颞下颌关节外侧 1/3 侧斜位影像，同时显示关节窝、关节结节、髁状突及关节间隙。颅底位片常用来检查颅底、上颌后部及颞下窝病变。X 线投影测量正位片常用于研究分析正常及错殆畸形患者的牙、颌、面形态结构。

48. 拍摄下颌骨开口后前位片，下列操作不正确的是

A. 患者面向胶片　B. 头部正中矢状面对准暗盒中线，并与暗盒垂直

C. 听眦线与暗盒垂直　D. 患者尽量张大口

E. X 线中心线向足侧倾斜 25°，通过鼻根射入暗盒中心

【答案】E

【解析】X 线中心线向头侧倾斜 25°，通过鼻根射入暗盒中心。

49. 关于殆翼片用途的描述，以下不正确的一项是

A. 主要用于前磨牙和磨牙的检查　B. 常用于检查邻面龋　C. 确定是否有牙槽嵴顶的破坏

D. 成人根尖周病变的检查　E. 儿童乳牙牙根吸收情况

【答案】D

【解析】殆翼片主要显示上下牙的牙冠部，成人根尖周情况无法显示。

50. 以下描述不符合骨肉瘤表现的是

A. 溶骨性骨破坏，边缘虫蚀状

B. 骨膜反应呈“袖口征”

C. 早期症状为病变区间歇性疼痛，进而转变为持续性疼痛

D. 病变中心可见“斑片状”“日光样”高密度影

E. 软组织肿物

【答案】D

【解析】“日光样”高密度影存在于病变边缘区。

51. 某51岁女性，左上颌牙槽部肿大3月余，无压痛及其他不适，临床检查触及左上颌结节区骨质明显膨隆，质地硬，无压痛，不活动，左上颌牙无松动，牙龈色泽正常；曲面体层片显示左上颌结节区可见一骨质结构破坏区，范围约3.0cm×3.5cm，边界清楚，病变密度均匀，稍高于邻近正常骨质，呈“磨砂玻璃”样，结合以上表现，考虑为以下哪种疾病

A. 骨纤维异常增殖症　　B. 骨化性纤维瘤　　C. 成骨型骨肉瘤

D. 良性成牙骨质细胞瘤　　E. 骨瘤

【答案】B

【解析】“磨砂玻璃”样改变可见于“骨纤维异常增殖症”和“骨化性纤维瘤”“骨纤维异常增殖症”与正常骨质无明确边界，颌骨膨胀性生长明显；“骨化性纤维瘤”与正常骨质边界清楚。

（52～53题共用题干）

某38岁女性，因“两侧颞下颌关节反复疼痛数年，并伴随关节弹响、关节交锁”初次就诊，经临床检查，考虑为颞下颌关节紊乱病。

52. 为了解关节间隙及关节骨性情况，常规选择

A. 髁状突经咽侧位片　　B. 曲面体层摄影　　C. 许勒位

D. 矫正许勒位　　E. 颞下颌关节侧位体层摄影

【答案】C

53. 为进一步了解关节盘和关节内软组织情况，可以选择以下哪种检查方法

A. 下颌开口后前位　　B. 普通关节造影　　C. 数字减影关节造影

D. CT　　E. MRI

【答案】E

【解析】在许勒位片显示髁状突可疑有骨质改变而又不能确定或X线显影不满意时使用髁状突经咽侧位。曲面体层摄影对关节间隙显示差，适用于对比观察两侧髁状突的形态、大小、骨质情况。许勒位可以显示颞下颌关节间隙和骨性情况，为颞下颌关节紊乱病的常规片位。矫正许勒位在临床特殊需要或科研时应用。在怀疑关节有骨性改变，或以上片位发现骨质改变，需进一步检查时可使用颞下颌关节侧位体层摄影。下颌开口后前位显示髁状突内外径向骨质改变，不能显示关节软组织情况。普通关节造影对于关节盘移位、关节盘穿孔、关节囊扩张、关节囊附着松弛等软组织疾病具有重要诊断价值。数字减影造影通常在临床或普通关节造影怀疑有关节盘穿孔而又不能确诊时使用。CT在怀疑关节骨性病变，特别是怀疑关节肿瘤或关节深部组织肿瘤时使用。MRI是关节软组织病变非常好的检查方法，在发达国家已经将MRI广泛应用于关节软组织病变的检查中。在我国由于其费用昂贵，仍不能普及。

（54～55题共用题干）

女，51岁，3年前无意中发现左耳下肿块逐渐增大，检查：左耳后肿物2cm×2cm，界限清楚，结节状，质地中等硬度，活动，无压痛，表面皮肤无异常。

54. 首选的影像学检查方法是

A. 普通腮腺造影　　B. 数字减影腮腺造影　　C. B超

D. CT　　E. MRI

【答案】C

55. 经初步影像学检查，考虑为腮腺恶性肿瘤，进一步的影像学检查方法为

A. 普通腮腺造影　　B. 数字减影腮腺造影　　C. B超

D. CT　　E. MRI

【答案】E

【解析】与其他几种检查比较，B超为无创、无损伤性检查方法，操作简便，经济，在确定涎腺肿瘤存在与否方面敏感性高，并且可以提供肿瘤性质的信息，为涎腺肿瘤的首选影像学检查方法。B超对于解剖结构显示差，定位性差。CT及MRI可以清楚地显示肿瘤及其周围重要解剖结构，能为制订合理的手术方案和手术方式提供依据。

（56～57 题共用题干）

女，18 岁，溜冰时摔倒，颏部着地。检查：颏部软组织肿胀，双侧髁状突动度未触及，关节区压痛，左侧明显。曲面体层片显示：下颌骨颏部、两侧髁状突颈部隐约可见低密度线影，低密度线影两端骨质未见移位。

56. 以下正确的诊断为

A. 可以排除下颌骨骨折

B. 不除外下颌骨颏部骨折

C. 不除外两侧髁状突骨折

D. 不除外下颌骨额部、两侧髁状突骨折

E. 不除外下颌骨颏部、左侧髁状突骨折

【答案】D

57. 进一步的影像学检查

A. 不需要

B. 应加照两侧颞下颌关节侧斜位

C. 应加照下颌骨后前位

D. 应加照下颌骨开口后前位

E. 加照下颌骨开口后前位，下颌骨前部横断殆片

【答案】E

【解析】曲面体层片对于髁状突颈部骨折内弯移位情况无法显示，因颈椎重叠，颏部骨折往往显示不清楚，颊舌向移位情况根本无法显示。根据临床及影像表现，不能除外下颌骨颏部、两侧髁状突骨折。下颌骨开口后前位可以显示髁状突内外径向的变化，下颌骨前部横断殆片可以清楚地显示下颌骨颏部轴位像，弥补曲面体层片的不足。

58. 曲面体层片和根尖片均能显示的解剖结构是

A. 上颌窦

B. 下颌孔

C. 软腭

D. 颈椎

E. 髁突

【答案】A

【解析】根尖片用于检查牙、牙周及根尖周病变，上颌根尖片所显示的结构有切牙孔、腭中缝、鼻中隔、上颌窦底、颧骨等。曲面体层片可以在一张胶片上显示双侧鼻腔、上颌骨、颧骨、翼腭窝、下颌骨、颞下颌关节等。上颌骨主要被上颌窦占据。故本题选 A。

59. 许勒位片显示为低密度的解剖结构是

A. 髁突

B. 关节窝

C. 关节结节

D. 颞骨岩部

E. 关节间隙

【答案】E

【解析】颞下颌关节经颅侧斜位片（许勒位片）可显示关节外 1/3 的影响。在经颅侧斜位片上，关节间隙为位于关节窝与髁突之间的低密度影像，主要为关节盘所占据。髁突多为椭圆形密度高的影像，表面有连续不断、整齐、致密的线条包绕。故本题选 E。

60. 致密性骨炎的 X 线表现是

A. 患牙牙根呈球状增生

B. 患牙根尖区骨小梁增多，骨髓腔变窄

C. 根尖区圆形透射影，边界清晰

D. 下颌管下方不规则密度增高影

E. 患牙牙周膜间隙增宽

【答案】B

【解析】致密性骨炎 X 线表现为患牙根尖区的骨小梁增多、增粗，骨质密度增高，骨髓腔变窄甚至消失，与正常组织无明显分界。根尖无增粗、膨大。故选 B。

61. 下颌下腺导管阴性结石的检查方法是

A. 下颌前部殆片

B. 下颌横断殆片

C. 下颌骨侧斜位片

D. 下颌下腺造影

E. B 超

【答案】D

【解析】唾液腺结石病以下颌下腺最多见，阳性结石用 X 线即可查出。下颌下腺导管前段结石者，可用下颌横断殆片检查；导管后段或腺体内，用下颌下腺侧位片检查。阴性结石在造影片上显示圆形或卵圆形充盈缺损，其远心端导管扩张。故选 D。

62. 根尖片投照的分角技术是指

A. X 线与被检查牙齿的长轴垂直

B. X 线与胶片垂直

C. X 线与被检查牙齿的长轴及胶片之间的分角线垂直

D. X 线与被检查牙齿的长轴和胶片之间的分角线平行

E. X 线与咬合平面平行

【答案】C

【解析】口腔颌面部X线分角技术拍摄牙片，即X线中心线要垂直穿长轴和胶片所成角的角平分线，要求拍摄者有丰富的临床工作经验和不断地总结体会。故选C。

63. 舍格伦综合征的影像学表现是

A. 扩张呈腊肠状
B. 腺体形态正常，体积明显增大
C. 导管系统表现为排列扭曲、紊乱和粗细不均
D. 导管系统完整，造影剂自腺体部外漏
E. 主导管边缘不整齐，呈羽毛状，大量末梢导管点状扩张

【答案】E

【解析】扩张呈腊肠状以及导管系统表现为排列扭曲、紊乱和粗细不均的现象主要见于慢性阻塞性腮腺炎的腺体造影检查中，A和C不符合题意。腺体形态正常，体积明显增大是涎石病的主要表现，排除B。导管系统完整，造影剂自腺体部外漏，说明有腺体的破损，与题意不符，D不正确。舍格伦综合征的影像学表现为主导管扩张不整，边缘毛糙，呈羽毛状或葱皮样改变，大量末梢导管点状扩张。故选E。

64. 男孩，13岁。正畸治疗前拍曲面体层片发现右下颌第二磨牙远中圆形低密度影，周缘有骨白线，其中可见小三角形致密影。该影像为

A. 根尖周囊肿
B. 含牙囊肿
C. 牙源性角化囊性瘤
D. 成釉细胞瘤
E. 第三磨牙牙囊

【答案】E

【解析】13岁时第二磨牙釉质发育完成，牙根还未发育，曲面体层片见右下颌第二磨牙远中圆形低密度影，周缘有骨白线，其中可见小三角形致密影，因此选E。

65. 女，30岁。右下颌后牙肿痛1周伴开口受限。检查开口度25mm，右下颌智齿阻生，周围软组织肿胀。此时X线检查的目的是了解

A. 有无骨膜反应性增生
B. 有无软组织阻力
C. 有无边缘性骨髓炎
D. 阻生牙的牙根形态
E. 有无瘘管形成

【答案】D

【解析】X线检查对阻生牙的诊断和治疗非常重要，通过X线检查，可以确定阻生智齿的位置、方向、形态、牙根数目及形态、与邻牙的关系、与下牙槽神经管的距离和磨牙后间隙的大小等。该患者X线检查的目的是阻生牙的牙根形态。故选D。

（66～68题共用题干）

男，36岁。左下智齿冠周组织反复肿痛3年余，加重1周，伴张口受限，检查：双侧面部不对称，左侧咬肌区弥漫性肿胀，局部压痛明显，开口度仅一指，左侧上颌智齿完全萌出。同侧颈上部可触及多个肿大、压痛的淋巴结。

66. 为明确诊断，首选的影像学检查是

A. B超
B. 曲面体层片
C. 三维螺旋CT
D. 增强CT
E. MRI

【答案】B

【解析】牙源性边缘性颌骨骨髓炎主要起源于第三磨牙智齿冠周炎，一类以骨质破坏为主，一类以骨质增生硬化为主。边缘性颌骨骨髓炎慢性期X线见骨质疏松脱钙及骨质增生硬化，或有小死骨块，与周围骨质无明显分开。颌骨骨髓炎影像学检查首选X线，故本题选B。

67. 影像学检查在左下颌角咬肌附着最不可能出现

A. 骨皮质增厚
B. 明显骨膜反应
C. 骨质从中央向外周呈“蚕食样”破坏
D. 骨髓腔内局限性破坏
E. 骨皮质表现凹坑样改变

【答案】C

【解析】边缘性颌骨骨髓炎影像学表现下颌升支切线位可见骨膜成骨，也可有骨膜溶解破坏，绝大多数病变表现为骨质破坏较局限，骨质从中央向外周呈“蚕食样”破坏为颌骨放射性骨坏死的表现，故选C。

68. 下列病变中，X线检查无诊断价值的是

A. 中龋
B. 牙周炎
C. 牙髓炎
D. 牙内吸收
E. 牙骨质增生

【答案】C

【解析】单纯牙髓炎只有临床症状体征，X线没有改变，X线检查无诊断价值。故本题答案是C。易误选E。

69. X 线片上密度最高的组织是

A. 釉质　　B. 牙本质　　C. 牙骨质

D. 牙髓　　E. 牙槽骨

【答案】A

【解析】此题为基本概念题，考查考生对牙正常 X 线影像的掌握。在 5 个备选答案中釉质密度最高，所以应选择 A。

70. 下列哪种病变在 X 线片上看不到根尖周骨质改变

A. 急性浆液性根尖周炎　　B. 慢性根尖周脓肿　　C. 根尖周囊肿

D. 根尖周肉芽肿　　E. 致密性骨炎

【答案】A

【解析】此题是基本知识试题，考查考生对根尖周病变影像学改变的认识与理解。根尖周炎早期 X 线检查不能显示根尖周骨质改变，故正确答案为 A。

（71 ～ 73 题共用备选答案）

A. 儿童复发性腮腺炎　　B. 舍格伦综合征　　C. 阻塞性腮腺炎

D. 结核　　E. 腺淋巴瘤

符合下列腮腺造影表现的病变是

71. 主导管扩张，边缘不整齐呈羽毛状，末梢导管弥漫，散在的点状扩张

72. 主导管扩张呈腊肠状，分支导管扩张

73. 主导管形态正常，分支导管数目较少，末梢导管点状扩张，8 年后复查末梢导管点状扩张完全消失

【答案】B、C、A

【解析】舍格伦综合征唾液腺造影主要表现为腮腺造影示末梢导管点球状扩张，也可表现为仅主导管及叶间导管显影末梢。

阻塞性腮腺炎腮腺造影显示主导管、叶间、小叶间导管部分狭窄、部分扩张，呈腊肠样改变。

儿童复发性腮腺炎腮腺造影显示末梢导管呈点状、球状扩张，排空迟缓，主导管及腺内导管无明显异常。

74. X 线片上三类慢性根尖周炎的区别主要是 X 线

A. 透射区的大小　　B. 阻射区的大小　　C. 透射区的形状

D. 透射区致密度　　E. 透射区边界情况

【答案】E

【解析】X 线片上三类慢性根尖周炎的区别主要是 X 线透射区边界情况。根尖脓肿无明确的边界；根尖肉芽肿有明确的边界；根尖囊肿边界明确，且可见皮质骨白线。三者都可见骨密度减低区。故本题答案是 E。易误选 C。

75. 必须用 X 线片检查诊断的疾病是

A. 咬合面龋　　B. 急性牙髓炎　　C. 慢性牙髓炎

D. 急性根尖周炎　　E. 慢性根尖周炎

【答案】E

【解析】必须用 X 线片检查诊断的疾病是慢性根尖周炎。故本题答案是 E。

76. 根尖片上牙周膜的正确影像为

A. 包绕牙根的连续不断的低密度线条状影像　　B. 颗粒状影像

C. 放射状排列的网状结构　　D. 三角形或圆形的低密度影像

E. “H” 形影像

【答案】A

【解析】根尖片上牙周膜的正确影像为包绕牙根的连续不断的低密度线条状影像。故本题答案是 A。易误选 E。

77. 上颌根尖处可显示的下颌骨解剖结构是

A. 髁突　　B. 喙突　　C. 外斜线

D. 下颌切迹　　E. 下颌小舌

【答案】B

【解析】上颌后磨牙牙片上可以看到下颌骨喙突。故本题答案是 B。易误选 E。

78. 下颌横断𬌗片的用途不包括

A. 下颌体颊舌侧骨质变化　　B. 异物及阻生牙定位　　C. 下颌骨骨折颊舌侧移位情况

D. 下颌下腺导管结石　　E. 下颌牙邻面龋

【答案】E

【解析】邻面龋应在咬合片上看而不是横断位片。故本题答案是E。易误选C。

（79～82题共用备选答案）

A. 鼻颏位片　　B. 颏顶位片　　C. 许勒位片

D. 曲面断层片　　E. 矫正许勒位片

79. 主要用来观察鼻窦情况，特别是上颌窦影像

80. 主要用于颧骨、颧弓病变的检查

81. 临床常用于颅底、上颌后部颞下窝病变的检查

82. 常用来观察关节病变的影像检查

【答案】A、A、B、C

83. 疑有上颌骨骨折时，最常用的X线检查方法是

A. 上颌前部颌片　　B. 华特位片　　C. 许勒位片

D. 颅底位片　　E. 曲面体层片

【答案】B

【解析】此题是基本知识题，考查考生对上颌骨骨折诊断X线检查方法的掌握。华特位片主要用来观察鼻窦、眼眶、颧骨和颧弓，亦可观察上颌骨，故上颌骨骨折时了解骨折部位、上颌窦情况以及颧骨和颧弓有无伴发骨折，华特位是最佳选择，其余上颌前部颌片、许勒位片、经咽侧位片、曲面体层片等都不能对上颌骨骨折做出最好的诊断。